世界中医学专业
核心课程教材
（中文版）
World Textbook Series
for Chinese Medicine
Core Curriculum
（Chinese Version）

总主编 Chief Editor

张 伯 礼
Zhang Bo-li

世界中医药学会联合会教育指导委员会
The Educational Instruction Committee
of the WFCMS

（供中医学、针灸学和推拿学专业用）
（For Majors of Chinese Medicine, Acupuncture & Moxibustion and *Tuina*）

中医基础理论
Fundamental Theories of Chinese Medicine

主 编　　王 键　　张国霞　　朱勉生（法国）
Chief Editors　Wang Jian　Zhang Guo-xia　Zhu Mian-sheng（France）

副主编　　　　郑洪新　　　张庆祥　　　胡冬裴　　张 林（澳大利亚）
Associate Chief Editors　Zheng Hong-xin　Zhang Qing-xiang　Hu Dong-pei　Tony Zhang（Australia）

U0273122

中国中医药出版社
·北 京·
China Press of Traditional Chinese Medicine
Beijing PRC

图书在版编目（CIP）数据

中医基础理论 / 张伯礼，世界中医药学会联合会教
育指导委员会总主编；王键，张国霞，朱勉生主编 . —
北京：中国中医药出版社，2019.10
世界中医学专业核心课程教材
ISBN 978 – 7 – 5132 – 5701 – 5

Ⅰ . ①中…　Ⅱ . ①张…　②世…　③王…　④张…　⑤朱
…　Ⅲ . ①中医医学基础—中医学院—教材　Ⅳ . ① R22
中国版本图书馆 CIP 数据核字（2019）第 200306 号

中国中医药出版社出版

北京经济技术开发区科创十三街 31 号院二区 8 号楼
邮政编码　100176
传真　010 – 64405750
山东临沂新华印刷物流集团有限责任公司印刷
各地新华书店经销

开本 787 × 1092　1/16　印张 15　字数 320 千字
2019 年 10 月第 1 版　2019 年 10 月第 1 次印刷
书号　ISBN 978 – 7 – 5132 – 5701 – 5

定价　118.00 元
网址　www.cptcm.com

社 长 热 线　010–64405720
购 书 热 线　010–89535836
维 权 打 假　010–64405753

微信服务号　zgzyycbs
微商城网址　https：//kdt.im/LIdUGr
官 方 微 博　http：//e.weibo.com/cptcm
淘宝天猫网址　http：//zgzyycbs.tmall.com

如有印装质量问题请与本社出版部联系（010–64405510）

翻译委员会办公室

主　任

单宝枝

副主任

江　丰　李玲玲

出版人

范吉平

出版项目总协调

范吉平　李秀明　李占永　单宝枝　芮立新

总责任编辑

单宝枝

中文责编（以姓氏笔画为序）

马　洁　马晓峰　王　玮　王　琳　王利广　王淑珍　田少霞　华中健　邬宁茜
刘　喆　农　艳　李占永　李艳玲　肖培新　张　岳　张　晨　张　燕　张永泰
周艳杰　单宝枝　郝胜利　耿雪岩　钱　月　徐　珊　黄　巍　韩　燕

英文责编

单宝枝　欧阳珊婷（Shelley Ochs，美国）　克里斯·杜威（Chris Dewey，美国）　陈云慧
何叶博　摩耶·萨顿（Maya Sutton，美国）　汤姆·斯宾瑟（Tom Spencer，美国）
郝吉顺（美国）　何玉信（美国）　耿雪岩

封面设计

赵晓东　中国北京兰卡电脑彩色制版有限公司

装帧设计

中国河北九易数字技术有限公司

序

自古以来，中医药就是古丝绸之路沿线国家交流合作的重要内容。随着健康观念和生物医学模式的转变，中医药在促进健康保健及防治常见病、多发病、慢性病及重大疾病中的疗效和作用日益得到国际社会的认可和接受，中医药海外发展具有巨大潜力和广阔前景。但是中医药教育在海内外的发展并不平衡，水平也参差不齐。在此背景下，遵循世界中医药学会联合会教育指导委员会制定的《世界中医学本科（CMD 前）教育标准》，编写一套供海内外读者学习使用的中医药教材，有助于更好地推动中医药走向世界，意义重大。

在《中华人民共和国中医药法》颁布一周年之际，"世界中医学专业核心课程教材"即将付梓问世。本套教材发轫于2008 年，两次获得国家中医药管理局国际合作专项立项支持，由张伯礼教授担任总主编，以世界中医药学会联合会教育指导委员会为平台，汇聚海内外专家，遴选海内外范本教材，进行诸章节的比较研究，取长补短，制定编写大纲，数易其稿，审定中文稿。在世界中医药学会联合会翻译专业委员会支持下，遴选了具有丰富的中医英语翻译经验、语言造诣高并熟知海外中医教育的海内外专家对此套教材进行了翻译和英文审校。十年磨一剑，细工出精品。编者们将本套教材定位于培养符合临床需求的中医师，重点阐述了国外常见且中医药确有疗效的疾病防治，有利于全面、系统、准确地向世界传播中医药学，堪称世界中医学专业核心课程教材典范之作。

欲诣扶桑，非舟莫适。本套教材的出版，有助于在世界范围培养中医药人才，有助于推进中医药海外发展，更好地服务于中医药"一带一路"建设，更好地服务于世界民众健康，必将在世界中医药教育史上产生重要影响！

国家中医药管理局国际合作司司长
王笑频
2018 年 7 月于北京

前　言

世界中医药学会联合会教育指导委员会，致力于引领和促进世界中医药教育的健康发展及世界中医药人才的规范培养。早在成立之初，就在世界中医药学会联合会领导下，组织海内外专家分析世界中医药教育未来发展趋势，提出了发展世界中医药教育的建议与对策。起草了《世界中医学本科（CMD前）教育标准（草案）》，2009年5月经世界中医药学会联合会第二届第四次理事会认真论证和审议，发布了《世界中医学本科（CMD前）教育标准》。

世界中医学教育正在快速蓬勃发展。中医药课程是实现中医药专业人才培养目标的重要基础。但各国（地区）中医学教育发展不平衡，各教育机构所开设的专业课程差异较大，且核心内容不尽统一，故有必要确定中医学专业核心课程。为使世界各国（地区）中医教育机构通过教育实践，实现中医学专业培养目标，依据《世界中医学本科（CMD前）教育标准》，结合中医学教育特点和职业需要，参考世界各国（地区）中医学教育的实际情况，世界中医药学会联合会教育指导委员会制定了《世界中医学专业核心课程》和《世界中医学专业核心课程教学大纲》，并启动"世界中医学专业核心课程教材"的编译工作。

本套教材包括《中医基础理论》《中医诊断学》《中药学》《方剂学》《中医内科学》《中医妇科学》《中医儿科学》《针灸学》《推拿学》《黄帝内经选读》《伤寒论选读》《金匮要略选读》《温病学》，共13个分册。

教材编译的工作基础

2012年世界中医药学会联合会教育指导委员会成立了"世界中医学专业核心课程教材"编译指导委员会，审议了"世界中医学专业核心课程教材编译原则和要求"，与会专家对"编译原则和要求"提出了许多建设性的意见与建议。世界中医药学会联合会教育指导委员会秘书处通过综合各位专家建议，于2012—2013年在天津中医药大学资助和参与下组织开展了"世界中医学专业核心课程中外教材比较研究"；在充分分析、总结各国（地区）教材特色和优势的基础上各课程研究团队组织起草了"课程教材目录和章节样稿"，并寄发到世界各国（地区）相关专家审议，收回专家反馈意见和建议94条，涉及教材内容、语言翻译、体例格式等方面。秘书处组织专家根据研究结果对"世界中医学专业核心课程教材编译原则和要求"进行了认真修订等。以上工作为编译"世界中医学专业核心课程教材"奠定了坚实的基础。

教材的定位

当前本科教育仍是各学科专业教育的基础主体。同时"世界中医学专业核心课程教材"还应服从、服务于已发布的相关中医学专业教育标准，以及综合考虑各国（地区）中医学教育的实际情况、临床实际需要等。"世界中医学专业核心课程教材"（以下简称"教材"）的适用对象定位为世界中医学专业本科教育，同时兼顾研究生教育及中医医疗人员自修参考；教材的知识范围以满足培养胜任中医临床需要的准中医师为度，同时应具有一定的深度和广度，为知识延伸提供参考。读者对象为海外中医药院校的学员，海外中医药从业人员，来华学习的外国留学生，以及内地高校中医药英语班学员。

教材的编译原则

本套教材的编译坚持了教材的思想性，科学性，系统性，实用性，先进性，安全性，规范性，普适性等原则。

思想性。中医学历来重视思想性的传承，大医精诚、倡导仁爱，注重学生思想观念和道德品质的培养，树立为人类健康服务的仁爱思想，这是中医学医德修养的核心，也是一名合格中医师的必备品质。

科学性。教材应正确反映中医学体系内在规律，中医概念、原理、定义和论证等内容确切，符合传统文献内涵，表达简单、明确、规范，避免用带有背景知识的词句。中医学理论内涵植根于中医学理论

发展史中，尊重中医学理论的传统内涵，才能正本清源，使教材体现稳定性和延续性。

系统性。系统承载中医学理论，完整构建中医学核心知识体系，突出基本理论、基本知识和基本技能。课程资源要求层次清晰，逻辑性强，循序渐进，做好课程间内容衔接，合理整合，避免交叉重复等。

实用性。教材着力服务于临床，阐释基本理论时做到理论与实践相结合，临床内容主要选择中医的优势病种，以及被广泛应用的中药、针灸、推拿等处理方法，学以致用。实用性是教材的价值所在，在进行理论讲解时注重介绍各国（地区）的常见病、多发病的临床治疗，经典课程的学习重视其临床指导作用及对学生临床思维能力的培养等。

先进性。教材注重反映中医学的发展水平，引入经过验证的，公开、公认的科学研究或教学研究的新理论、新技术、新成果等内容，展示中医学的时代性特征。如温病学课程中介绍人类防治禽流感、重症急性呼吸综合征等研究的最新情况，针灸学课程中介绍了腧穴特异性研究进展等。教材的先进性是一个学科生命力的体现。

安全性。教材对治疗方法、技术的介绍重视安全性和临床实际，要求明确适应证、禁忌证。如针灸学课程中重视介绍相关穴位适应证、安全操作等，中药学课程介绍中药相关的科学炮制、合理辨用、明确剂量、汤剂煎煮及服用方法、濒危禁用药物的替代品等，推拿学课程中介绍推拿

手法的宜忌等。教材知识内容选择应以服务临床应用为基础，重视安全性，各种表达力争严谨、精确，符合各国（地区）法律要求。

规范性。教材统一使用规范术语，文字通俗易懂但不失中医本色，语言翻译做到"信、达、雅"，采用现有的国际标准中的规范表述，翻译力争达到内容的准确性与语言的本土化兼顾，同时还重视知识版权的保护。

普适性。教材服务于中医教学，内容经典，篇幅适当，外延适度，尽可能符合各国（地区）教学实际。在版式、体例、表达等方面采用国际通用编写体例，避免大段叙述并及时进行小结。重视使用知识链接的表达方式，使教材版式活泼，在增加教材知识性同时不影响主体知识，如临床课程可适量链接增加西医基础知识，推拿课程增加介绍国外的整脊疗法等。加强图例、表格等直观表达方式的应用，简化语言叙述，将抽象问题具体化。

▌ 教材的编译过程

2015 年，根据世界中医学专业核心课程教材编译人员遴选条件，各国（地区）中医药教育机构专家积极申报，共收到推荐自荐表 313 份（境外 89 份）。最终确定教材主编 28 名、副主编 64 名。参与此套教材编写的专家来自中国、美国、英国、法国、澳大利亚、加拿大、新加坡、新西兰、马来西亚、荷兰、希腊、日本、西班牙、中国香港和中国台湾等 15 个国家和地区，共计 290 人，其中 59 名境外专家中有

26 人担任主编或副主编。参加机构包括 74 所高等中医药院校及研究院（所），其中境内 34 个机构，境外 40 个机构。

2015 年召开的"世界中医学专业核心课程教材"主编会议和编写会议，明确了世界中医学专业核心课程教材总体编译要求，深入研讨和合理安排了各课程编委对相关课程教材的编写任务、分工及进度安排，明确了教学大纲、编写大纲及相关课程交叉内容的界定，以及教材编译过程中相关问题的解决办法等。之后又召开了主编进度汇报会和教材审稿会，经过 20 个月的辛勤努力，汇集世界中医教育专家智慧，具有"思想性、科学性、系统性、实用性、先进性、安全性、规范性、普适性"的第一套世界中医学专业核心课程教材中文版于 2016 年 10 月召开的定稿会上定稿。

2016 年 10 月世界中医学专业核心课程教材翻译会召开，会上聘任了世界中医学专业核心课程教材的英文版主译。

主译人员的遴选是根据世界中医学专业核心课程教材翻译人员遴选条件，经推荐和自荐，充分考虑申报者在专业领域的学术地位、影响力、权威性，以及地域的代表性，经世界中医药学会联合会教育指导委员会、世界中医药学会联合会翻译专业委员会与中国中医药出版社认真研究，确定各课程教材主译 49 人，其中博士 39 人，硕士 8 人，本科 2 人。他们来自 9 个国家（地区），其中境外主译 38 人，美国就有 24 人参与此项工作，境内主译也大多具有海外教学经历，长期从事中医专业相关英语教学和翻译，经验丰富。

这套教材的出版具有重要意义，抓住了中医药振兴发展天时地利人和的大好时机，可为服务于中医药"走出去"，促进共建共享，推动中医药为实现世界卫生组织（WHO）"人人享有基本医疗服务"的崇高目标而作出贡献。同时，该套教材的出版发行，也有利于中医药国际标准的推广和普及，也较好适应了全球范围内以"预防为主，维护健康"为重点的医疗卫生体制改革，适应了世界对中医药需求增长的形势。因此，本套教材必将有助于世界中医药人才的培养，有利于中医药在世界范围内被更广泛地认识、理解和推广应用，惠及民众，造福人类。

书将付梓，衷心感谢海内外专家学者的辛勤工作，群策群力，认真编译，保障了核心教材顺利出版发行。感谢国家中医药管理局、世界中医药学会联合会、中国中医药出版社、天津中医药大学对本书给予的大力支持和无私帮助！感谢所有作出贡献的同道朋友们！需要特别指出的是单宝枝教授为本套教材尽力颇甚，贡献尤殊！

世界中医学专业核心课程教材总主编
张伯礼
2018 年夏

编写说明

中医药学的国际交流源远流长。最近几十年，随着中医药在世界范围的广泛应用，中医药教育机构逐渐增多，教学形式多种多样，因此，世界中医药学会联合会（以下简称世中联）提出从中医药教育入手，促进中医药的规范性发展。2007年中国教育部高等学校中医学教学指导委员会提出了高等学校中医学教育教学标准，世中联参照上述标准确定了13门核心课程，作为国内外中医学教育的必修课，积极推动了高等学校中医学教育的规范化建设与发展。目前国内外英文版的中医学教材标准不一，水平参差不齐，版本众多，长此以往会影响国际中医学的教学水平和国际化进程。针对此种现状，张伯礼院士认为中医药要走向世界，高等学校中医学教育要标准化、规范化，教材建设是关键，需要编写优质的教材，因此自2012年底开始对目前国内外使用的教材进行比较研究，为今后的编写工作奠定基础。

在世中联确定的13门核心课程中，中医基础理论是重要的切入点，因此，《中医基础理论》国内外教材的比较研究率先进行。2013年3月，按照世中联的要求，我们选择国内"全国中医药行业高等教育规划教材"一至八版《中医基础理论》，国外教材选择了马万里先生主编的 *The Foundations of Chinese Medicine* 进行比较，为新教材的编写提供编写思路。于2015年5月，《中医基础理论》教材编写工作启动。王键主编带领《中医基础理论》教材编委会集中讨论了教材编写要求、编写大纲、教材样稿与编委会任务分工，并排定了教材编写的时间节点。

本教材编写要求内容全面，突出"三基"（基本理论、基本知识、基本技能），着力构建中医理论知识体系，着力强化五个自信，即中医的理论自信、疗效自信、思维自信、科学自信、文化自信。其编写体例以章为单位，包括学习引导、名词术语、正文内容、知识拓展、文献辑要、思维训练、参考文献。其中学习引导使学生了解本章主要内容、学习要求、学习方法；名词术语按《中华人民共和国国家标准·中医基础理论术语》要求编写；知识拓展注重有公认度和成熟度的现代研究成果概括性介绍；文献辑要注重选辑有代表性的中医经典医论5条；参考文献精选有代表性的著作2篇，研究论文3篇以上；思维训练力求富有启发性。全书后附索引，主要以每章名词术语为主，为使用者的检索提供帮助。为避免与相关学科交叉重复，与《中医诊断学》编委会共同探讨相关内容确定编写的侧重点，如证候转化、寒热真假等，并达成共识。王键主编提出在每章标题下增加提示语，如第一章阴阳五行的提示语是"中医学的古代哲学思维"、第二章藏象的提示语是"基于象思维的脏腑整体观"等，提示语凝练了每章的内容精华，指引学生对本章内容的掌握。

本教材分工如下：王键编写绪论，郑洪新、朱爱松编写第一章，马淑然、张庆祥、倪祥惠编写第二章，胡冬裴、崔姗姗编写第三章，张国霞、程炳钧编写第四章，王志红、张林编写第五章，敖海清、朱爱松编写第六章，李如辉、路玉滨、马佐英编写第七章，吴元洁编写第八章。

本教材编委会特别感谢朱勉生教授，她满怀对中医药事业的拳拳真情，4次参加编写会议和审稿定稿工作，结合国外工作经验提出很多编写建议和修改意见，为教材水平的提升作出了贡献。

《中医基础理论》教材编委会成员虽尽己所能，精诚合作，但难免会有疏漏之处，敬请使用者或相关人士及时反馈，以便再版时修订提高。

《中医基础理论》教材编委会
2016 年 8 月

目　录

绪　论

【学习引导】

中医学以整体观念为主导思想，以脏腑经络、精气血津液及体质特征为生理病理学基础，以辨证论治为诊疗特点，其独特的医学理论有效的指导临床实践，同时也蕴藏着许多西方医学尚未破解的科学内涵，在世界医学中倍受瞩目。中医学独特的医学理论和思维特点离不开中国传统文化的土壤，离不开医疗实践经验的长期积累，也离不开古代自然科学知识的融合渗透。通过本章的学习，要求掌握中医学理论体系的基本特点，了解中医学理论体系的形成、发展和创新过程及其与中国传统文化的关系，理解中医的思维方法，从而为中医的学习奠定基础。

【名词术语】

中医学　中医基础理论　中医药文化　整体观念　辨证论治　证　同病异治　异病同治　中医思维方法

中国医药学有数千年的历史，是中国人民在长期的生活、生产与医疗实践中认识生命、维护健康、同疾病作斗争的宝贵经验总结，是我国优秀传统文化的重要组成部分，为中国人民的卫生保健事业和中华民族的繁衍昌盛做出了巨大的贡献。

中医学作为世界传统医学之一，历尽沧桑而不衰，在中国古代哲学思想指导下，经受了长期医疗实践的反复检验并日益完善，形成了独特的医学理论体系，并有效指导临床实践。

在当代科学技术高度发展的今天，中医学以原创的理论思维、独特的理论认识和丰富的实践经验，正在影响着现代医学的发展。中医学蕴藏着经络现象等许多西方医学尚未破解的科学内涵，正日益受到世界各国的重视。中医学在与时俱进的同时，不断为造福于全人类健康做出了新的贡献。

第一节　中医学理论体系的形成、发展和创新

医学理论源于生活、生产和医学的实践，人类在长期同自然界和疾病作斗争的生存竞争中，逐渐积累了大量的医药学实践经验，随着哲学、文化、科技的不断进步，这些感性的医药学经验不断上升为理性的认识，逐步形成系统的理论，而理论又在医疗实践中不断得到验证和完善，中医学就是这样不断积累和提升中逐步形成并发展起来。

一、中医学及其学科属性

中医学是以中医药理论为指导，研究人的生命、健康及疾病的预防、诊断、治疗、

康复的医学科学。中医学有着独特的医学理论体系、丰富的临床实践经验和科学的思维方法，是以自然科学知识为主体、与人文社会科学知识相融合的科学知识体系。

任何学科的发展，都离不开哲学思想的指导，中医学正是在中国古代哲学思想指导下，以精气、阴阳、五行学说来阐述人体的生理病理现象，说明生命的规律，构建了独特的医学理论与实践体系。中医学的研究对象是人，人是自然的产物，生命活动具有生物学的基本特征；另一方面，人不仅是自然人，同时还是社会人，人不可能脱离社会而存在，社会的变化可能影响人的生理病理和心理过程。因此，中医学不仅具有自然科学的属性，也具有社会科学的属性。除了古代哲学思想外，中医学还融会了当时先进的天文学、气象学、地理学、物候学、农学、生物学、矿物学、植物学、军事学、数学以及酿酒技术、冶炼技术等多学科的知识，是多学科交互渗透的产物，是同时代先进科学技术在医学领域的集大成。由此可见，中医学属于自然科学范畴，是与我国传统的人文社会科学有着密切的内在联系的学科，属于东方传统医学。

二、中医学理论体系的形成、发展和创新

中医学理论体系，是由中医学的基本概念、基本原理，以及按照中医学的逻辑演绎程序，从基本原理推导出来的科学结论，即科学规律而构成的完整的科学理论体系。中医学受中国古代的唯物观和辩证观深刻影响，系统总结了中国古代长期的医疗实践经验所形成，是以整体观念为主导思想，以精气、阴阳、五行学说为哲学基础和思维方法，以脏腑经络、精气血津液及体质特征为生理病理学基础，以辨证论治为诊治特点，包括理、法、方、药在内的独特的医学理论体系。

（一）中医学理论体系的形成

中医学理论体系形成于春秋战国至两汉时期。《黄帝内经》《难经》《伤寒杂病论》《神农本草经》等医学专著的成书，标志着中医学理论体系的初步形成。

1. 中医学理论体系形成的条件　春秋战国时期，社会急剧变化，政治、经济、文化、科学技术都有显著的发展，为中医学理论体系的形成提供了有利的条件和基础。主要有以下几个方面：

（1）医疗实践的长期积累　人类自有生产活动以来，就开始了医疗实践活动。根据甲骨文的记载，在公元前21世纪，人们对于疾病的病名有了认识，如有疾首、疾耳、疾目等，并根据部位的不同分为16种，具有近代医学疾病分科诊治的特征。殷商时期，人们不仅发明了酒及汤药，还应用"毒药"治病，西周时期，对于疾病的认识更加深刻，为部分疾病确立了专门的病名。春秋时期，针灸和药物已是医生最常用的治疗方法。战国时期，扁鹊等专业医生的出现，加速了对医学知识的积累，为中医学理论体系的形成奠定了丰富的实践基础。

（2）传统文化的深刻影响　从春秋战国到秦汉时期，中国传统文化极大发展，呈现出"诸子峰起，百家争鸣"的繁荣景象，形成了儒家、道家、墨家、法家、阴阳家、兵家等众多学术流派，从而为中医学理论体系的形成奠定了文化基础。如道家倡导的顺应

自然、返朴归真的思想，对中医养生学产生深刻的影响；儒家提倡的自强不息、仁义精诚的思想，对医生的修身及医德的形成有较大影响；兵家提出修道保法、谋略多变等用兵之道，对中医学治疗原则和方法的建立具有一定影响。尤其是当时推崇的元气论和阴阳、五行学说等哲学思想，对世界的本原和事物运动的普遍规律作了深刻的揭示，构建了中医学理论体系的唯物主义的生命观和中医学理论体系的基本框架，使散在、零碎的医疗经验逐步条理化和系统化，形成较为完整的中医学理论体系。

（3）自然科学的相互渗透　战国时期随着生产水平的提高，天文、历算、物候、农学、植物学、矿物学以及冶炼、酿造技术也有诸多创新，这些先进的科学技术对中医学产生深刻影响，如天文学知识和中医学的天人相应的整体医学模式的形成，气象学、地理学的相关知识融入了中医学的病因学说及治则理论，农学知识促进了中医药物学的产生和发展等等。可见，古代自然科学知识对中医学的高度渗透，为中医学理论体系的形成奠定了科学基础。

2. 中医学理论体系形成的标志　先秦两汉时期相继出现的《黄帝内经》《难经》《伤寒杂病论》《神农本草经》等医学经典著作，分别从中医基础理论、临床辨证、治则治法，以及药物学等方面，为医学理论体系的发展奠定了坚实的基础。

（1）《黄帝内经》　该书是我国现存医学文献中最早的一部经典著作，是中医理论体系形成的标志。成书年代，一般认为从战国开始，可能至汉代才完成。该书非一人一时所作，集战国及秦汉时期的医疗理论和实践经验编纂而成，冠名"黄帝"，托名取重。全书可分为《素问》《灵枢》两部分，共收集论文 162 篇，系统地阐述了人体的结构、生理、病理，以及对疾病的诊断、治疗和养生等问题。其主要内容包括阴阳、五行、藏象、经络、体质、病因、病机、诊法、治则及针灸和汤液等，其中许多内容已大大超越了当时的世界医学水平。在形态学方面，关于人体骨骼、血脉的长度、内脏器官的大小和容量等的记载，基本符合实际解剖情况；在生理学方面，提出"诸血者，皆属于心""心主身之血脉"，已认识到血液在体内"流行不止，环周不休"，心是血液运行的中心环节。在阐述医学理论的同时，对哲学领域中一系列重大问题，诸如气的概念、天人关系、形神关系等进行了深入的探讨，丰富和发展了哲学理论。《黄帝内经》确立了中医学独特的理论体系，成为中国医药学发展的基础，对后世中医学的发展产生着重大而深远的影响。

（2）《难经》　全书共有 81 个问答，故又称《黄帝八十一难经》。相传系秦越人所作。该书用问答的方式，阐述了人体的结构、生理、病因、病机、诊断、治则和治法等，并对三焦和命门学说、奇经八脉理论、虚则补其母、实则泻其子等治疗原则有所创见，在脉诊和针灸治疗等方面也有重大发展，补充了《黄帝内经》之不足，承前启后，对指导临床诊疗实践具有重要的作用。

（3）《伤寒杂病论》　为东汉末年著名医家张机（字仲景）所著，张仲景继承前人的医学成就，并结合自己的临证经验，写成了我国第一部成功运用辨证论治的专著。该书提出对外感疾病用六经辨证，对内伤杂病用脏腑辨证，从而确立了中医临床医学的辨证论治体系和理、法、方、药的运用原则，为后世临床医学的发展，奠定了良好的基础。该书经晋代医家王叔和编纂整理，分为《伤寒论》与《金匮要略》两书。

（4）《神农本草经》 成书于汉代，托名神农所著，为我国第一部药物学专著，书中收载药品365种，系统地总结了汉代及汉以前的药物学理论知识。该书根据养生、治疗和有毒无毒，将药物分为上、中、下三品，根据功效分为寒、凉、温、热四性，以及酸、苦、甘、辛、咸五味，并提出单行、相须、相使、相畏、相恶、相反、相杀的"七情和合"等药物配伍理论，为后世中药学理论体系的形成和发展奠定了基础。

总之，在这一段时期，中医学在人体的生理、病因病机、诊法、辨证、治则治法、中药方剂等方面都有了相对完整的理论体系，为后世临床医学的发展奠定了良好的基础。

（二）中医学理论体系的发展和创新

随着社会的发展和科学技术的进步，特别是医学理论不断创新，治疗技术不断提高，中医学在汉代以后进入了全面发展时期。具体可分为四个时期。

1. 魏晋隋唐时期（220—960年） 这一时期的特点是丰富的临床医疗实践经验使中医学理论体系得到充实和系统化，出现一批专科性著作，特别是在经络理论、脉学理论和病机学说均有了较大的发展。

晋·皇甫谧编撰的《针灸甲乙经》，是我国现存最早的针灸学专著。该书对经络学说进行了深入的探讨，系统地论述了藏象、经络、腧穴、标本、九针、刺法、诊法、病证、治法等内容，建立并完善了经络、腧穴和针灸治疗的理论和方法，对后世针灸学的发展产生了重要影响。

晋·王叔和编撰的《脉经》，是我国现存最早的脉学专著。该书首次从理论到临床对中医脉学进行了全面的研究；提倡"寸口诊法"，明确了寸、关、尺三部脉位分候脏腑；描绘了浮、芤、洪、滑、数、促、弦、紧等24种病脉的脉象形态及其所主病证，从而奠定了脉学理论与方法的系统化和规范化基础。

隋·巢元方所著《诸病源候论》，是我国第一部论述病因病机与证候学的专著。该书详细地论述了内、外、妇、儿、五官、皮肤等诸科病证的病因、病机和症状，尤重于病源的研究，对后世病因病机学的发展有很大影响。

唐·孙思邈编撰的《备急千金要方》和《千金翼方》，堪称我国第一部医学百科全书。该书详述了唐以前的医学理论、方剂、诊法、治法、食养等，代表了盛唐医学的先进水平和成就；他提出的医生在医德方面的要求和所要达到的境界，可谓开中国医学伦理学之先河。

2. 宋金元时期（960—1368年） 这一时期的特点是医学发展迅速，且流派纷呈，建树较多，对后世医学的发展影响很大。许多医家在继承前人已有成就的基础上结合自己的实践经验，有所创新，提出了许多独到的见解，从而使中医学术有了新的突破。

宋·钱乙著《小儿药证直诀》，详细论述了小儿生理、病理特点，开创脏腑证治之先河，对后世影响较大。宋·陈无择著《三因极一病证方论》，简称《三因方》。该书提出了著名的"三因学说",将病因归纳为三大类:外感六淫为外因,七情内伤为内因,而饮食饥饱、呼叫伤气、虫兽所伤、中毒金疮、跌损压溺伤等为不内外因。陈无择的"三因学说"是对宋代以前病因理论的总结,对其后病因学的发展产生极为深远的影响。

在金元时期,产生了最具盛名的以刘完素、张从正、李杲、朱震亨为代表的四大医家,对中医学理论的发展做出了重要贡献,后人尊称为"金元四大家"。刘完素(字守真,后人尊称刘河间),创河间学派,倡导火热论。他受运气学说的影响,强调"六气皆从火化""五志过极皆能生火",因而对火热病机多有阐发,治病多用寒凉药,后世称为"主火派""寒凉派"。代表作有《素问玄机原病式》《素问病机气宜保命集》等。张从正(字子和,号戴人),主张"六气"致病,病由邪生,"邪去则正安",因而倡导以汗、吐、下三法攻邪而祛病,被称为"攻邪派"。代表作为《儒门事亲》。李杲(字明之,后人尊称李东垣),师从易水学派的创始人张元素(字洁古),在《黄帝内经》"以胃气为本"的理论指导下,继承并发展了张元素重视脾胃的学术思想,提出"内伤脾胃,百病由生"之论点,善用温补脾胃之法,后世称为"补土派"。代表作有《脾胃论》《内外伤辨惑论》等。朱震亨(字彦修,号丹溪翁),传河间之学,创造性地阐明了相火的常变规律。他最著名的学术思想是倡导"相火论",谓"阳常有余,阴常不足",主张滋阴降火,对"相火"学说多有发挥,后世称为"养阴派"。代表作为《格致余论》。另外,他还集河间、东垣与从正之学,善治杂病,创见颇多。他提出"郁症",认

为气血流畅,则百病不生,一有郁滞,则诸病生焉,故治当解郁。他还认为"痰"是重要的致病因素,提出"百病中多有兼痰者"之说,因而治当化痰。金元四大家师古而不泥古,在继承前人的基础上各有创见,从不同角度丰富和发展了中医学理论。

3. 明清时期(1368—1911年) 这一时期是中医学术发展的重要时期,一是整理已有的的医学成就和临证经验,编撰了门类繁多的医学全书、类书、丛书及经典医籍的注释等;二是在医学理论和方法上出现了具有重大意义的创新和发明。

这一时期集大成的著作颇多,如明·楼英著《医学纲目》和明·王肯堂著《证治准绳》,论述了中医基础理论及临床各科证治;明·李时珍著《本草纲目》,是一部举世闻名的药物学巨著;清代组织编写的《医宗金鉴》《四库全书·子部》等综合性医学著作,进一步完善了中医学理论体系;尤其是清·陈梦雷主编的《古今图书集成·医部全录》对中医历代的论述,举其要者,按书目罗列,条理清晰,为后世学习中医者提供方便。

明代命门学说的产生,为中医学的藏象理论增添了新的内容。这一学说认为命门寓有阴阳水火,为脏腑阴阳之根本,是调控全身阴阳的枢纽,强调温补肾阳和滋养肾阴在养生、防病中的重要意义。命门学说对中医学理论和临床各科的发展产生了较大影响,尤其对养生防病以及慢性疾病和老年病的康复治疗有重要的指导意义。如明·张介宾认为"阳非有余""真阴不足",主张补养肾阳与肾阴。明·赵献可认为命门为人身之主,强调"命门之火"在养生防病中的重要意

义。明·李中梓提出了"肾为先天之本，脾为后天之本"等见解，主张治疗疾病当固先后天之本。清·王清任著《医林改错》，注重实证研究，纠正了古医籍中某些解剖知识错误，并发展了瘀血理论及血瘀病证的治疗方法。上述医家为中医学理论特别是藏象学说的发展做出了新的贡献，对临床各科的发展产生了较大影响，至今仍有重要的指导意义。

温病学说的形成和发展标志着中医学理论的创新与突破。温病学说起源于《黄帝内经》《难经》及《伤寒论》，后经历代医家的不断补充和发展，至明清臻于成熟。明·吴有性著《温疫论》，阐述了温（瘟）疫和温病的病因、病邪入侵途径，创立了"戾气"学说，认为"瘟疫"的病因"非风，非寒，非暑，非湿，乃天地间别有一种异气所感"，"瘟疫"的传染途径是从口鼻而入，并提出了治疗见解，为温病学说的形成奠定了基础。清·叶桂著《外感温热论》，创立了卫气营血理论的辨证纲领，对温病学的发展起着承前启后的作用；清·薛雪著《湿热病篇》，提出"湿热之病，不独与伤寒不同，且与温病大异"的独到见解；清·吴瑭著《温病条辨》，创立了三焦辨证，并发展了三焦湿热病机和临床湿温病辨证规律；清·王世雄著《温热经纬》等，系统地总结了明、清时期有关外感传染性热病的发病规律，突破了"温病不越伤寒"的传统观念，创立了以卫气营血和三焦为核心的温热病辨证论治法则，从而使温热病学在病因、病机及辨证论治等方面形成了较为完整的理论体系。

4. 近代和现代（1840 年以后） 鸦片战争以后，西方文化和科技传入中国，中西文化出现了大碰撞，传统中医面临着巨大挑战，中医学理论的发展呈现出新旧并存的趋势：一是中西医两种医学体系的长期论争，产生了中西医汇通和中医科学化的思潮，出现了唐宗海、朱沛文、恽铁樵、张锡纯等具有近代科学思想的人物，提倡既要坚持中医学之所长，又提倡要学习西医学先进之处，试图将中西医学术加以汇通，从理论到临床提出了一些汇通中西医的见解，如唐宗海著《中西汇通医经精义》、张锡纯所著的《医学衷中参西录》，即是中西汇通的代表作。二是继续收集和整理前人的学术成果，如上世纪 30 年代，曹炳章主编的《中国医学大成》，即是一部集 128 种从魏、晋至明、清历代重要中医学著作汇编而成，堪称一部集古今中医学大成的巨著。

中华人民共和国成立以后，政府制订了中医政策，强调"中西并重"，并将"发展现代医药和传统医药""实现中医现代化"正式载入宪法。中医药事业蓬勃发展，无论在中医理论的发掘、整理、继承方面，还是在应用现代科学技术研究中医学理论方面，都取得了较大进展，临床诊治水平也显著提高。主要表现在：一是发挥中医学的优势和特色，加强中医学理论体系的传承与创新；大力发展中医药教育，通过多模式、多途径培养中医药人才；二是积极倡导中西医结合，合理吸收、采纳现代医学的研究成果；三是提倡用现代多学科方法研究中医，并在诸多方面取得较大进展。随着生命科学的发展，中医学正在与生物信息、细胞分子、基因组及蛋白组学等前沿学科有机衔接，进一步揭示生命的本质，为人类健康事业不断地作出新的贡献。

第二节　中医学与中国传统文化的关系

中医学是在中国传统文化的土壤中萌生、成长并得以普及的传统生命科学，是具有鲜明东方文化特色的民族医学。由于"医学思想的形成、发展和演变，绝大多数情况下受掣于整个社会的文化生态环境，常是特定的社会文化思潮影响着医学观念和医学理论"。中医学与古代哲学、儒家文化、道家文化、佛教文化、数术文化等多种文化形态相互碰撞，彼此交融渗透，互为影响，最终成为独具特色而又优势突出的传统医学体系。

中医药文化，其内涵是以中华传统文化为母体，中医学对生命、健康、疾病、生死等问题的解读，包含着中国传统文化的价值观念、独特的认知思维方式、人文精神和医德伦理等特点。以先秦文化为根基的《黄帝内经》，更是集中地反映这一风格。生命议题是人类文化不能回避的中心问题，与《黄帝内经》同时代的诸子百家对此都有过深入的思考。《黄帝内经》与先秦两汉诸家，都把人置身于"天地人一体"的整体系统中来加以考察。在天人关系上，二者有惊人的相似之处：儒家有《中庸》"（人性）可以赞天地之化育"而"与天地参"之论。《孟子》由此提出"性天相通"说。《左传》载有"民受天地之中以生"之论。道家有《老子》"人法地，地法天，天法道，道法自然"之说。《庄子》进而提出"天人一也"，认为"天地与我并生，而万物与我为一"。而《黄帝内经》基于"天人相应"的观点，认

为"人以天地之气生，四时之法成""人与天地相参，与日月相应也"。表现在世界观上，《周易》有天地人"三才之道"，儒家有天时、地利、人和"三才观"，道家有道、天、地、人"四大"说；而《黄帝内经》则有"上知天文，下知地理，中知人事"的医学要求，并构建了"四时五脏阴阳"体系。

气是中国古代哲学的核心概念。《黄帝内经》之气主要指宇宙的本原、构成万物的基本元素，与道家之说基本一致；但"正气存内，邪不可干"之说显然又是受到了儒家的影响，其人体"正气"与《孟子》"浩然之气"有某种内在必然联系。气作为本原又如何化生万物，《易经》认为"阴阳二气感应，万物化生"；《老子》认为"道生一，一生二，二生三，三生万物"；《列子》认为"有形生于无形，有形化为无形"；《淮南子》认为"阴阳和，则万物生矣"；《论衡》认为"天地合气，万物自生"；而《黄帝内经》也认为"在天为气，在地成形，形气相感而化生万物""天地气交，万物华实"。在结合阴阳阐明气生万物的原理上，二者表现出了高度的一致性。具体到人，《庄子》曰"人之生，气之聚也。聚则为生，散则为死"；《管子》曰"有气则生，无气则死，生者以其气"；而《黄帝内经》也认为"天地合气，命之曰人""人以天地之气生""生气通天"。在生命起源的哲学解读上，二者同样表现出高度的一致性。比较而言，《黄帝内经》与道家更为一致；但《灵枢·寿夭刚柔》篇对人体阴阳刚柔不同体质类型的讨论，又与董仲舒"气禀人性论"颇相接近。

思维方式是文化的深层本质，《黄帝内经》运用整体系统思维、取象比类思维、辩

证思维、灵感思维对人体的生命、健康与疾病的规律作了解读，充分展示了中华传统文化的独特魅力。其"天人相应""五脏一体"之系统思维，五脏与四时五方相协同，构成人与自然内外相应的五行模式，与诸子百家思维高度统一。其"候之所始，道之所生"之意象思维，系以时间象为本位，秉承了《易传》"立象以尽意"之思维。其"藏象"一词即是从外"象"把握内"藏"本质之意，明显打上了"以表知里"思维的烙印。其"智者察同，愚者察异""揆度奇恒"之比类思维，既含有孔子"正名"别异之意，更与墨家、稷下学宫和《荀子》注重从实践去概括"类"相一致。其"人生有形，不离阴阳""动而不已"之辩证思维，既源于《老子》"万物负阴而抱阳""反者道之动"的启示，更源自《易传》"一阴一阳之谓道""变动不居"的高度概括。其"慧然独悟""昭然独明""若风吹云"之灵感思维，显然接纳了道家"虚静体道"的无念体验；而其"以意和之""藏之心意，合于心精"的直觉思维，则是对儒家"志意心悟"之有念领悟的继承。《黄帝内经》对人体运行周身之气的认识，有来自呼吸之气、饮食谷气的启示，也有茹毛饮血时代生物蒸腾热气的感悟，还有源于导引、气功之丹田运气之类的体悟。

事实上，中国古代哲学对中医学理论的形成起着重要的奠基作用，三大主流文化儒、道、释对中医学的产生和发展产生深远的影响，不同时期的学术精华如先秦诸子、汉代经学、魏晋玄学、隋唐释道、宋明理学、清代朴学等也都为中医学发展提供过启示和动力。同时，中医学是最具活力和最具代表性的中国传统文化，是中国传统文化的重要组成部分，中医学的发展和进步反过来又促进了中国传统文化的发展和进步。在长期的历史发展过程中，中医学与中国传统文化呈现出互化、互生的互动关系。

一、中国传统文化对中医学的形成和发展的影响和作用

（一）儒道释对中医学的形成和发展的影响和作用

中国传统文化博大精深，在长期历史进程中，儒、道、佛三者鼎足而立，在政治、经济、文化、科技及社会生活、风俗习惯等各个领域，无不打上其深刻的烙印。作为传统文化和科学技术一个重要方面的中医学，也不例外。中医学是人类早年时代思维的结晶，在自然哲学思想和人文道德哲学思想的指导下，古代科学家依据实践经验，采用直观、思辨和猜测的方法研究人体及人与自然的联系和本质，呈现出综合性、整体性和模糊性的特征。道家的"道法自然""全性保真"，儒家的"天人合一""贵和尚中"，佛教的"慈悲博爱""直觉顿悟"等思想和观点，对中医学理论体系的影响极为重要。中医学就是在儒、道、佛三家共同指导和作用下形成和发展起来的。从空间上看，三家思想共同构建了中医基础理论体系。这个空间结构是：道家、儒家思想构成中医学的世界观、生命观、认识论、方法论等基本问题，佛家所含有丰富的医学思想则在一定程度上补充了中医理论体系；从时间上看，可以分为两个阶段：第一个阶段是战国至汉初之际，是中医学理论形成和奠基时期，中医学深受道家思想学术影响，道家思想成为中医

学的指导思想。这一阶段主要是以"道"入医阶段，即道医阶段；第二个阶段是从汉武帝时直至清代，儒家学说成为中国社会的主导思想，儒家思想自然成为中医学的指导思想。这一阶段主要是援"儒"入医，即儒医阶段。在援"儒"入医的过程中，儒道佛三种文化相互融合。历代著名的医家，持三教合一之论，非儒即道，非道即佛，非儒、非道、非佛者几乎没有。从医家的世界观、人生观、价值观，到中医学的生理、病理、病因、病机、药理和防病愈疾的治则、治法无不打上儒道佛思想烙印；从重要性上看，儒家是官方文化，道家是本土文化，佛家是外来文化。中医在道文化的基础上（道学为体），吸收了佛的思想（释学为用），在儒家思想的指导下（儒学为魂），建立了中医博大精深的严密体系。中医学"以道为体"，主要是指以道家的世界观、方法论和认识论为指导，在中医经典著作《黄帝内经》中达到充分体现；中医学"以儒为魂"，主要是指中医学坚持以儒家思想为指导思想，来构建中医理论体系，并解决了中医"话语权"问题；中医学"以释为用"，主要是指佛家的"医方明"包括医论、医术、方药、卫生保健、咒禁等对中医学产生过或多或少的影响，所以，佛家学说成为中医学有力的补充。

（二）不同时期的传统文化对中医学的形成和发展的影响和作用

中医学深深植根于中国传统文化的土壤之中，是具体的社会历史文化条件的产物，与每一时期的社会历史文化发展状况有着密切的联系，每一时期的历史文化对中医学的产生、孕育和发展产生不同的影响。中医学的出现、存在、发展或衰微，均有客观必然性，其奥秘就隐藏在具体的历史文化背景之中。我们要想真正地认识中医学自身发展规律和真正把握其精髓，必须从具体的历史文化出发，进行考察和比较分析。

1. 春秋秦汉时期我国出现了历史上第一次文化高峰——中医学理论体系的孕育与奠基

春秋战国时期，中国分裂为为数众多的诸侯国，社会处于大变革和大动荡时期，这种社会背景为"文化英雄"们提供了施展才华的舞台，各种学说、学派、思想纷纷出现，在思想学术方面呈现空前繁荣，出现了诸子蜂起，百家争鸣的社会局面。秦汉时期，形成了强盛的秦汉王朝，政治军事上的大统一，必然要求其政治文化思想、礼仪、法规的趋同，乃至"车同轨，书同文"。于是，综合百家，兼收并蓄成为秦汉文化的一个显著特点。春秋战国"诸子百家"产生的历史背景及其学术氛围，包容会通的文化特质，乃至秦汉统一强国的气概，促成了中国人类历史出现了第一次文化科学高峰，民族文化得到了大融合、大发展，科学认识也有了很大提高，产生出辉煌文化成果，中国哲学达到了一个震古烁今的高峰。辉煌的文化成果，理想的文化环境，开拓了人们的视野，促进了各个学科的相互渗透，出现了人类文明史上第一次大综合思潮的鼎盛时期，医学大家们以多学科、大跨度、大综合、开放兼容的大科学姿态和海纳百川的胸襟，不失时机地接受了诸家的先进思想，以中国古代的整体论、有机论自然观为指导，以气阴阳五行学说为根本方法论，整合古代文化多学科知识，总结人体生命现象及疾病防治的经验知识，对各个医学观点、学派和研究成果进行综合和统一，构筑了以气血、阴阳、五行学说为纲领的藏象、经络、精气血津液、病因、病机、证候辨证、治疗原则、预防养生等思维模型为基本范畴的核心理论。形成了以《黄帝内经》《难经》《伤寒杂病论》《神农本草经》等四大经典著作为标志的中医学基本理论体系。这一体系，被人们称作"原创中医学体系"。原创中医学体系的形成，标志着中医学第一次科学革命的完成，是中国医学史上的第一次高峰。

2. 魏晋至隋唐时期出现民族文化大融合——中医学分化融合和临床发展　魏晋南北朝时期的民族大融合，隋唐统一王朝空前强盛的社会环境，我国历史上出现了又一个思想解放的时代。各种学说同时并兴，带来了社会思想和学术文化的相对自由及多元化。玄学的兴起，佛教的兴盛，道教的风行成为这一时期学术文化的显著特点。玄学的兴起，给两汉以来僵化的儒学以新的解释，从而推动了中国古代思辩哲学的发展，提高了中医抽象思维的水平，为中医学学科分化和临床各科迅速发展提供了理论思维的支撑；佛教自东汉时从印度传入中国，到南北朝时逐渐盛行。到了唐代，统治阶级出于需要，又大力加以提倡，在文学艺术、哲学思想等上层建筑的各个方面，无不蒙上了浓厚的佛教色彩。佛教的盛行与传播，对中医学产生深远的影响，一方面，佛学作为精神现象学，从根本上深化了中医学；另一方面，佛教作为外来文化，在传入中国的过程中，将国外的文明带到中国，中医学融合了来自印度等国外医药学的基本理论、药物以及符与咒禁等医药知识成为当时世界医学中心，

为丰富隋唐时期的医药文化做出了贡献，并对这一阶段及唐以后的中医学发展，产生了深远的影响。道家思想在这一时期也很有相当的势力，当时很多名医也都热衷于养生、炼丹、采药、求仙，所以，该时期出现了大批养生、炼丹、服食、房中术等类的著作。

3. 宋元明清时期出现理学思想争鸣——中医学学术流派峰起　《四库全书总目提要》有云："儒之门户分于宋，医之门户分于金元。"这句话蕴含着理学与医学之间的内在联系。"儒之门户分于宋"，是指儒学至西汉武帝时与阴阳学合流形成新儒学，至北宋儒学又与释道合流或称三教合一，生成更新的儒学。更新的儒学即为理学，理学不但在理论上较孔孟学说精致系统，而且在探讨问题的广度和深度上都超过了前人的水平。理学成为一个博大精深的思想体系，受到统治者们的极力提倡和维护，宋代理学是我国文化思想史上继战国诸子百家之后的又一高峰，这一高峰一直持续到元明清之际。这一时期，由于理学家们对当时哲学界争论的理、气、性、命、心、情、道、器等根本问题，提出了不同解答，形成了理学的不同学派。理学思想的争鸣，打破了汉代"独尊儒术"以来对儒学述而不作的局面，开启了学术讨论的风气，客观上起到了解放思想、活跃学术的作用。哲学是社会思想的主导，哲学上的思想解放往往是科学技术领域思想解放的先声，儒分于前，医分于后，符合这种规律。"医之门户分于金元"，这句话的完整意义应是从金元时期肇始，至清代西学东渐前，医家普遍接受的理学思想的指导，援引理学思想作为各自学说的哲学论据，医学出现了百花齐放、百家争鸣的局面。理学

对中医学的渗透，促进了中医学术思想的活跃、学派间的争鸣，促使中医理论上的突破性进展，从医学理论到医疗实践达到了鼎盛时期。从金元至明清，医学领域诸家峰起，金元时期，形成了以刘完素为代表的河间学派，以张元素为代表的易水学派，以李杲为代表的补土派，以张从正为代表的攻邪派，以朱震亨为代表的养阴派等学术流派，刘完素、张从正、李杲、朱震亨被誉为"金元四大家"。金元医家的创新，丰富了中医学理论，使医学发展出现了新局面和新形势。直至明清，这种学术争鸣的风气仍然延续不衰。继金元各派之后，明代又出现了温补派、命门派以及颇具地域人文特色的新安医学派等。

（三）中国传统哲学对中医学的形成和发展的影响和作用

恩格斯说："不管自然科学家采取什么态度，他们还是得受哲学的支配。"中医学是一门古老的自然科学，它的产生和发展也同样受着当时最前沿的哲学思想的影响和支配。中医作为一项技术性很强的实践活动，如果没有哲学的指导，医疗实践积累的经验只能是一大堆零散的素材。中国传统哲学是中华文化的灵魂，是中医学理论体系的根本指导思想，是贯穿中医学理论体系的主线，是中医学进一步完善、丰富、发展和创新的基础。无论从中医理论的构建，还是从中医理论发展上看，中国古代哲学不仅为中医理论提供世界观、认识论和方法论指导，也为中医学的创立和发展提供了直接的理论指导和智慧启迪，成为中医学的说理工具，更重要的是它已经渗透到中医理论体系之中，成为中医理论体系不可或缺的重要组成部分。可以说，中医理论上的每一次重大突破和临床疗效的每一次重大进展都离不开中国传统哲学的指导。

在中医理论形成之初，古代医家直接将古代哲学的气、阴阳、五行等理论范畴移植到中医理论之中，阐释和说明人体生命、健康与疾病防治等一系列医学问题，它们在中医理论中不但直接起着思维方式方法的作用，为中医理论的构建提供理论框架和逻辑方式，而且还成为中医理论的基础概念，起着直接规范其他中医概念和整个中医理论的作用，直接成为中医思辨的理论基础和治则。"元气论"作为一种自然观和生命观，奠定了中医理论体系的本体论基石；阴阳学说和五行学说作为方法论，为中医理论体系的构建提供了基本方法。不仅如此，随着中医学的发展，"气－阴阳－五行"还成了中医学最基本的思维模式。"气－阴阳－五行"这一思维模式注重考察事物的整体功能、动态结构、相互关系，即把事物、世界看作有机的整体进行宏观把握。中医坚持这种整体观思维模式，以自然整体状态的人的生命现象为研究对象，在对生命与疾病的认知过程中，完全遵循自然整体的认识论原则，这也是中医的基本特征之一。离开了中国传统哲学思想的指导，中医学理论体系的完整性就被破坏，就失去了中医的根本和精髓，中医就不成为中医，而只是一堆松散的原始经验。"一引其纲，万目皆张。"中国传统哲学思想就是中医学的纲，只有在这个纲的统领下，中医学的实践才组成了完整的体系。

二、中医学对中国传统文化的影响和作用

文化与具体科学门类之间的互动和相互促进是科学发展的基本轨迹。中国传统文化与中医学之间也不例外。中医学既受到中国传统文化的影响，同时也在理论和实践上丰富和发展了中国传统文化。

（一）中医学是中国传统文化的实践基础

哲学是时代的精华，是思想理论的结晶。中国传统哲学在形成之初，不断地从各种社会实践活动中汲取营养，将实践活动中产生的经验上升到理论的高度，进而结晶成为哲学理论。中医学是发生较早的人类实践活动，可以说有了人类就有了医学实践活动。中医学作为人类初期的自然科学实践活动，不断为古代哲学提供总结概括的材料，成为古代哲学发展的重要实践基础。中医学是最具活力的传统医疗实践活动，在其长期历史发展过程中，为中国古代哲学提供了最可靠的实践空间，如气、阴阳、五行在最初的古代哲学著作中只是抽象的代名词，中医学的气学说、阴阳学说和五行学说则成为其最可靠的实践基础；中医学关于养心、养性等养生保健思想为儒、道、佛等哲学思想的形成和发展提供了客观理论依据；中医高尚的医德修养为传播和践行传统伦理、道德观念做出了表率；中医学浩如烟海的文献极大丰富了中华文库，许多医疗记录成为古代经、史、子、集的重要资料，或成为古代文学的丰富素材；中医学的理论和实践还为民俗文化提供可靠的理论依据；广大中医在认识和解决医学问题的思维实践中，为传承传统思维模式做出了贡献。

（二）中医学是中国传统文化传承与发展的载体

中医学深深地根植于中国传统文化的土壤之中，在萌生、形成和发展的过程中，不断汲取当时的哲学、文学、数学、历史、地理、天文、军事学等多种自然和人文学科知识，成为传统文化不可分割的一个重要组成部分和载体，集中体现了中国传统科学文化和人文文化、科学精神和人文精神。

中医学从多角度、多层面、多形式地承载着中华民族的认识方法、思维模式、价值取向、伦理观念等，中华民族对宇宙结构、自然现象、生命形成、人生价值的认识，以及在天文、地理、历法、音乐、绘画、语言文字等方面的成果都在中医中得到体现。所以，中医学"上极天文，下穷地纪，中悉人事，大而阴阳变化，小而草木昆虫、音律象数之肇端，脏腑经络之曲折"，三教九流，无所不包容，可谓是中国传统文化的一个缩影，是中国传统文化的最杰出代表。中医学的特色就是中华传统文化的特色，中医学的思维方式就是中华传统文化的思维方式。如今，古代天文、历法、算术、水利技术等，现在已基本不用，大都消失在人们日常生活的视野之外，在很多学科领域，我们的思维模式再也不是传统的思维模式了，唯有中医对这种思维模式保留得比较完整，它是中国传统文化中在应用科技层面上唯一保存至今，并以其巨大活力不断发挥重要作用的活化石。古代天文、历法中很多失传的东西，有赖于中医学保存了下来。从这个意义上讲，中医是中国优秀传统文化的载体。中医学在千年之旅中是既变又不变，变的是与时俱进的诸多学派和无数医家的学术和经验，

不变的是中华优秀文化的核心内涵，她凝聚了中国传统文化精华，蕴含着丰富的哲学思想和人文精神，是中国传统文化的结晶，是中华民族的文化符号，是开启中华文明的钥匙，是中国文化软实力的重要体现。中医是"以术载道"的国学，此"道"包括道家之"道"，儒家之"道"，释家之"道"，乃至诸子百家之"道"，是中华文化之道。如今，中医药已经从中国走向世界，成为广及五洲四海的桥梁和纽带，是中国传统文化复兴和发展的标志。

（三）中医学理论和实践的发展推动了中国传统文化的发展

中医学既是生命科学，也是文化宝库，中医学的发展同样也促进了中国传统文化发展，主要表现在两个方面：一是中医学理论和实践的发展深化了中国传统文化思想。中医学在形成和发展的过程中，不断地借助于中国古代哲学的气、阴阳、五行等基本范畴和概念来构筑自己的概念体系和理论体系。但运用于中医理论体系的概念范畴已经有别于中国传统哲学概念范畴，是经过医家创造性地改造和发挥，赋予了医学自身的特有内容，是对中国传统哲学概念范畴的进一步充实、丰富和创造性的发展。如"气"不再是表示由"道""太极""理"产生的无形之物，而是借以说明人体生命的本质和动力；"五行"已经不再是五种物质资料，而是作为一种系统整体思想的符号。"阴阳"也不再仅仅表示天地、阴晴、寒暑、水火、男女、君臣、夫妇的概念了，而是相互对立、互根、消长、转化医学理论范畴。如《黄帝内经》用阴阳五行搭建了人体生理的联系，在以阴阳五行作为方法论来构建医学思

想的同时，推动了阴阳五行学说的发展和完善。二是中医学理论和实践的发展为中国传统文化提供理论上的启迪。中国传统文化在长期的历史进程中，不断从中医学中汲取了丰富的思想营养，并获得有益启示。中国传统文化三大流派儒、道、佛均在不同意义和程度上借鉴或采纳了中医学。历代大儒及其编定、注疏、撰著的典籍或多或少地论及医药，他们是引医论儒，即以借助医药理论与实践来阐扬、论证儒理。同样，道士也引医论道，僧人也引医论佛。儒道佛不失时机地从中医学理论与实践获得智慧和启发，以期充实、完善、宣扬自身。

第三节　中医学理论体系的基本特点

中医学是在古代的唯物论和辩证法思想指导下，从"天人相应"的整体角度观察生命、健康、疾病问题；在临床诊治疾病的过程中，通过四诊收集临床资料，探求病因病机，以确立治则治法，这种辩证思维的过程就是辩证论治。因此，中医学理论体系有两个基本特点：一是整体观念，二是辩证论治。

一、整体观念

所谓整体，即完整性和统一性，是指事物是一个整体，事物内部是相互联系密不可分的，事物和事物之间是密切联系的。

整体观念是中医学认识自身以及人与环境联系性和统一性的学术思想。整体观念主要体现在两个方面：一是人体是一个有机整体；二是人与自然、社会环境存在统一性。

这种整体观念贯穿于中医学的生理、病理、诊断、辨证、养生、防治等各个方面，在中医学基础理论和临床实践上发挥着重要的指导作用。

（一）人体是一个有机的整体

中医学认为，人是由若干脏腑、形体、官窍构成的有机整体，在生理功能上相互协调，在病理上相互影响，因此，诊断和治疗疾病时也必须从整体出发来考虑问题。

1. 生理的整体性　从生理而言，人体是一个有机整体主要体现在两个方面：一是结构和功能上的"五脏一体观"；二是精神和形体上的"形神一体观"。

中医学认为，人体是一个以心为主宰，以五脏为中心的有机整体。人体是由五脏（心、肝、脾、肺、肾）、六腑（胆、胃、小肠、大肠、膀胱、三焦）、形体（皮、脉、肉、筋、骨），官窍（目、舌、口、鼻、耳、前阴、后阴）构成。以五脏为中心，配合相关的六腑、形体、官窍，通过经络系统"内属于脏腑，外络于肢节"的连接作用，构成了心、肝、脾、肺、肾五个生理系统，亦称为"五脏系统。"这五大系统各有不同的生理功能，但相互联系，协调合作，共同完成人体的生理活动过程。同时，脏腑的功能活动要依赖精、气、血、津液的营养和支持，这些都是构成人体及维持人体生命活动的基本物质，而精、气、血、津液的生成、运行和输布等，又要依赖有关脏腑的功能活动。这种以五脏为中心的结构与功能相统一的整体性，称为"五脏一体观。"人体的正常生理活动，一方面需要各个脏腑能发挥正常的生理作用，另一方面还需要脏腑之间能相辅相成或相反相成，维持其生理活动的协调平衡。如脾系中，脾与胃相表里，脾在体合肉，主四肢，开窍于口，其华在唇。脾在五行属土，肺在五行属金，肝在五行属木。在生理关系上，脾土可以生肺金，肝木则可以疏脾土。其他脏腑亦是如此。又如人体对于水液的吸收、输布和排泄，亦是通过脾、肺、肾、肝、胃、三焦、小肠、大肠等脏腑的分工合作、相互协调来完成的。由于人体各脏腑之间的关系极为复杂，中医学借助于阴阳学说，宏观地来说明各脏腑之间相互制约、消长和转化所维持的相对的动态平衡，用五行学说来说明脏腑之间生中有克、克中有生的关系，对于维持机体相辅相成、制约调控的整体关系有重要意义。这种动态平衡观、制约调控观不仅对中医生理学的发展有重要意义，且对现代生理学之发展，亦将有开阔思路的启迪意义。

中医学还强调在生命活动过程中"形神一体观"的观点。形，指人体形体，广义的形体包括构成人体的脏腑、经络、五体和官窍的形体结构及精、气、血、津液等生命物质；狭义的形体是指皮、脉、肉、筋、骨。神，广义的神是指整个人体生命活动；狭义的神是指精神、意识、思维活动。"形神一体观"指的是具有物质结构特征的形体和包括精神意识思维活动在内的人体生命活动特征的神的统一性。"形"是"神"进行功能活动的物质基础，"神"具有能统驭"形"的作用。"形神一体观"强调物质和精神的一体、结构和功能的一体，二者相互依存，不可分离，是生命的保证。无"神"则"形"无以存，无"形"则"神"无以生，只有"形神一体"，相辅相成，生命活动才能旺盛。

2. 病理的整体性　中医学不仅从整体上探讨人体的生理活动的基本规律，而且在分析疾病的发生、发展和变化规律时，也从整体出发去分析局部病变的整体反应，把局部与整体统一起来，既重视局部病变与其相关内在脏腑之联系，更强调该病变与其他脏腑之间的相互影响。如肝的疏泄功能失常时，不仅肝脏本身出现病变，而且常影响到脾的运化功能，而出现脘腹胀满、不思饮食、腹痛腹泻等症，也可影响肺气的宣发肃降而见喘咳，还可影响心神而见烦躁不安或抑郁不乐，影响心血的运行而见胸部疼痛。所以，中医学的病理整体观，主要体现在脏与脏、腑与腑、脏与腑、脏腑与形体官窍之间疾病的相互影响和相互传变。

由于人体又是形神统一的整体，生理上形神一体，在病理上也是相互影响的。形体的病变，包括精、气、血、津液的病变，可引起神的失常，而精神情志的失常，也能损伤形体而出现精、气、血、津液的病变。

3. 诊断的整体性　中医诊察疾病，其主要理论根据是"有诸内，必形诸外"（《孟子·告子下》）。《灵枢·本藏》所说："视其外应，以知其内脏，则知所病矣。"由于机体各脏腑、组织、器官在生理、病理上的相互联系和影响，这就决定了可以通过五官、形体、色脉等外在的异常表现，由表及里地了解和推断内脏之病变，从而做出正确的诊断。以舌诊为例，舌体通过经络的循行直接或间接地与五脏相通，故人体内部脏腑的气血的盛衰和疾病的轻重顺逆等都可以反映于舌，所以察舌可以测知内脏之病理状态。其他如望色、切脉等诊察方法，之所以能诊断人体内在病变的寒热虚实，其道理是相似的。

4. 防治的整体性　整体观念也贯穿在临床治疗当中，对于局部病变，要注意与其他脏腑组织之间的联系，常常须从整体着手，采用相应的整体调理方法。《素问·阴阳应象大论》所说的"从阴引阳，从阳引阴；以右治左，以左治右"；《灵枢·终始》所说的"病在上者下取之，病在下者高取之"等，都是在整体观念指导下确定的治疗原则。耳病治肾，鼻病治肺，目病治肝，以及脾病从肝论治，肺病从肾论治等，则是整体观念在治法上的具体体现。

人体是形神统一的整体，形弱则神衰，形病则可引起神病，神病亦可致形病，故历代医家在诊治疾病和养生防病中强调形神共养、形神共调，使形健而神旺；又要恬淡虚无，怡畅情志以养神，使神清而形健。

（二）人与外环境的统一性

人类生活在自然界中，自然环境的各种变化可直接或间接地影响人体，人体也发生着相应的变化；同时人又是社会的组成部分，社会因素对人体的影响也不容忽视，因此，人与外环境的统一性，体现在人与自然环境的统一性和人与社会环境的统一性两方面。

1. 人与自然环境的统一性　人类生活在自然界中，自然界存在着许多人类赖以生存的必要条件，如阳光、空气、水、土壤等。当自然环境发生变化，其相关因素又可直接或间接地影响人体的生命活动。这种人与自然息息相关，对自然的依存与适应关系就称为"天人相应"。人与自然界的统一性，主要表现在如下方面：

（1）自然环境对人体生理的影响　自然

界四时气候有春温、夏热、秋凉、冬寒的变化规律，而万物顺应这一规律则有春生、夏长、秋收、冬藏的变化过程，人体的生理活动也会随之进行适应性的调节。盛夏天气炎热，人体阳气旺盛，气血运行加速，趋于体表，脉象多浮大，皮肤腠理开，津液外出而多汗；隆冬天气严寒，阳气偏衰，人体气血运行迟缓，趋向体内，脉象多沉小，皮肤腠理闭，津液趋下而少汗，多尿。这种适应性的生理变化，既维持了人的恒定体温，也反映了冬夏不同季节与人体气血运行和津液代谢的密切关系。现代运用脉象仪，对人体一年四季的脉象进行了跟踪观察，也发现了脉象的四季变化情况。这些充分说明了人体生理活动受到四季气候变化的影响。

一日之中昼夜 24 小时的变化，人体的气血阴阳也随之产生相应的消长变化，正如《素问·生气通天论》说："平旦人气生，日中阳气隆，日西阳气已虚，气门乃闭。"白天人体的阳气多趋于表，脏腑的功能活动比较活跃；夜晚人体的阳气多趋于里，人就需要休息和睡眠，说明人体生理上确实存在着昼夜阴阳消长节律。

地理环境的不同，由于气候、土质和水质的不同，对人体也会产生不同的影响，如东南地势平坦，气候温暖潮湿，人体腠理较疏松，体格多瘦弱；西北海拔较高，气候寒冷干燥，人体腠理较致密，体格多壮实。现代群体体质调查也表明，南北方、高、低纬度之间，人群的体质存在着明显差异，故有"一方水土养一方人"之说。一旦易地而居，许多人便会感到不适应，有的会因此而生病，习惯上称"水土不服"。但经过一段时间，大多数人是能够适应的。人对生存环境

的适应不是消极的、被动的，而是积极的、主动的，能利用自然为人类服务。

（2）自然环境对人体病理的影响　在四时气候的变化中，随着季节的不同，常可发生一些季节性的多发病，或时令性的流行病。一般来说，春季多风病，夏季多暑病，长夏季节多发泄泻，秋季多发燥病，冬季则多发寒病。还有些年老体弱或慢性病患者，因适应能力差，往往在气候剧变或季节交替之际而导致旧病复发或病情加重。

在一天之内，由于昼夜的阴阳消长变化，对病情的发展亦有一定的影响。一般疾病，大多是白天病情较轻，夜晚较重。这是由于早晨、中午、黄昏、夜半，人体的阳气存在着生、长、收、藏的变化，因而病情亦随之而有旦慧、昼安、夕加、夜甚的变化。

（3）自然环境对诊断防治的影响　中医学要求在临床诊断疾病时，必须运用四诊方法，把疾病的原因、部位、性质，结合四时气候、地方水土、生活习惯、性情好恶、体质强弱、年龄性别、职业特点等，综合研究，才能做出正确的诊断结论。

中医学在养生防病中，要顺应四时气候变化的规律，"法于四时""四气调神""春夏养阳，秋冬养阴"，与自然环境保持协调统一，使精神内守，形体强壮。在气候变化剧烈或急骤时，要"虚邪贼风，避之有时"，防止病邪侵犯人体而发病。在治疗疾病时，要做到"必先岁气，无伐天和"，充分了解气候变化的规律，并根据不同的气候和地理特点来考虑治疗用药。

2. 人和社会环境的统一性　人生活在错综复杂的社会环境中，不可避免地会受到社会政治、经济、文化、法律、生活方式、人

际关系等多方面因素的干扰。社会的变迁、安定与动荡，以及个人地位的转换、经济条件的变化等，都直接或间接地影响着人体的健康与疾病。因此，中医学非常重视人与社会环境的和谐统一。

（1）社会环境对人体生理的影响　一般来说，良好的社会环境、有力的社会支持、融洽的人际关系，可使人精神振奋，勇于进取，有利于身心健康；而不利的社会环境，可使人精神压抑，或紧张、恐惧，从而影响心身机能，危害心身健康。政治、经济地位较高，易使人骄傲、霸道、目空一切；较低者则使人产生自卑心理和颓丧情绪，从而影响人体脏腑机能和气血的流通。

（2）社会环境对人体病理的影响　社会地位、经济状况的剧烈变化，突发事件的产生，常可导致人的精神、情志的不稳定，从而影响人体脏腑精气的机能而导致某些身心疾病的发生，也可常使某些原发疾病如胸痹心痛、眩晕、肝病、中风、消渴等恶化，甚至死亡。因此，社会安定，人的生活有规律，抵抗力强，人们生病较少较轻，寿命也较长；社会动乱，人的生活不规律，抵抗力下降，各种疾病都容易发生，人们生病较多较重，死亡率也高。

（3）社会环境与疾病防治的关系　由于社会环境的改变主要通过影响人体的精神情志而对人体产生影响，因此预防和治疗疾病时，必须充分考虑到社会因素对人体心身机能的影响，创造良好的社会氛围，维持心身健康，促进疾病向好的方向转化。

二、辨证论治

辨证论治，是中医学认识疾病和治疗疾病的基本原则，包括辨证和论治两个阶段，辨证是论治的依据和前提，论治是检验辨证正确与否的手段和方法。辨证论治，主要在于分析和辨别证候，确定治疗原则和方法，是理论和实践紧密结合的集中体现。

（一）病、症、证的区别及联系

1.病、症、证的区别　病，即疾病。指致病邪气作用于人体，人体正气与之抗争而引起机体的阴阳失调、脏腑组织损伤、生理功能障碍的生命异常过程。疾病是有一定的病因、发病形式、病机、发展规律和转归的一种完整的过程。具体表现为若干特定的症状、体征，以及疾病某阶段的相应的证。如感冒、痢疾、疟疾、麻疹、哮喘和中风等都属于疾病。

症，即症状和体征的总称，是疾病过程中表现出的个别、孤立的现象，可以是病人异常的主观感觉或行为表现，如恶寒发热、恶心呕吐、烦躁易怒等症状，也可以是医生检查病人时发现的异常征象，如舌苔、脉象等体征。症是疾病的现象而不是本质。

证，是疾病过程中一定阶段的病因、病位、病性、病势及邪正关系等的综合反应状态。一般有一组相对固定的、有内在联系的、能揭示疾病某一阶段或某一类型病理本质的症状和体征构成。证能够动态反映疾病的阶段性本质，因而它比疾病和症状能更全面、正确的揭示疾病的本质，中医学将其作为确定治法、处方遣药的依据。如风寒表证、心血虚证、肝阳上亢证等都属于证的范畴。

2.病、症、证的联系　病、症、证三者既有区别又有联系，均统一体现于病理变化之中。病是正邪斗争、阴阳失调的连续的全过程；证则是疾病某阶段的病理变化本质的反应；而症状仅仅是疾病过程中的个别表象，是构成病和证的基本要素。证，通常以临床可被观察到的症状体征方式表现，但证又能将症状与疾病有机地联系起来，从而能够揭示症状与疾病之间的内在联系，有益于对疾病过程及其病变本质的深入认识与把握。

（二）辨证论治及其临床应用

1. 辨证论治的含义　辨证论治是中医学诊治疾病的基本理论与思维方法。根据中医理论，分析四诊获得的临床资料，明确病变的本质，拟定治则治法。

所谓辨证，是在认识疾病的过程中确定证候的思维和实践过程，即将四诊（望、闻、问、切）所收集的资料，包括症状和体征，运用中医学理论进行分析、综合，辨清疾病的原因、性质、部位，以及邪正之间的关系，概括、判断为某种性质的证候的过程。论治，则是在辨证思维得出证候诊断基础上，确定相应的治则和治法，选择适当的治疗手段和方法来处理疾病的思维和实践过程。通过辨证论治的实际效果，可以检验辨证论治的正确与否。辨证论治的过程，就是认识疾病和解决疾病的过程，辨证与论治是中医诊治疾病过程中相互联系不可分割的两个方面，是理论和实践相结合的体现，是指导中医临床理法方药具体运用的基本原则。

2. 辨证与辨病的关系　辨证与辨病，都是认识疾病的思维过程。辨证是对证候种类的分析和辨认，辨病是对疾病种类的分析和辨认。辨病是为了从邪正斗争的角度把握疾病的总体规律；辨证是为了辨别在特定时空条件下疾病的病理本质，即确定证型，从而根据证候来确立治法，据法处方以治疗疾病。

辨证论治在临床中的运用是体现出能够辨证地看待病与证的关系。既注意到一种病可出现多种证候，又考虑到不同的病也可出现相同性质的证候，因而在诊治疾病时就有"同病异治"和"异病同治"两种方法。

同病异治，是指同一疾病，由于发病的时间、地域不同，或处于疾病的不同阶段，或患者的体质差异，可出现不同的证候，因而治法就不一样。以感冒病为例，感冒可表现为风寒、风热、风燥、气虚等不同的证候，所以就有辛温解表、辛凉解表、辛润解表、益气解表等相应的治法。又如在麻疹发病初期，麻疹未透，治宜发表透疹；疾病中期肺热壅盛，则常须清解肺热；疾病后期则多为余热未尽，肺胃阴伤，则又须以养阴清热为主。

异病同治，是指不同的疾病，在其发展过程中，由于出现了相同的病机和相同的证，因而也可采用相同的方法治疗。如久痢脱肛、子宫下垂是不同的病，但如果均表现为中气下陷证候，就都可以用补气升提的方法进行治疗。如痢疾和黄疸，是两种不同的疾病，但在发展过程中都可以表现为湿热证或寒湿证，就都可以采用清利湿热或温化寒湿的方法来治疗。

中医学的辨证论治、辨病论治、辨症论治是同时存在的。临床上绝大多数的疾病，在辨病之后必须辨证才能辨清疾病复杂的病理本质，才能确定治则治法。对于比较简单的疾病，如某些皮肤科疾病，如湿疹、水痘，外科的肠痈，内科的疟疾、痢疾等，可用一方一药治疗，即辨病论治。有时也可以针对单个症状进行处理，即辨症论治。辨证论治是中医学治病方法的主流，辨病论治、辨症论治是对辨证论治的补充。

辨证论治的精神实质就是"证同治亦同，证异治亦异"，也就是说中医治病更注重的是证的异同，其次才是病的异同。要发扬中医学的辨证论治的特色，提高临床诊治水平，提高辨证的准确率，必须坚持辨病与辨证相结合的诊治思路。

总之，整体观念和辨证论治是中医临床诊治疾病过程中两个重要的思维方法和诊治原则，整体观念贯穿于诊治过程的始终，辨证论治则要求从整体出发，因此，整体观念和辨证论治就构成中医学理论体系两个最基本特点。

第四节　中医学的主要思维方法

中医学的思维方法，是中医学理论体系构建过程中的理性认识的方法学体系，借助于语言、概念、判断、推理等思维形式反映人体内外的本质联系及其规律性，对中医学理论体系的构建起了决定性作用。在中医临床实践活动的基础上，以唯物论和辩证法思想为指导，通过取象比类、司外揣内、归纳演绎、试探反证的思维方法，运用阴阳五行理论说明人体脏腑组织的属性、生理功能和病理变化。因此，与西医思维方法有本质的不同。要学习好中医，必须掌握中医学的思维方法。

一、取象比类

取象比类，又称"援物比类"，是运用形象思维，根据被研究对象与已知对象在某些方面的相似或类同，通过对两者的比较和推论，认为在其他方面也有可能相似或类同，据此推导出被研究对象某些性状特点的思维方法。取象比类是中医学认识人体生理、病理现象以及诊断、治疗中的重要思维方法。

中医学从整体观念出发，根据自然界的"宇宙大天地"和"气一元论"的思想比类人体，说明人体是"小宇宙、小天地"，气的升降聚散运动变化是人的生命活动特征，所维系一旦气的运动停止，人体的生命活动也就终止了。用阴阳学说类比人体，认识到人的生命活动正常与否，不但与人体内的阴阳运动平衡状态有关，而且与自然界中阴阳的运动平衡状态也有密切联系。用五行学说比类人体，说明五脏分别具有木火土金水的特性和功能，五脏之间存在生克乘侮的生理病理联系，形成了极具特色的中医五脏生理病理系统。如木性曲直、舒畅条达、具有生发的特性，而肝脏具有喜柔顺条达而恶抑郁的特性，具有疏泄功能。在生理上，肝木疏脾土，能够促进脾土运化，在病理上，肝气亢逆则横犯脾土，导致脾失健运。中医学把人体疾病过程中表现出来的症状和体征与自然界中的某些事物和现象进行类比推理，形成了独具特色的病因理论。如风具有轻扬开泄、善动不居的特性，人体的病理变化中出现的肢体关节游走性疼痛、皮肤瘙痒无定处、汗出恶风、抽搐震颤等，皆属风邪为患，治疗时应采用祛风的方法。此外，中医学还运用类比思维创造了不少治疗方法。如中医在治疗火热上炎时，采用"釜底抽薪法"；治疗津液不足的便秘采用"增液行舟"法；治疗小便不利而致水肿的"提壶揭盖"法。

二、司外揣内

司外揣内，又称"以表知里"，是通过观察事物的外在表象，以揣测、分析和判断事物内在状况和变化的一种思维方法。《灵枢·外揣》说："五音不彰，五色不明，五脏波荡，若是则内外相袭，若鼓之应桴，响之应声，影之似形。故远者，司外揣内；近者，司内揣外。"司外揣内是中医学认识藏象和诊断疾病的主要方法。

《孟子·告子下》说："有诸内必形诸外。"说明事物内在的本质和外在的现象是相一致的，本质决定现象，人们可以通过现象来探究事物本质。古代医家将这一哲学观点应用于医学，认为象与脏如"影之似形"，形影不离，人体内部脏腑的生理功能、病理变化必然表现于外，因此通过对人体外在的现象观察，就能测知人体内部的生理、病理状况。如心主血脉，藏神，其华在面，开窍于舌。因此，通过人体外在的面色和表情、舌色、脉象、胸部感觉变化，可判断心功能是否正常。中医诊断疾病也是一个以象揣脏、以象测脏、以象定脏的过程。正如《灵枢·本脏》所说："视其外应，以知其内脏，则知所病矣。"临床上，通过望、闻、问、切四诊收集症状和体征属于"司外"过程，而对四诊资料进行辨识，以探求病因病机，确立证候，就是"揣内"过程。如临床上出现两目干涩、指甲淡白、粗糙、甚则反甲，依据"肝藏血，开窍于目，其华在爪"理论，可以知道是肝血不足的表现。

三、归纳演绎

归纳，又称"归纳推理"，是指从个别、特殊的认识或规律到一般和普遍结论或规律

的思维过程。归纳法主要用于科学理论的发现，很多中医学理论的形成都是归纳总结的结果。中医学对于自然界复杂多样的事物以及人体解剖、生理、心理、病理等认识，纳入到木、火、土、金、水五行系统之中，有利于人们推理、判断、发现和创新。五行学说以五行为核心，向人体的外部自然界环境延伸，联系五方、五季、五气、五化、五色、五味等，又沿着人体内环境深入，联系五脏、六腑、五体、五官、五液、五脉、五志等，构成了人与自然界相互统一的包含横向和纵向联系五行系统。在进行归纳推理的过程中，首先有了关于五行、五脏等个别和特殊知识为前提，再进行比较、分类、分析、综合和概括，最后推导出关于人体生命的一般原理和五行规律。此外，中医学对六淫的性质和致病特点的认识也是科学归纳的结果。

演绎，又称"演绎推理"，是指由一般性知识的前提推出特殊性或个别性知识结论的推理。在中医学中，演绎推理是医学理论体系的构建，阐释机体生命活动规律，诊断疾病和确定治疗所采用的一种方法。阴阳学说以其属性和对立统一关系，从自然界昼夜阴阳来推论人体脏腑阴阳变化。五行学说则把已知的五行属性作为推理的一般性前提，根据五脏与五行的对应关系和五脏与六腑、五体、五志、五脉等联系，从而推导出六腑、五体、五官、五志、五脉、五气、五季等的归属。如已知肝属木（大前提），由于肝合胆、主筋、其华在爪、开窍于目（小前提），因此可推演络绎胆、筋、爪、目皆属于木；同理，心属火，则小肠、脉、面、舌与心相关，故亦属于火；脾属土，胃、肌

肉、唇、口与脾相关，故亦属于土；肺属金，大肠、皮肤、毛发、鼻与肺相关，故亦属于金；肾属水，膀胱、骨、发、耳、二阴与肾相关，故亦属于水。在诊治方面，根据主疏泄的原理演绎推理，中医学便得出肝气具有促进人体气的运动疏通畅达，发散于内外的功能，当肝气疏泄正常，则全身气血流通，情志舒畅；若肝气疏泄功能障碍，则人体气血运行不畅，可发生气郁、气滞或气结等病变，此时亦应以疏肝解郁为法，选用柴胡疏肝散疏肝理气，或选针灸、推拿疏肝理气，亦多能收到良好的效果。

中医临床实践中，从望闻问切到辨证论治，其实就是归纳和演绎相统一的辩证思维过程。

四、试探反证

试探，是指根据对研究对象的观察分析，做出初步判断并采取相应措施，然后再根据反馈信息做出适当调整，建立正确的应对方案的一种逐步深入接近实质的思维方法。反证，是指从结果来追溯或推测原因并加以证实的一种逆向的思维方法。试探和反证既有联系亦有所区别，其相同点是从结果来反推其原因；其不同点是试探要求事先需要采取一定的措施，以引起反应，反证则无此环节。试探与反证这两种思维方法，在中医学理论的形成和发展中，具有不可忽视的作用和地位，这与现代科学研究中的实验预测和临床试验验证有相近之处。

试探和反证法在中医临床实践中有广泛应用。如张介宾在其所著《景岳全书·传忠录》中曾指出："若疑其为虚，意欲用补而未决，则以轻浅消导之剂，纯用数味，先以探之。消而不投，即知为真虚矣。疑其为实，意欲用攻而未决，则用甘温纯补之剂，轻用数味，先以探之。补而觉滞，既知其有实邪也。假寒者略温之，必见烦躁；假热者略寒之，必加呕恶；探得其情，意自定矣。"此是就寒热虚实进行试探而言。这些见解，不仅说明试探法在中医临床实践中的重要性，而且还体现了中医反复实践和验证的科学精神。

中医学认识病因的"审证求因"，即是典型的反证法，通过对症状和体征的认真分析和辨别，从结果出发去追溯和反推病因，如患者表现胸胁、乳房、少腹胀痛，善叹息，月经不调等症状者，是由于肝气郁结，气机不畅所致，胸胁、乳房、少腹为肝经经脉循行之处，故推导致病之因可能与情志抑郁或郁怒有关，并可以根据运用疏肝解郁法的效果，来反证或修正原先的推论。反证法除用于认识病因外，其在基础理论的形成和发展，以及指导临床处方用药等方面仍起着积极的作用，特别是在认识复杂的事物或现象时，仍具有一定的意义。

中医学除运用以上主要思维方法外，还强调在整体观念指导下的辨证思维、中和思维、功能联系等思维方法，强调事物间的相互联系，侧重于对人体的动态观察，亦是中医学认知过程中的方法论特点，也应有所认识。

第五节　中医基础理论课程的主要内容

中医基础理论课程，是关于中医学的基本概念、基本知识、基本原理和基本规律的科学知识体系。主要内容包括：阴阳五行学说、藏象学说、精气血津液学说、经络学说、体质学说、病因学说、病机学说及防治原则等，可分为中医学的哲学基础、中医学对人体生理的认识、中医学对疾病及其防治的认识三部分。

一、中医学的哲学基础

中医学的哲学基础，主要包括气、阴阳、五行三个重要的哲学范畴。气学说强调"一元论"，就是物质世界的本源只有一个"气"，由气的运动变化而形成一切事物和现象的发生、发展和变化。

阴阳学说强调"二分论"，认为气可分阴阳二气；气聚合所成的具体物质或现象之间或事物现象的内部也具有阴阳两个方面，这两个方面存在着相互对立制约、互根互用、消长、转化等运动规律和形式。阴阳学说是中国古代朴素的对立统一理论，仍是一元和合的哲学观。这和西方二元分立的哲学观不一样，因为阴阳二元均来自于一气，不仅仅是对立，还要和谐、统一，中医建立的人体健康观念就是阴阳平衡、和合。

五行学说强调的是"系统论"，以"五"为基数，用木、火、土、金、水这种基本物质来阐释事物之间生克制化的相互关系，认为宇宙万物可在不同层次上分为木、火、土、金、水五类，自然界一切事物或现象的发展变化都是这五种物质不断运动和相互作用的结果。中医学以五行学说解释人体，构筑了以五脏为中心的五个生理病理系统，并阐释它们之间的相互关系及其与自然环境的密切联系。阴阳学说和五行学说对世界本源的认识从属于气学说"一元论"。

二、中医学对人体生理的认识

藏象学说，是关于人体脏腑的生理功能、病理变化及其相互关系的理论，是中医学理论体系的核心。主要阐释五脏、六腑和奇恒之腑的形态、生理功能、生理特性、与形体官窍的关系及脏腑之间的相互关系。

精气血津液学说，主要阐释精、气、血、津液的概念、来源、分布、功能、代谢、相互关系及其与脏腑之间的关系。

经络学说，是关于经络的生理功能、病理变化及其与脏腑相互关系的理论。主要介绍经络的概念、经络系统的组成、十二经脉及奇经八脉等的循行与功能、经络的生理功能和应用等。

体质学说，是关于人类个体体质差异的理论。主要介绍体质的概念、影响体质的因素、正常体质的特征、体质理论的应用等。

三、中医学对疾病及其防治的认识

病因学说，主要阐述各种致病因素的性质和致病特点。主要介绍六淫、疠气、七情内伤、饮食失宜、劳逸失度、病理产物（痰饮、瘀血、毒邪、结石）等致病因素。

病机学说，是关于疾病的发生、发展变化和转归机制的理论。主要阐述正气与邪气在发病中的作用及各种发病类型；邪正盛衰、阴阳失调、精气血津液失常、内生五邪等基本病机，以及疾病的传变形式和规律。

防治原则，是关于疾病的预防和治疗的思想和原则。主要介绍治未病的预防思想及其与养生的关系，阐述治病求本的治疗思想和正治反治、标本缓急、扶正祛邪、调整阴阳、调理气血、三因制宜等治疗原则。

上述内容，是中医学理论体系的重要组

成部分，它们来源于实践，又转过来指导医疗实践，是学习中医学临床各学科的基础，是登堂入室、探索中医学伟大宝库的阶梯。所以必须认真学习，切实掌握。

本课程属于中医学和中西医结合医学的专业基础课。通过对该课程的学习，要求学生掌握本课程中有关中医学的基本理论、基本知识和基本思维方法，为继续学习中医诊断学、中药学、方剂学、中医经典著作和临床各科打好基础。

学习中医学，要充分认识学习基础理论的重要性，即为继承发扬祖国医药学遗产，振兴我国的中医药事业，以更好地为中国人民和世界人民的保健事业服务。学习中要注意理论联系实际，培养浓厚的学习兴趣，还要注重学习能力的培养，掌握中医学思维方式，掌握中医学的学习规律。

中医学与西医学是两个不同的医学理论体系，在认知方法和思维方式上有本质的区别。因此，在学习过程中，要切实掌握中医学的特点，以科学的态度看待两者的关系，既要联系现代医学科学知识，又不能生搬硬套；既要分清两个医学理论体系，又不能把它们对立起来，简单地不加分析地肯定一方面或否定一方面。

【思维训练】

1. 中医理论体系的形成基础有哪些？

2. 说说在中医理论形成和发展的不同时期，传统文化对中医学的形成和发展的影响和作用。

3. 具体谈谈中医是如何认识人体是一个有机的整体的？

4. 联系生活实践，体会病和证的不同，正确理解辨证和辨病的关系。

5. 中医有哪些主要的思维方法？

【参考文献】

1. 何裕民，张晔. 走出巫术丛林的中医 [M]. 上海：文汇出版社，1994.

2. 冯友兰. 中国哲学简史 [M]. 北京：新世界出版社，2004.

3. 程雅君. 从"三教合一"到"三流合一"——中医哲学发展史观 [J]. 云南社会科学，2010，（1）：107-111.

4. 王庆宪. 中医学是中华传统文化的优秀代表 [N]. 中国中医药报，2006-12-20（5）.

5. 张其成. 新安医学文化的当代意义. 中国中医药报 [N]，2008-6-26（8）.

第一章

阴阳五行——中医学的古代哲学思维

【学习引导】

你知道阴阳、五行吗？阴阳学说、五行学说与中医学有着怎样的联系？

阴阳学说、五行学说，是中国古代哲学对自然界事物或现象发生、发展、运动变化规律的认识论，也是中医学认识人体生命活动、维护健康与防治疾病的重要思维方法。

中医学运用阴阳五行学说，阐释人与自然、社会环境的关系、人体生命活动及其病理变化，并指导疾病诊断、防治和养生康复。

本章的主要内容是阴阳五行的基本概念、基本内容以及中医学的具体运用。重点掌握阴阳五行相关名词术语的概念；掌握阴阳对立制约、阴阳互根互用、阴阳消长平衡、阴阳相互转化、阴阳自和稳态的内涵、形式和意义，五行相生、相克、生克制化之正常规律与相乘、相侮、母子相及之异常关系；熟悉阴阳五行学说对中医理论和实践的运用。学习方法主要是加强对中国传统文化特别是中国古代哲学的认识，从中医学的思维方法深刻理解阴阳五行学说。

【名词术语】

阴阳　阴阳对立制约　阴阳互根互用　阴阳消长平衡　阴阳相互转化　阴阳自和稳态　五行　五行相生　五行相克　五行制化　五行相乘　五行相侮　母子相及　补母泻子　滋水涵木　益火补土　培土生金　金水相生　抑强扶弱　抑木扶土　培土制水　佐金平木　泻南补北

第一节　阴阳学说

阴阳学说属于中国古代哲学范畴，其核心是对立统一的辩证观。阴阳学说认为，物质世界以气为本原，气有阴阳之分，事物和现象通过阴阳二气的相互交感而产生，又在阴阳二气的对立、互根、消长、转化等相互作用下不断地发展和变化。

中医学的阴阳学说，是在中国古代哲学基础上建立起来的认识论和思维方法，对于中医理论体系的构建具有重要指导作用。中医学的阴阳学说，注重研究阴阳对立统一、消长转化、相反相成的关系，贯穿于自然与人体等一切事物之中，是人体生理和病理发生、发展、变化的根源及规律。

一、阴阳的概念
（一）阴阳的概念与属性

阴阳，是事物普遍存在的相互对立又相互关联的两种属性，阴阳相反、相成是事物发生、发展、变化的规律和根源。

阴阳的发生，源自中国古代先民的自然观，从日光向背，引申为天地、上下、寒热等，到"观象授时"，观测日月星辰的运行，掌握其规律，以审知季节气候变化，便于农事活动。

阴阳最早的文字记载见于殷商时期的甲骨文，有"阳日""晦月"等字样。《说文解字》则以"暗"解释阴，以"明"解释阳。

阴阳的符号最早见于《周易》，用"– –""—"来表示阴阳，并作为古代哲学辩证思维的代表，深刻地说明宇宙和人类社会的各种事物生成和变化的基本原理。《周易》的基本原理为"一阴一阳之谓道"。宇宙间的一切事物或者事物内部都包含着相互对立的阴阳两个方面，由于阴阳之间对立统一的不断运动，推动了事物的发生、发展和演变。因此，阴阳是宇宙万物新生、发展、消亡等运动变化的规律、纲领和内在动力。

大约在公元10世纪以后，逐渐采用"太极图"以表示阴阳及其相互关系。太极是中国古代哲学术语，意为派生万物的本原。太极图以黑白两个鱼形纹组成的圆形图案，形象化表示阴阳对立、互根、消长、转化的关系，体现出一切事物或现象具有辩证、运动、圆融的特征和规律。（图1-1）

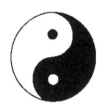

图1-1　太极图

（二）阴阳的属性

阴阳既可以代表相互关联而性质相反的两种事物或现象，也可以说明同一事物内部相互对立的两个方面。阴阳表示着宇宙间一切事物和现象的对立统一关系，用二分法的思想说明事物和现象的发生、发展与变化。故明·张介宾《类经·阴阳类》说："道者，阴阳之理也。阴阳者，一分为二也。"

1. 阴阳属性的划分　阴阳是宇宙万物普遍存在的相互关联、相互对立的两种属性。如"阳化气，阴成形"，阳主气化，动而发散，事物从有形到无形的变化属阳；阴主成形，静而凝聚，事物从无形到有形的变化属阴。

事物阴阳属性的绝对性，主要表现在其属阴或属阳的不可变性，即在一定的时间、空间、环境、状态的前提下，对具体事物和现象的属性有着比较明确的规定。

一般而言，凡是运动、前进、轻清、外向、左侧、上升、温热、鲜明、干燥等，属阳；相对静止、后退、重浊、内守、右侧、下降、寒冷、晦暗、湿润等，属阴。

寒热、动静、明暗是阴阳的标志性属性。水与火具备了寒热、动静、明暗的特性，故称为阴阳属性的标志性事物。《素问·阴阳应象大论》说："水火者，阴阳之征兆也。"中医学常用水指代阴，火指代阳。（表1-1）

表1-1　事物阴阳属性归类表

属性	空间（方位）			时间	季节	温度	湿度	重量	形状	亮度	事物运动状态			
阳	上	外	左	昼	春夏	温热	干燥	轻	清	明亮	上升	运动	兴奋	亢进
阴	下	内	右	夜	秋冬	寒凉	湿润	重	浊	晦暗	下降	静止	抑制	衰退

事物阴阳属性引入中医学，说明人体的结构与功能。如人体上部、体表，以及具有温煦、推动、兴奋、弥散、气化、升散等特性的事物及现象属阳；人体下部、体内，以及具有凉润、宁静、抑制、凝聚、滋润、沉降等特性的事物及现象属阴。

2. 阴阳属性的相对性 阴阳代表着事物和现象的属性，又具有相对性。阴阳属性的相对性体现在：

第一，相比较而分阴阳。例如，热属阳，寒属阴，则50℃与0℃比较，前者属阳而后者属阴；50℃与100℃比较，前者属阴而后者属阳。

第二，阴阳可分性。阴中有阳，阳中有阴，阴阳中复有阴阳。自然界中对立统一的事物可概括为阴阳两个方面，而阴或阳的任何一方，还可以再分阴阳。例如，昼为阳，而上午为阳中之阳，下午为阳中之阴；夜为阴，而前半夜为阴中之阴，后半夜为阴中之阳。人体之内，五脏为阴，心、肺居于胸膈之上，为阴中之阳；肝、脾、肾位居胸膈之下，为阴中之阴。每脏又有阴阳之分，如心有心阴、心阳，肾有肾阴、肾阳等。

第三，阴阳相互转化性。在一定条件下，阴阳属性可以相互转化。例如，在北半球，南方向阳，北方背阴；而南半球，北方向阳，南方背阴；故南阳、北阴的属性也是相对的。

（三）阴阳的模式

1. 阴阳二分模式 阴阳属性的二分模式，即阴中分阴阳、阳中分阴阳。见于《周易·系辞上》："易有太极，是生两仪，两仪生四象，四象生八卦"，以阴阳属性的二分法说明两仪、四象、八卦的生成。两仪，即阴阳；四象，即太阳、少阴、太阴、少阳；八卦，每卦皆由阳爻、阴爻组合而成，即乾、坤、震、巽、坎、离、艮、兑。伏羲八卦，又称先天八卦，以乾卦象天，坤卦象地，兑卦象泽，离卦象火，震卦象雷，巽卦象风，坎卦象水，艮卦象山，具有阴阳相对的特点。如《易传·说卦传》："天地定位，山泽通气，雷风相薄，水火不相射。文王八卦，又称后天八卦，合于五行，乾、兑为金，坤、艮为土，震、巽为木，坎为水，离为火。两两八卦上下相合，形成六十四卦。主要用于解析自然以及社会的事物、现象变化的规律和趋势。中医学则用来解释生命活动变化、疾病发生发展过程以及预防治疗原则和措施。（图1-2、1-3）

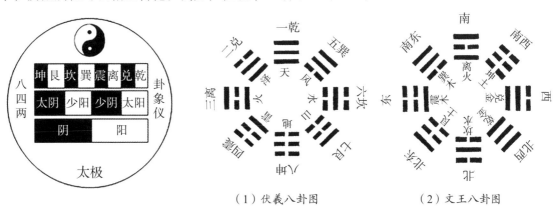

图1-2 阴阳二分模式图

（1）伏羲八卦图　　（2）文王八卦图

图1-3 八卦图

（2）阴阳三分模式　阴阳属性的三分模式，是将阴分为三阴：一阴厥阴、二阴少阴、三阴太阴；阳分为三阳：一阳少阳、二阳阳明、三阳太阳。三分模式是受到"三才"（天、地、人）学说的影响，如《易传·说卦传》："兼三才而两之，故《易》六画而成卦。分阴分阳，迭用柔刚，故《易》六位而成章。"中医学主要用以标示经脉的阴阳属性，说明病理变化规律，阐释伤寒六经辨证体系。

二、阴阳学说的基本内容

（一）阴阳对立制约

阴阳对立制约，是指阴阳之间具有相反相斥、相互制约的关系，主要体现在相反相成的固有属性。阴阳对立制约的形式，在于阴阳之间的"一分为二"，通过相互斗争、相互抑制而发挥作用。

日月、天地、上下、升降、动静、出入、寒热等，皆可体现出阴阳对立关系，皆具有相互制约形式。例如，自然界春夏为阳，秋冬为阴。由冬至春，阳气渐盛，制约阴气，气候由寒转温；由夏至秋，阴气渐盛，制约阳气，气候由热转凉。

阴阳对立制约的意义，在于防止阴阳的任何一方不至于亢盛为害，以维持阴阳之间的协调平衡。阴阳双方始终处于矛盾运动之中，在一定的限度内，由于阴阳双方互相制约和互相排斥的作用，才能够使阴阳的任何一方既无太过，也无不及，从而实现事物和现象内部及其相互之间的动态平衡，才能生生不息。

阴阳对立制约关系失常，阴阳双方的相互排斥、相互制约的作用发生改变，就会出现阴阳之间的平衡失调。若一方过于强盛，则会对另一方过度抑制而导致对方的不足；若一方过于虚弱，则会对另一方抑制不足而导致对方的相对偏亢。一旦阴阳之间对立制约的关系失调，事物的平衡状态就被破坏，在自然界就会出现气候异常、生态失衡等现象；人体就会发生阴阳偏盛偏衰的疾病。

（二）阴阳互根互用

阴阳互根互用，是指阴阳相互依存，互为根本的关系，主要体现在相辅相成的固有属性。阴阳互根互用的形式，包括阴阳互藏、阴阳互生等方面。

1. 阴阳互藏　阴阳互藏，即阴中有阳，阳中有阴。阴阳双方不仅对立制约，而且又互相渗透、互相蕴涵，任何一方都包含着相对立的另一方。例如，天属阳，地属阴。"地气上为云，天气下为雨"，天为地气升腾所形成，阳中蕴涵有阴；地乃天气下降所形成，则阴中蕴涵有阳。人体生命物质中，气属阳，血和津液等属阴。营气行于脉中，化生血液，为阳中之阴；津的流动性较大，主要分布皮肤、肌肉、孔窍，为阴中之阳。血中有气，气中有血，气血之间相互蕴藏。

2. 阴阳互生　阴阳互生，即阴生于阳，阳生于阴。由于阴阳互相依存、互相蕴涵，因此又可以互相资生、互相促进。例如，气属阳，血属阴，气能生血，血能生气。在异常情况下，无阴则阳无以生，无阳则阴无以化。

阴阳互根互用的意义，在于阴阳始终处于统一体之中，每一方都以对方的存在作为自身存在的前提和条件，任何一方都不能脱离对方而单独存在。例如，春夏为阳，秋冬为阴，没有春夏，就无所谓秋冬；没有秋冬，就无所谓春夏。寒为阴，热为阳，没有寒，就无所谓热；反之亦然。阴不可无阳，阳不可无阴，阴阳双方密不可分。

阴阳互根互用的关系遭到破坏，人体就会发生疾病。如果阴或阳的某一方虚损，日久可以导致对方的不足，就会形成"阴损及阳"或"阳损及阴"的阴阳互损的病变。当阴阳之间不能相互依存而分离决裂时，导致有阴无阳或有阳无阴，"孤阴不生，独阳不长"，则"阴阳离决，精气乃竭"。

（三）阴阳消长平衡

阴阳消长平衡，是指阴阳存在着始终不断地增减盛衰的运动变化，在正常情况下保持相对的动态平衡状态。消长，指消减、衰少；增加、盛长。

阴阳消长的形式，属于量变过程中进退、增减、盛衰的运动变化，包括互为消长和阴阳同消同长两方面。

1. 阴阳互为消长　形成阴阳互为消长的根据，在于阴阳对立制约的关系。阴阳的互为消长，包括此消彼长和此长彼消。此消彼长，即当某一方消减时，由于制约不及则对方因而增长，表现为阴消阳长或阳消阴长。此长彼消，即当某一方增长时，由于制约太过则对方因而消减，表现为阴长阳消或阳长阴消。

例如，季节气候的变换是自然界阴阳之气消长变化的结果。春夏为阳，秋冬为阴。从冬至春及夏，气候从寒冷逐渐转暖变热，为阳长阴消；由夏至秋及冬，气候由炎热逐渐转凉变寒，为阴长阳消。年节律的春夏秋冬、月节律的虚实盈亏、日节律的昼夜晨昏，皆是由于阴阳之气的消长变化而发生。"天人合一"，人体阴阳之气消长变化与自然界相一致，具有周期性的生理活动。

2. 阴阳同消同长　形成阴阳同消同长的根据，在于阴阳互根互用的关系。阴阳的同消同长，包括此长彼长和此消彼消。此长彼长，即当某一方增长时，由于相互资生加强则对方因而增长，表现为阴随阳长或阳随阴长。此消彼消，当某一方消减时，由于相互资生不及则对方因而消减，表现为阴随阳消或阳随阴消。

例如，在人体，气为阳，血为阴。在生理状态下，气能生血，血可养气，为阴随阳长或阳随阴长；在病理状态下，气虚可导致血虚，血虚亦可致气虚，为阴随阳消或阳随阴消；因此，临床治疗时，常用的补气生血、补血养气治法，即为此长彼长理论的具体运用。

阴阳消长平衡的意义，在于维持阴阳双方相对、动态的平衡状态。在一定的限度内，阴阳消长的运动变化，属于正常状态。例如，自然界的寒热温凉、人身的气血阴阳，始终处在阴阳消长不断地运动变化之中，消而不偏衰，长而不偏亢，维持在一定范围之内，保持相对的动态平衡，自然界体现在正常气候变化，人体则体现在正常的生命活动。因此，阴阳消长是绝对的，阴阳平衡是相对的，保持阴阳双方在消长运动过程中的动态平衡极其重要。

如果由于某种原因，导致阴阳消长平衡的运动变化失调，则属于异常状态。阴阳消长的运动变化出现太过或不及，相对的动态平衡被破坏，形成阴或阳的偏盛或偏衰，自然界就会出现气候异常变化，人体则引起病变。

（四）阴阳相互转化

阴阳相互转化，是指事物的阴阳属性在一定条件下，可以向其相反方面转化，即阴转化为阳，阳转化为阴。

阴阳相互转化的形式，属于质变过程中事物的运动变化，既可以表现为渐变的形式，又可以表现为突变的形式。一般而言，四季的寒暑交替，均属于逐渐演变的形式；但某些时候，也会出现夏季骤冷和冬季暴热的气候突然变化的情况。

阴阳互根是阴阳转化的内在根据。阴阳双方本身就存在着相互依存、相互蕴藏的内在联系，双方相互倚伏着向对立面转化的因素，因此，在一定条件下，就可能出现相互之间的转化。阴阳消长的量变过程是阴阳转化的质变过程的基础。

阴阳相互转化的意义，说明盛极而衰是事物发展变化的普遍规律，"极"就是促使阴阳转化所具备的一定条件。"物极必反"，如果量变过程发展到"极点"，就会出现质变。因此，阴阳的相互转化，一般都出现在事物消长运动变化的"物极"阶段。例如，夏至一阴生"热极生寒"，冬至一阳生"寒极生热"；天气"升已而降"，地气"降已而升"等。

（五）阴阳自和稳态

阴阳自和稳态，是指阴阳双方自动维持和自动恢复，达到和谐、协调、稳定的平衡状态的能力和趋势。对生命体来说，阴阳自和是生命体内的阴阳二气在生理状态下的自我协调和在病理状态下的自我恢复平衡的能力。和，中和，和谐。"贵和尚中"，是中国传统文化的重要观点。

阴阳自和稳态的形式，是阴阳双方内在的、自动地向和谐、协调、稳定的平衡状态发展的运动。阴阳双方具有相互制约、相互依存的固有属性，在此基础上，不断地处在消长和转化的运动变化之中，其内在动力是始终使阴阳双方维持着相对稳定的结构关系。

阴阳自和稳态的意义，在于通过阴阳的深层次运动变化规律，揭示事物和现象具有自动维持和恢复其协调平衡状态的能力和趋势，从而保证宇宙的协调平衡、自然界的生态平衡。

中医学运用阴阳自和的理论，阐明人体内的阴阳二气具有自身调节的能力和内在机制。对生命体来说，阴阳自和是生命体内的阴阳二气在生理状态下的自我协调、以及在病理状态下的自我恢复平衡的能力，从而促使病势向愈和机体健康恢复。

阴阳之间的关系及其运动规律并不是孤立的，而是彼此互相联系。阴阳对立互根，是阴阳最普遍的规律，说明了事物之间既相反又相成的关系，体现出事物或现象相互制约、相互依存的固有属性；阴阳消长和转化是阴阳运动变化的形式，阴阳消长是在阴阳对立制约、互根互用基础上表现出的量变过程，阴阳转化是在阴阳互根互用基础上表现出的质变过程，是阴阳消长的结果，表征事物总体属性的改变。阴阳自和则是突出表示双方维持和谐、协调、稳定的内在机制。

三、阴阳学说在中医学中的应用

中医学运用阴阳学说，以辩证思维指导对具体事物的认识，阐明生命的形体结构、生理功能、病理变化、临床诊断、疾病防治以及养生康复等，奠定了中医学理论的基础。

（一）说明人体的结构属性

"人生有形，不离阴阳"。中医学运用阴阳学说，以说明人体的组织结构。从人体部位而论，头为阳，足为阴；上半身为阳，下半身为阴；体表为阳，体内为阴；背部为阳，腹部为阴；四肢外侧为阳，内侧为阴。从脏腑而论，五脏为阴，六腑为阳；"阴阳中复有阴阳"故五脏之中，心、肺在上为阳，而心为阳中之阳，肺为阳中之阴；肝、脾、肾在下为阴；而肝为阴中之阳、脾为阴中之至阴、肾为阴中之阴。并且，每一脏之中又有阴阳之分，例如，心有心阴、心阳，肾有肾阴、肾阳，胃有胃阴、胃阳等。从经络而论，经脉为阴，络脉为阳；经脉又有阴经与阳经，络脉又有阴络与阳络。人体上下、左右、内外、表里、前后各形体结构，凡属相互关联又相互对立的部分，就可以用阴阳属性来标示。（表1-2）

表1-2　人体结构阴阳属性表

属性	形体					脏腑	经络
阳	头	上半身	体表	背	四肢	六腑	络脉
阴	足	下半身	体内	腹	脏腑	五脏	经脉
阳		四肢外侧				心肺	阳经　阳络
阴		四肢内侧				肝脾肾	阴经　阴络

（二）说明人体的生理功能

人体的正常生命活动，是阴阳动态平衡状态的结果。《素问·阴阳应象大论》："阴平阳秘，精神乃治。"高度概括了人体阴气平和，阳气固守，双方协调平衡的正常状态。

脏腑功能是人体的生命活动的核心，心、肝、脾、肺、肾等脏腑皆有阴、阳之气的不同，脏腑之阴气主宁静、滋养、抑制的功能，脏腑之阳气主推动、温煦、兴奋的功能。脏腑阴阳之气的动静、温润、兴奋与抑制的协调平衡，是人体生理功能正常的保证。

精、气、血、津液是构成人体和维持生命活动的基本物质。气属阳，精、血、津液属阴。"阴在内，阳之守也；阳在外，阴之使也"（《素问·阴阳应象大论》）。阴气主内，为阳气固守于外的物质基础；阳气主外，为精血津液生成、输布的动力。阴阳和谐，脏腑经络功能正常，气血运行有序，形肉血气相称，则人体保持健康状态。

健康，包括机体内部以及机体与环境之间的阴阳平衡，中医学称为"四时五脏阴阳"整体观，即中医学"天地人一体的时空观"。天地阴阳之气的消长转化，人体气血亦有相应的变化。例如，春夏阳气偏盛，气候温热，人体则面色微红、汗多而尿少、脉弦或洪；秋冬阴气偏盛，气候凉寒，人体则面色微白、汗少而尿多、脉浮涩或沉，以调节内外阴阳之气的平衡。"平旦人气生，日中阳气隆，日西阳气已虚，气门乃闭"（《素问·生气通天论》），说明昼夜人体阴阳之气顺应自然界阴阳之气消长变化的一般规律。

（三）阐释人体的病理变化

阴阳失调是疾病发生、发展、变化的基本病理变化机制。阴阳失调是指阴阳失去平衡协调的各种病理变化的统称，主要是阴阳失和、正邪相争的结果。正即正气，是人体正常功能活动的统称，即人体正常功能及所产生的各种维护健康的能力，包括自我调节能力、适应环境能力、抗邪防病能力和康复自愈能力等。正气有阴气、阳气之分。邪即邪气，是各种致病因素的统称。

1. 分析病因阴阳属性 中医学根据邪气的性质和致病特点，分析病因的阴阳属性。邪气之所生，或生于阴，或生于阳。六淫、疠气，属外感病因，病生于阳；情志失调、饮食居处、劳逸所伤，属内伤病因，病生于阴。阴阳之中复有阴阳，六淫之中，风、暑、火（热）为阳邪，而寒、湿为阴邪。

2. 分析病机变化规律 阴阳失调的病理变化包括阴阳偏盛、阴阳偏衰、阴阳互损、阴阳格拒、阴阳转化、阴阳亡失等。其中，阴阳偏盛、阴阳偏衰为基本病理变化。

（1）阴阳偏盛 是指阴邪或阳邪侵袭机体，形成以邪气盛为主的病理变化，属于"邪气盛则实"的病机。阴阳偏胜，包括阴偏胜、阳偏胜，即阴盛、阳盛。

根据阴阳对立制约原理，阴盛即"阴长阳消"，阳盛即"阳长阴消"。阴长、阳长，是阴或阳超过正常限度；阳消、阴消，是相对的阳或阴一方被制约而消减，但并未低于正常水平。

阴邪以寒、静、湿为特点，阴邪亢盛，侵犯人体，导致"阴盛则寒"，临床表现为实寒证。阳邪以热、动、燥为特点，阳邪亢盛，侵犯人体，导致"阳盛则热"，临床表现为实热证。

（2）阴阳偏衰 是指机体的阴或阳气不足任何一方亏虚的病理变化，属于"精气夺则虚"的虚性病机。阴阳偏衰包括阴偏衰、阳偏衰，即阴虚、阳虚。

根据阴阳对立制约原理，阴虚即"阴消阳长"，阳虚即"阳消阴长"。阳消、阴消，是阳或阴一方低于正常限度；阴长、阳长，是相对的阴或阳由于失于制约而偏亢，但并未超过正常水平。

阳气不足，推动、温煦功能减弱；阳不制阴，阴相对偏盛，导致"阳虚则寒"，临床表现为虚寒证。阴液不足，宁静、滋润功能减弱；阴不制阳，阳相对偏盛，导致"阴虚则热"，临床表现为虚热证。

（3）阴阳盛衰的变化 阴阳偏盛、阴阳偏衰的发展、变化，可以导致更为复杂的病理变化：

阴阳互损：阴损及阳，或阳损及阴，根据阴阳互根互用的原理，"阳消阴亦消，阴消阳亦消"，机体的阴阳任何一方虚损到一定程度，必然导致另一方的不足，从而出现阴阳互损的病理变化，临床表现为阴阳两虚证。

阴阳格拒：阴或阳一方偏盛至极，或偏衰至极，可导致阴阳互根的关系被破坏，出现阴阳相互排斥，而将另一方格拒于外，就会出现阴阳格拒的病理变化。

阴阳转化：阴阳偏盛、偏衰的病理变化可以在一定的条件下，各自向相反的方向转化，阳证可以转化为阴证，阴证可以转化为阳证，则出现阴阳转化的病理变化。

阴阳亡失：阴阳偏衰、阴阳互损的结果，阴液枯涸，阳气衰败，人体功能衰竭，则"阴阳离决，精气乃绝"，出现阴阳亡失、生命垂危的病理变化。

（四）指导疾病的诊断

中医诊断疾病的过程，包括诊察疾病和辨别证候两个方面。故《素问·阴阳应象大论》说："善诊者，察色按脉，先别阴阳。"

1.诊察疾病　中医学诊察疾病的方法，称为"四诊"，即望、闻、问、切。"四诊"纲要在于辨别阴阳，如望诊之望色，以色黄、赤为阳；青、白、黑为阴；色泽鲜明者为阳；晦暗者为阴。闻诊之听声音，以语声高亢洪亮、呼吸气粗为阳；语声低微无力、呼吸气弱为阴。问诊之症状，发热、口渴喜冷为阳；畏寒、口不渴为阴。切诊之脉象，以浮、数、洪、滑为阳，沉、迟、细、涩为阴等。一般而言，属于阳者，多病情轻浅，预后较好；属于阴者，多病情深重，预后不良。（表1-3）

表1-3　中医学四诊辨别阴阳简表

四诊	望诊		闻诊	问诊	切诊
阳	色黄、赤	鲜明	语声高亢洪亮、呼吸气粗	壮热、口渴	浮、数、洪、滑
阴	色青、白、黑	晦暗	语声低微无力、呼吸气弱	畏寒、口不渴	沉、迟、细、涩

2.辨别证候　中医学诊断疾病，重在辨证。辨证方法很多，常用有八纲辨证、脏腑辨证等。八纲辨证中，表证、热证、实证为阳；里证、寒证、虚证为阴。脏腑辨证中，五脏多有气血阴阳之虚，例如，心病有心气虚证、心血虚证、心阳虚证、心阴虚证；肝病有肝气虚证、肝血虚证、肝阳虚证、肝阴虚证等。

（五）指导疾病的防治

1.养生防病　《素问·上古天真论》阐述养生防病的原则，谓之"法于阴阳"，其中，从整体观念出发，天人相应，顺应自然，至关重要。养生防病的原则之一是"春夏养阳，秋冬养阴"，因自然界春季阳生，尚有风寒为患，故应注意御寒保暖，以养人体之阳；夏暑阳盛，炎热耗气，或喜冷饮则易伤阳，故应避暑热以防伤气，切忌过食冷饮以防伤阳。秋季多燥，易伤阴液，故饮食药物宜服润燥生津之品以养阴；冬时寒盛，多食肥甘易生内热伤阴，故饮食当清淡，宜服用滋阴之品，以养人体之阴。从而，保持机体内部以及机体内外界环境之间的阴阳平衡，达到增进健康，预防疾病的目的。

2.疾病治疗　调整阴阳，是治疗疾病的基本原则。运用阴阳学说指导疾病的治疗，一是确定治疗原则，二是归纳药物的性能。

（1）确定治疗原则　阴阳偏盛的治疗原则：阴阳偏盛，为邪气亢盛之实证。故其治疗原则为"损其有余"，即"实者泻之"。运用阴阳对立制约原理，阳盛，表现为实热证，治法"热者寒之"，即用寒性药物治疗实热证。阴盛，表现为实寒证，治法"寒者热之",即用热性药物治疗实寒证。

阴阳偏衰的治疗原则：阴阳偏衰，为正气不足之虚证。故其治疗原则为"补其不足"，即"虚则补之"。治法有二方面：其一，运用阴阳对立制约原理，阳虚，表现为以阳气不足为主要病机的虚寒证，故以助阳为主，治法"阴病（阳虚不能制阴导致阴偏盛）治阳"，即所谓"益火之源，以消阴翳"；阴虚，表现为以阴气不足为主要病机的虚热证，治法"阳病（阴虚不能制阳导致阳偏亢）治阴"，即所谓"壮水之主，以制阳光"。其二，运用阴阳互根互用原理，由于"阳根于阴"，故治疗阳虚，亦可滋阴以助阳，称为"阴中求阳"，即在助阳方剂中

适当佐以滋阴药，"阳得阴助则生化无穷"；由于"阴根于阳"，故治疗阴虚，称为"阳中求阴"，即在滋阴方剂中适当佐以助阳药，"阴得阳升而泉源不竭"。

（2）归纳药物性能　中药具有四气、五味、升降浮沉的特性。四气，即寒、热、温、凉四类不同的药性，温、热为阳，寒、凉为阴。五味，即酸、苦、甘、辛、咸五类药物不同的作用。辛味能散、能行，甘味益气，故辛甘属阳；酸味能收，苦味泻下，故酸苦属阴；淡味渗泄利尿，故属阳；咸味润下，故属阴。升降浮沉是药物对人体作用的不同趋向性，升、浮者为阳，沉、降者为阴。（表1-4）

表1-4　中药学归纳药物性能简表

属性	四气	五味	升降浮沉	举例
阳	温、热	辛、甘、淡	升、浮	麻黄、人参
阴	寒、凉	酸、苦、咸	降、沉	黄连、大黄

第二节　五行学说

五行学说是中国古代哲学的认识论和方法论，将自然界的事物和现象，根据木、火、土、金、水五类物质要素的特性进行归类，研究事物和现象之间的多元关系，探求其运动变化规律的世界观和方法论。五行学说应用于中医学，对于构建以五脏为中心的生理功能系统以及人与自然界的关系等理论具有纲领性意义，对于临床辨证论治实践具有重要指导意义。

一、五行的概念
（一）五行的概念与特性

五行，即木、火、土、金、水五类物质属性及其运动变化。"五"，即构成自然界各种事物和现象的木、火、土、金、水五类物质属性；"行"，即五类物质要素的运动变化。从思维方法而言，五行不仅是五类物质要素的概念，更为重要的是阐释五类物质要素之间的多元关系。

五行的发生，最初与"五材"有关，即木、火、土、金、水，是人类日常生产和生活中最为常见和不可缺少的基本物质。如

《尚书正义》："水火者，百姓之所饮食也；金木者，百姓之所兴作也；土者，万物之所资生，是为人用。"中国古代天文学，以木、火、土、金、水命名"五星"，如《管子·五行》："作立五行，以正天时。"通过观测木、火、土、金、水星运行规律而确定历法，反映四时气候变化的规律，以适应古代先民的农业耕作。

五行一词，作为哲学概念，最早见于《尚书·洪范》："鲧堙洪水，汩陈其五行。"并抽象概括五行特性："五行，一曰水，二曰火，三曰木，四曰金，五曰土。水曰润下，火曰炎上，木曰曲直，金曰从革，土爰稼穑。"此文所论五行，已从木、火、土、金、水五种具体物质中抽象出来，上升为哲学的理性概念。古人运用抽象出来的五行特性，采用取象比类和推演络绎的方法，将自然界中的各种事物和现象分归为五类，并以五行之间的关系来解释各种事物和现象发生、发展、变化的规律。因此，五行学说是以木、火、土、金、水五类物质要素的特性及其运动规律来认识世界、解释世界和探求宇宙变化规律的一种世界观和方法论。

（二）五行的特性

五行的特性，是古人在长期的生活和生产实践中对木、火、土、金、水五种物质的直接观察和朴素认识的基础上，进行抽象而逐渐形成的理性概念，是用以识别各种事物的五行属性的基本依据。《尚书·洪范》所论"水曰润下，火曰炎上，木曰曲直，金曰

从革，土爰稼穑"，是对五行特性的经典性概括。

"木曰曲直"："曲"，屈也；"直"，伸也。曲直，指树木的枝条具有生长、柔和，能屈能伸的特性。引申为凡具有生长、升发、条达、舒畅等性质或作用的事物和现象，归属于木。

"火曰炎上"："炎"，是炎热、光明之义；"上"，是上升。炎上，指火具有炎热、上升、光明的特性。引申为凡具有温热、上升、光明等性质或作用的事物和现象，归属于火。

"土爰稼穑"："爰"，通"曰"；"稼"，即种植；"穑"，即收获。稼穑，泛指人类种植和收获谷物的农事活动。引申为凡具有生化、承载、受纳性质或作用的事物和现象，归属于土。

"金曰从革"："从"，顺也；"革"，即变革。从革，指金属冶炼锻造顺从变革之性。引申为凡具有沉降、肃杀、收敛等性质或作用的事物和现象，归属于金。

"水曰润下"："润"，即滋润、濡润；"下"即向下、下行。润下，指水具有滋润、下行的特性。引申为凡具有滋润、下行、寒凉、闭藏等性质或作用的事物和现象，归属于水。

从上述五行的特性可以看出，五行学说中的木、火、土、金、水，已经不是这五种具体物质本身，而是五种物质要素不同属性的概括。（表1-5）

表 1-5　五行特性简表

五行	本义	引申义
木	曲直	生长、升发、条达、舒畅
火	炎上	温热、上升、光明
土	稼穑	生化、承载、受纳
金	从革	沉降、肃杀、收敛
水	润下	滋润、下行、寒凉、闭藏

（三）事物和现象的五行归类

五行学说归类的依据是基于五行的特性，以五行的特性作为基本纲领，将自然界和人体复杂的事物或现象进行归类，从而阐释事物或现象之间的多元关系。

五行学说归类的方法有二：其一，取象比类法。取象比类法，体现中医学的"象思维"，即以直观的形象、物象、现象为基础，从意象、应象出发，类推事物规律，揭示中医学对生命、健康、疾病认识的思维模式。事物属性与木的特征相类似者，则归属于木这一行；事物属性与火的特征相类似者，则归属于火这一行；事物属性与土的特征相类似者，则归属于土这一行；事物属性与金的特征相类似者，则归属于金这一行；事物属性与水的特征相类似者，则归属于水这一行。例如，以方位配五行，日出东方，与木的升发特征相类似，故东方归属于木；南方炎热，与火的温热炎上特征相类似，故南方归属于火；中原地带土地肥沃，万物繁茂，与土的化生特征相类似，故中央归属于土；日落于西，与金的肃降特征相类似，故西方归属于金；北方寒冷，与水的阴寒润下特征相类似，故北方归属于水。以季节配五行，春天，万物复苏，气机舒展，生机益然，类似于木的升发之性，故春季属木；夏天，气候炎热、万物蕃秀，类似于火的炎热之性，故夏季属火；以此类推。

其二，推演络绎法。推演络绎法即根据已知的某些事物的五行归属，推演归纳与其相关的其他事物，从而确定这些事物的五行归属的思维方法。如已知肝属木，由于肝合于胆、主筋、开窍于目，因此可推演络绎将胆、筋、目皆归属于木；同样心属火，则小肠、脉、舌归属于火；脾属土，则胃、肌肉、口唇归属于土；肺属金，则大肠、皮肤、鼻归属于金；肾属水，则膀胱、骨、耳等归属于水。

中医学关于五行学说的归类，是以五行属性为基本依据，以取象比类和推演络绎为基本方法，以天人相应为指导思想，以五行为中心，以空间结构的方位、时间结构的季节、人体结构的五脏为基本框架，把自然界和人体复杂的事物和现象按五行属性进行归类，形成了联系人体内外环境的木、火、土、金、水五大系统，其不仅说明了人体内在脏腑的整体统一，而且也反映了人与自然环境的统一性。（表 1-6）

表 1-6　事物五行属性归类表

自 然 界								五行	人 体						
五音	五味	五色	五化	五气	星宿	方位	季节		五脏	五腑	五官	五体	五志	五神	五声
角	酸	青	生	风	青龙	东	春	木	肝	胆	目	筋	怒	魂	呼
徵	苦	赤	长	暑	朱雀	南	夏	火	心	小肠	舌	脉	喜	神	笑
宫	甘	黄	化	湿	紫薇	中	长夏四时	土	脾	胃	口	肉	思	意	歌
商	辛	白	收	燥	白虎	西	秋	金	肺	大肠	鼻	皮	悲	魄	哭
羽	咸	黑	藏	寒	玄武	北	冬	水	肾	膀胱	耳	骨	恐	志	呻

（四）五行的关系及模式

1. 五行生克关系　五行生克关系，即木、火、土、金、水五行之间有次序的递相资生又间相克制，从而维持五行结构系统的平衡与稳定。五行生克关系体现五行之间的多元关系，重点突出五行的生克制化规律。

2. 中土五行模式　中土五行模式，即土居中央而木、火、金、水分列东、南、西、北四方的五行模式。中土五行模式体现五行之间的主次关系，重点突出土对其他四行的调节规律。

中土五行模式，来源于古人对自然界方位和季节认识的"河图""洛书"。水居北方，应冬季；火居南方，应夏季；木位东方，应春季；金位西方，应秋季；土居中央，应四时。（图 1-4、1-5）

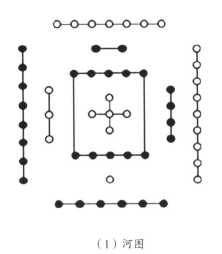

（1）河图

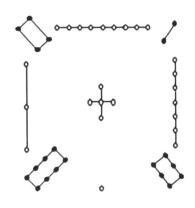

（2）洛书

图 1-4　河图洛书

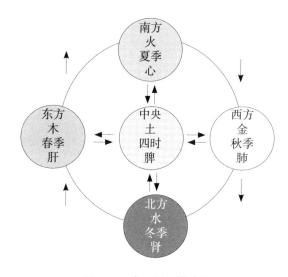

图 1-5　中土五行模式图

二、五行学说的基本内容

五行学说的基本内容，包括五行的相生、相克、制化，以及相乘、相侮、母子相及等，主要应用于说明事物或现象之间的多元关系。五行的相生相克，代表自然界事物或现象之间的正常关系；五行制化，是自然界事物和现象通过相生相克以协调平衡的机制。五行的相乘相侮以及母子相及，是五行相克关系失常而导致自然界事物或现象之间的平衡关系失调的异常现象。

（一）五行相生与相克

五行相生与相克，阐释事物或现象之间的正常关系。在自然界，五行相生与相克的协调以维持正常的生态平衡；在人体，五脏相生与相克的协调以维持正常的生理功能平衡。

1. 五行相生　五行相生，是木、火、土、金、水之间存在着有序的递相资生、助长和促进的关系。

五行相生次序是：木生火，火生土，土生金，金生水，水生木。在五行相生关系

中，任何一行都具有"生我"和"我生"两方面的关系。《难经》将此关系比喻为母子关系："生我"者为母，"我生"者为子。以火为例，由于木生火，故"生我"者为木，木为火之"母"；由于火生土，故"我生"者为土，土为火之"子"。木与火是母子关系，火与土也是母子关系。余则依此类推。（图 1-6）

2. 五行相克　五行相克，是指木、土、水、火、金之间存在着有序的递相克制、制约和抑制的关系。

五行相克次序是：木克土、土克水、水克火、火克金、金木克。

在五行相克关系中，任何一行都具有"克我"和"我克"两方面的关系。

《内经》把相克关系称为"所胜""所不胜"关系："克我"者为"所不胜"，"我克"者为"所胜"。以木为例，由于木克土，故"我克"者为土，土为木之"所胜"；由于金克木，故"克我"者为金，金为木之"所不胜"。余则依此类推。（图 1-6）

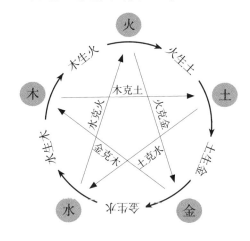

图 1-6　五行生克关系图

五行的相生与相克是不可分割的两个方面，没有相生，就没有事物的发生与成长，

没有相克，就不能维持事物在协调关系下的变化与发展。

（二）五行制化

五行制化，指五行之间既相互资生，又相互制约，生中有克，克中有生，从而维持平衡协调，推动事物间稳定有序的变化与发展。五行制化源于《素问·六微旨大论》："亢则害，承乃制，制则生化。"属五行相生与相克相结合的正负反馈调节。

五行制化的规律：五行中一行亢盛时，必然随之有制约，以防止亢而为害；一行相对不及时，必然随之有相生，以维持生生不息。五行制化的次序：木生火，火生土，而木又克土；火生土，土生金，而火又克金；土生金，金生水，而土又克水；金生水，水生木，而金又克木；水生木，木生火，而水又克火；如此循环往复。

五行制化的意义：五行的相生和相克相结合，生中有克，克中有生，相反相成，才能维持事物间的平衡协调，促进稳定有序的变化与发展。正如明·张介宾《类经图翼·运气上》所说："盖造化之机，不可无生，亦不可无制。无生则发育无由，无制则亢而为害。"

（三）五行的生克异常

五行相生与相克的异常，包括母子相及、相乘与相侮，阐释事物或现象之间的异常关系。在自然界，表现为生态失衡；在人体，则主要表现为五脏生理功能失调。

1. 母子相及　母子相及，包括母病及子和子病及母两种情况，皆属于五行之间相生关系异常的变化。

母病及子，指五行中的母行异常，累及子行，导致母子两行皆异常。母病及子的一般规律是：母行虚弱，引起子行亦不足，终致母子两行皆不足。例如，水生木，水为母，木为子。若水不足，不能生木，导致木亦虚弱，终致水竭木枯，母子俱衰。

子病及母，指五行中的子行异常，影响母行，终致子母两行皆异常。子病及母的一般规律有三：一是子行亢盛，引起母行亦亢盛，结果是子母两行皆亢盛，称为"子病犯母"；二是子行亢盛，损伤母行，以致子盛母衰，称为"子盗母气"；三是子行虚弱，累及母行，引起母行亦不足，终致子母俱不足。

2. 五行相乘　"乘"，即乘虚侵袭或以强凌弱。相乘，是指五行中某一行对其所胜一行的过度克制，为五行之间的异常克制现象。

五行相乘的次序：木乘土，土乘水，水乘火，火乘金，金乘木。

五行相乘的形成原因有两个方面：其一，所不胜太过导致相乘。所不胜一行过于亢盛，对其所胜一行克制太过，引起所胜一行不及，从而导致五行之间生克制化的异常。例如，正常情况下，木克土，若木气过于亢盛，则对土克制太过，从而导致土的相对不足，称为"木旺乘土"。其二，所胜不及导致相乘。由于所胜一行过于不足，引起所不胜一行相对亢盛，导致对其所胜一行克制太过，使其本身更加虚弱。以木和土为例，若土气过于虚弱，木虽然处于正常水平，但土仍难以承受木的克制，因而导致木克土的力量相对增强，使土更显不足，称为"土虚木乘"。

"相克"与"相乘"尽管在次序上是相同的，但是二者所反映五行之间的本质是不同的。相克是五行之间递相制约的正常关系，而相乘则是五行之间的异常制约现象。就人体生命而言，相克是生理常态，相乘则为病理变化。

3. 五行相侮　"侮"，即欺侮。五行相侮，是指五行中的所胜一行对其所不胜的一行的反向克制，又称"反克""反侮"。

五行相侮的次序与相克相反，即木侮金，土侮木，水侮土，火侮水，金侮火。

五行相侮的形成原因有两个方面：其一，所胜太过导致相侮。所胜一行过于亢盛，使所不胜一行不仅不能克制它，反而受到它的反向克制，即对其所不胜一行进行反克。例如，在正常情况下，金克木。若木气过于亢盛，其所不胜的金不仅不能来克制木，反而被木所欺侮，出现反向克制的现象，称为"木旺侮金"。其二，所不胜不及导致相侮。由于所不胜一行过于不足，不仅不能制约其所胜的一行，反而遭其所胜一行相对亢盛，出现反侮。若当木过度虚弱时，则不仅金来乘木，而且土也会因木的衰弱而反向制约之，称为"木虚土侮"。（图1-7、1-8）

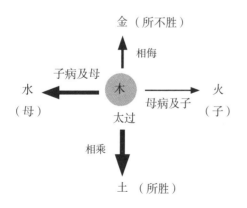

图 1-7　五行生克制化关系失调示意图
（以木行太过为例）

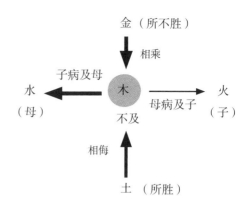

图 1-8　五行生克制化关系失调示意图
（以木行不及为例）

总之，五行的相乘和相侮，都是不正常的相克现象，两者之间既有区别又有联系。相乘与相侮的主要区别是：前者是按五行的相克次序发生过度的克制，后者是与五行相克次序发生相反方向的克制现象。相乘与相侮之间的联系是：在发生相乘时，也可同时发生相侮；发生相侮时，也可同时发生相乘。例如：木过强时，既可以乘土，又可以侮金；金虚时，既可受到木侮，又可受到火乘。

三、五行学说在中医学中的应用

五行学说在中医学的应用，主要是构建以五脏为中心的生理病理系统，分析归纳人体脏腑、经络、形体、官窍等组织器官和精神情志等各种功能活动，进而与自然环境相联系，建立天人相应的系统思维，指导疾病的诊断和防治。

（一）说明天人相应的结构系统

中医学以五行为基本框架，一方面建立五脏生理病理系统；另一方面建立自然界的时间、空间及其生态系统；二者结合，构建天人相应的结构系统。

1. 构建五脏生理病理系统　五脏生理病理系统突出体现了五行的特性及其归类特点。肝气喜条达而恶抑郁，有疏通气血，调畅情志的生理功能，合于木具有生长、升发、舒畅、条达的特性，故肝属木；心主血脉以生血行血，主神明以为脏腑之主，合于火具有色赤、温热、光明的特性，故心属火；脾主运化水谷、化生精微以营养脏腑形体，为气血生化之源，合于土具有承载、生化万物的特性，故脾属土；肺主气司呼吸，以清肃下降为顺，合于金具有清肃、收敛的特性，故肺属金；肾有藏精、主水的功能，合于水具有滋润、下行、闭藏的特性，故肾属水。

以五脏为中心，推演络绎整个人体的各种组织结构与功能，将人体的形体、官窍、精神、情志等分别归属五脏，构建以五脏为中心的生理病理系统。例如，肝属木，肝与胆相表里，在体合筋，开窍于目，在神为魂，在志为怒，在液为泪等，胆、筋、目、魂、怒、泪等皆属于木，统归肝的生理病理系统。

2. 说明自然界时空生态系统与五脏生理病理系统相应　自然界的时间、空间及其生态系统，同样以体现了五行的特性及其归类特点。例如，北方黑色，其音羽，其味咸，其臭腐，其类水，其畜彘，其谷豆，其应冬季，在天体应辰星，其数六。将自然界的方位、时间、气味、事物、植物、动物乃至星辰等，皆以五行特性作为分类依据，取象比类、推演络绎，进行系统归类。

中医学特有的"脏气法时论"，即"四时五脏阴阳观"，突出体现了自然界时空生态系统与五脏生理病理系统相通应的观念。

肝、心、脾、肺、肾五脏分主于春、夏、长夏、秋、冬，即肝应春、心应夏、脾应长夏、肺应秋、肾应冬；五脏与自然界五气风、暑、湿、燥、寒，及五化生、长、化、收、藏相通应，春季多风，主生，故风气通于肝，生机勃勃；夏季暑热，主长，故暑气通于心，长养机体；长夏湿润，主化，故湿气通于脾，运化水谷；秋季多燥，主收，故燥气通于肺，收敛清肃；冬季寒凉，主藏，故寒气通于肾，藏精纳气。四时五脏阴阳观不仅具有时间医学方面的意义，更重要的是揭示了中医学运用系统思维研究生命活动的方法。

由此，中医学所构建天人相应的结构系统，即人与环境关系的统一认识。以五行学说解释人与天地的关系，即"人身为一小天地"，人的生命源于天地，人效法天地，人身的每一部分皆是天地整体的缩影，天、地、人生生不息，人与自然的和谐统一，乃人生的最高境界。

天人相应的结构系统，在正常状态下，具有"同气相求"的特点；在异常状态下，则具有"同类相残"的危害，例如，风气通于肝以助疏泄之性，酸味入肝以滋养于肝等。风气太过，或酸味太过，则伤肝，导致"肝风内动"或"肝气郁滞"等病证。

3. 阐释中土五行模式　中土五行模式，重点突出土生万物而居中央，为阴中之至阴，对木、火、金、水而言，具有重要的统领作用。据此，中医学创立了"脾为孤脏""脾旺四时""脾为升降之枢"等理论。

脾属土，居中央，为后天之本，气血津液生化之源，"灌四傍"以长养四脏，在人体中是重要的内脏，故亦称"孤脏"。

脾"常以四时长四脏",即肝、心、肺、肾四脏各分主春夏秋冬四时,皆需依靠脾运化所生成的水谷精微的营养,故在春夏秋冬之末"各十八日寄治",以体现脾对其他四脏的调控作用。脾气健旺则四时脏气充足,全身正气充沛,不易受邪气侵袭,即所谓"四季脾王不受邪"。

脾胃居中,脾主升清而胃主降浊,为四脏之气升降的枢纽,斡旋和调节四脏的气机升降。脾升胃降,则肝气升发而疏泄,肾水上承而上济;心气旺盛升已而降,肺气肃降而宣散。脾胃之气的升降失调,不仅影响饮食物的消化和水谷精微的吸收,导致气血化生无源,而且由于中焦气机阻滞,导致其他四脏之气的升降运动失常而出现心肾水火未济、肝升肺降失和等病理变化。(图1-9)

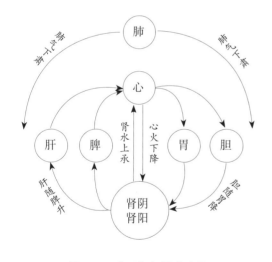

图1-9　黄元御气机升降图

(二)说明五脏系统之间的生理联系

中医学不仅应用五行学说阐释五脏的功能特点,更为重要的是运用五行生克制化理论来说明脏腑生理功能的内在联系,即五脏之间存在着既相互资生又相互制约、生中有

克、克中有生的关系,以此维持人体生理功能的协调平衡。

以五行相生说明五脏之间的资生关系:肝生心即木生火,如肝藏血以济心,肝之疏泄以助心行血;心生脾即火生土,如心阳温煦脾土,助脾运化;脾生肺即土生金,如脾气运化,化气以充肺;肺生肾即金生水,如肺之精津下行以滋肾精,肺气肃降以助肾纳气;肾生肝即水生木,如肾藏精以滋养肝血,肾阴资助肝阴以防肝阳上亢。

以五行相克说明五脏之间的制约关系:肾制约心即水克火,如肾水上济于心,可以防止心火之亢烈;心制约肺即火克金,如心火之阳热,可以抑制肺气清肃太过;肺制约肝即金克木,如肺气清肃,可以抑制肝阳的上亢;肝制约脾即木克土,如肝气条达,可疏泄脾气之壅滞;脾制约肾即土克水,如脾气之运化水液,可防肾水泛滥。

以五行制化说明五脏之间的协调平衡:依据五行学说,五脏中的每一脏都具有生我、我生和克我、我克的生理联系。五脏之间的生克制化,说明每一脏在功能上因有他脏的资助而不至于虚损,又因有他脏的制约而不至于过亢;本脏之气太盛,则有他脏之气制约;本脏之气虚损,又可由他脏之气补之。如脾(土)之气,有心(火)以生之,则不致虚弱;有肝(木)克之,勿使过亢;肺(金)之气,有脾(土)以生之,则全身之气充足;肾(水)之气,有脾(土)以克之,勿使泛滥。五脏之间的多元制化关系使其形成一个整体,从而保证了人体内环境的统一。

(三)说明五脏病变的相互影响

五行学说,不仅可用以说明在生理情况

下脏腑间的相互联系，而且也可以说明在病理状态下脏腑间的相互影响。某脏有病可以传至他脏，他脏疾病也可以传至本脏，这种病理上的相互影响称之为传变。以五行学说阐释五脏病变的相互传变，可分为相生关系的传变和相克关系的传变两类。

1. 相生关系的传变 相生关系的传变：包括"母病及子"与"子病及母"两个方面。

母病及子，即母脏之病传及子脏。例如，肾属水，肝属木，水能生木，故肾为母脏，肝为子脏。肾病及肝，即属母病及子。临床常见由于肾精不足不能资助肝血而致的肝肾精血亏虚证，肾阴不足不能涵养肝木而致的肝阳上亢证，肾阳不足不能资助肝阳而致的少腹冷痛证，皆属母病及子的传变。他脏之间的母病及子传变，可以此类推。

子病及母，指子脏之病传及母脏。例如，肝属木，心属火，木能生火，故肝为母脏，心为子脏。心病及肝，即是子病及母。临床常见由于心血不足累及肝血亏虚而致的心肝血虚证，因心火旺盛引动肝火而形成心肝火旺证，皆属子病及母。子病及母，既有子脏虚引起母脏亦虚的母子俱虚之证，又有子脏盛导致母脏亦盛的母子俱实之证。另外，还有子脏盛导致母脏虚的虚实夹杂病变，即所谓"子盗母气"，如肝火亢盛，下劫肾阴，以致肾阴亏虚的病变。

2. 相克关系的传变 相克关系的传变：包括"相乘"和"相侮"两个方面。

相乘，是相克太过致病。引起五脏相乘的原因有二：一是某脏过盛，而致其所胜之脏受到过分克伐；二是某脏过弱，不能耐受其所不胜之脏的正常克制，从而出现相对

克伐太过。如以肝木和脾土之间的相克关系而言，相乘传变就有"木旺乘土"（即肝气乘脾）和"土虚木乘"（即脾虚肝乘）两种情况。由于肝气郁结或肝气上逆，影响脾胃的运化功能而出现胸胁苦满、脘腹胀痛、泛酸、泄泻等表现时，称为"木旺乘土"。反之，先有脾胃虚弱，不能耐受肝气的克伐，而出现头晕乏力、纳呆嗳气、胸胁胀满、腹痛泄泻等表现时，称为"土虚木乘"。

相侮，是反向克制致病。形成五脏相侮亦有两种情况，即太过相侮和不及相侮。太过相侮，指由于某脏过于亢盛，导致反克其所不胜一脏的病理现象。例如，肺金本能克制肝木，由于暴怒而致肝火亢盛，肺金不仅无力制约肝木，反遭肝火之反向克制，而出现急躁易怒，面红目赤，甚则咳逆上气，咯血等肝木反侮肺金的症状，称为"木火刑金"。不及相侮，指由于某脏虚损，导致其所胜之脏出现反克的病理现象。如脾土虚衰不能制约肾水，出现全身水肿，称为"土虚水侮"。

总之，五脏病变的相互影响，可用五行的乘侮和母子相及规律来阐释。如肝脏有病，病传至心，为母病及子；病传至肾，为子病及母；病传至脾，为相乘；病传至肺，为相侮。其他四脏，以此类推。

从天人相应的结构系统出发，应用五行学说还可以阐释五脏发病与季节的关系。五脏外应时令，肝应春，心应夏，脾应长夏，肺应秋，肾应冬。因此，五脏发病的一般规律，是在其所主之时受邪而发病，即春天多发肝病，夏天多发心病，长夏多发脾病，秋天多发肺病，冬天多发肾病。

此外，在临床实践过程中，五脏之间病

变的相互影响，难以完全以五行乘侮和母子相及规律来说明。《素问·玉机真藏论》已有"然其卒发者，不必治于传，或其传化有不以次"的论述。故对于疾病的五脏传变，不能完全受五行生克乘侮规律的束缚，而应从实际情况出发去考虑疾病的传变。

（四）指导疾病的诊断

人是一个有机整体，当内脏有病时，其功能活动及其相互关系的异常变化，可以反映到体表相应的组织器官，出现色泽、声音、形态、脉象等诸方面的异常变化，即所谓"有诸内者，必形诸外"（《孟子·告子下》）。通过望、闻、问、切四诊周密收集临床症状和体征，分析确定五脏病变的部位，并依据生克乘侮的疾病传变规律，推断病情进展和判断疾病的预后，即所谓"视其外应，以知其内脏"（《灵枢·本藏》）。

应用五行学说指导疾病诊断，辨别五脏病变部位。其一，色脉症相符。表现为本脏所主之色、味、脉、症，诊断本脏之病。例如，胁痛，面见青色，喜食酸味，脉见弦象，是病在肝；心悸心烦，面见赤色，口味苦，脉见洪象，是心火亢盛。其二，色脉症不符。本脏与他脏色、味、脉、症并见，则依据五行生克乘侮传变规律，分析诊断病在何脏。例如，食少腹胀，便溏倦怠，面见黄色，口味酸，脉弦，为木来乘土，是肝气犯脾；心悸，水肿，面见黑色，口味咸，脉沉迟，为水来乘火，多见于肾水上凌于心等。

疾病的表现千变万化，切不可拘泥于以五行理论的推断，必须坚持"四诊合参"，才能做出正确诊断和有效治疗。

（五）指导疾病的防治

五行学说指导疾病的防治，主要表现在控制疾病传变、确定治则治法、指导脏腑用药、指导针灸取穴和情志疾病的治疗等方面。

1. 控制疾病传变 根据五行生克乘侮理论，五脏中任何一脏有病，可以影响其他四脏。因此，临床防治疾病，可依据五脏之间的传变规律，先安未受邪之地，以防止其传变。例如，《难经·七十七难》："见肝之病，则知肝当传之于脾，故先实其脾气。"肝病疏泄失常，易于影响脾土，故除疏肝平肝之外，应同时调补脾气，使肝气得平，脾气得健，则肝病不得传于脾。

疾病的传变与否，主要取决于脏气的盛衰。"盛则传，虚则受"，是五脏疾病传变的基本规律。在临床实践中，既要根据五行的生克乘侮关系掌握五脏病变的传变规律，调整太过与不及，控制其传变，防患于未然；同时又要依据具体病情辨证施治。

2. 确定治则治法

（1）依据五行相生规律确定治则治法 中医学依据五行相生规律确定的基本治则是补母和泻子，即"虚则补其母，实则泻其子"（《难经·六十九难》）。

补母，指一脏之虚证，既可以补益本脏，还可以依据五行相生次序，补益其母脏，通过母子相生作用而促其恢复。补母适用于母子关系的虚证。例如，肝血不足，可用补肝养血药物外，还可以用补肾益精药物，通过"水生木"作用促使肝血恢复正常。

泻子，指一脏之实证，既可以泻除本脏亢盛之气，同时还可依据五行相生的次序，泻其子脏，以助祛其母脏的亢盛之气。泻子适用于母子关系的实证。例如，肝火炽盛，可用清泻肝火药物，还可用清泻心火的药物，通过泻其子脏，以消除亢盛的肝火。

依据五行相生规律确定的治法，常用滋水涵木法、益火补土法、培土生金法和金水相生法等。

滋水涵木法：是滋肾阴以养肝阴的治法，又称滋肾养肝法、滋补肝肾法。适用于肾阴亏损而肝阴不足，甚或肝阳上亢之证。

益火补土法：是温肾阳以补脾阳的治法，又称温肾健脾法、温补脾肾法。适用于肾阳不足而致脾阳不振之证。必须说明的是，若按五行相生次序而论，心属火，脾属土，火不生土应当是心火不生脾土。但自命门学说兴起以来，有"脾阳根于肾阳"之论，命门之火具有温煦脾土的作用。因此，临床使用"益火补土法"，多以温补肾阳（命门之火）药物以补脾助阳。

培土生金法：是健脾生气以补益肺气的治法。主要用于脾气虚衰，生气无源，以致肺气虚弱之证。若肺气虚衰，兼见脾运不健者，亦可应用。

金水相生法：是滋养肺肾之阴的治法，亦称滋养肺肾法。主要用于肺阴亏虚，不能滋养肾阴，或肾阴亏虚，不能滋养肺阴的肺肾阴虚证。

（2）依据五行相克规律确定治则治法　中医学依据五行相克规律确定的基本治则是抑强和扶弱。

抑强，适用于相克太过引起的相乘和相侮。例如，肝气横逆，乘脾犯胃，出现肝脾不调、肝胃不和之证，称为"木旺乘土"，治疗应以疏肝平肝为主。又如，脾胃湿热或寒湿壅脾，土气壅滞，则不但不受木之所克，反而侮木，致使肝气不得疏达，称为

"土壅木郁"，治疗应以运脾祛邪除湿为主。抑其强者，则其弱者功能自然易于恢复。

扶弱，适用于相克不及引起的相乘和相侮。例如，脾胃虚弱，肝气乘虚，恃强凌弱，导致肝脾不和之证，称为"土虚木乘"，治疗应以健脾益气为主。又如，土本制水，但由于脾气虚弱，不仅不能制水，反遭肾水之反制而出现水湿泛滥之证，称为"土虚水侮"，治疗应以健脾为主。扶助弱者，加强其力量，可以恢复脏腑的正常功能。

依据五行相克规律确定的治法，常用抑木扶土法、培土制水法、佐金平木法和泻南补北法等。

抑木扶土法：是疏肝健脾或平肝和胃以治疗肝脾不和或肝气犯胃病证的治法，又称疏肝健脾法、调理肝脾法。适用于木旺乘土或土虚木乘之证。

培土制水法：是健脾利水以治疗水湿停聚病证的治法，又称敦土利水法。适用于脾虚不运，水湿泛滥而致水肿胀满之证。

佐金平木法：是滋肺阴清肝火以治疗肝火犯肺病证的治法，又称滋肺清肝法。适用于肺阴不足，右降不及的肝火犯肺证。

泻南补北法：是泻心火补肾水以治疗心肾不交病证的治法，又称为泻火补水法、滋阴降火法。适用于肾阴不足，心火偏旺，水火不济，心肾不交之证。心属火，位于南方；肾属水，位于北方，故称泻南补北法。

若由于心火独亢于上，不能下交于肾，则应以泻心火为主；若因肾水不足，不能上奉于心，则应以滋肾水为主。但必须指出，肾为水火之宅，肾阴虚亦可致相火偏旺，也称为水不制火，这属于一脏本身水火阴阳的偏盛偏衰，不能与五行生克中水不制火混为

一谈。

临床应用时，依据具体情况，抑强和扶弱治法应有所侧重。例如，应用抑木扶土法，治疗木旺乘土之证，则以抑木为主，扶土为辅；若治疗土虚木乘之证，则应以扶土为主，抑木为辅。应用佐金平木法，若属肝火亢盛，左升太过，上炎侮肺，耗伤肺阴的肝火犯肺证，当清肝平木为主，兼以滋肺阴以肃降肺气为治；若属肺之气阴不足，相对肝气亢盛，反侮肺金的金虚木侮证，当滋肺益气为主，兼以清肝平木之法。

总之，根据五行相生、相克规律可以确立有效的治则治法，指导临床用药。在具体运用时又须分清主次，要依据双方力量的对比进行全面考虑。或以治母为主，兼顾其子；或以治子为主，兼顾其母。或以抑强为主，扶弱为辅；或以扶弱为主，抑强为辅。如此，方能正确地指导临床实践，提高治疗效果。

3. 指导脏腑用药　中药有五色、五味之不同。五色，即青、赤、黄、白、黑；五味，即酸、苦、甘、辛、咸。中药以天然色味为基础，以其不同性能与归经为依据，按照五行分类，分别归属于五脏，从而指导脏腑用药。青色、酸味入肝，赤色、苦味入心，黄色、甘味入脾，白色、辛味入肺，黑色、咸味入肾。如山茱萸味酸入肝经以补肝血；丹参色赤味苦入心经以活血安神；石膏色白味辛入肺经以清肺热；白术色黄味甘以补益脾气；玄参、生地色黑味咸入肾经以滋养肾阴等。临床脏腑用药，除色味外，还必须结合药物的四气（寒、热、温、凉）和升降浮沉等理论综合分析，辨证应用。

4. 指导针灸取穴　中医的经络腧穴理论中，将手足十二经近手足末端的井、荥、输、经、合"五输穴"，分别配属于木、火、土、金、水五行。在治疗脏腑病证时，根据不同的病情以五行的生克规律进行选穴治疗。如治疗肝虚证时，根据"虚则补其母"的原则，取肾经（母脏，属水）的合穴（属水）阴谷，或本经合穴（属水）曲泉施行补法治疗。若治疗肝实证，根据"实则泻其子"的原则，取心经（子脏，属火）荥穴（属火）少府，或本经荥穴（属火）行间施行泻法治疗，以达到恢复脏腑正常功能之效果。

5. 指导情志疾病治疗　喜、怒、思、悲、恐五志，分属心、肝、脾、肺、肾五脏。五脏生理功能正常，则情志活动调畅。情志活动异常，会损伤相应内脏；内脏功能异常，会表现出不同的异常情志。由于五脏之间存在相生相克的关系，故人的情志变化也有相互抑制作用。临床上运用"以情胜情"的情志治疗方法，即通过不同情志变化的相互抑制关系来达到治疗目的。如"怒伤肝，悲胜怒……喜伤心，恐胜喜……思伤脾，怒胜思……忧伤肺，喜胜忧……恐伤肾，思胜恐"（《素问·阴阳应象大论》）。

以五行生克规律指导疾病的治疗，有其一定的实用价值，但是并非所有疾病的治疗都能用五行生克规律来解释。临床上既要正确地掌握五行生克规律，又要根据具体病情进行辨证论治。

中医学应用五行学说，阐释五脏系统之间的生理病理联系、构建天人相应的系统结构、说明内脏疾病的传变、指导疾病诊断和防治以及养生康复等，是研究其多元关系的主要思维方法之一。由于生命、健康、疾病现象的错综复杂，并非都能用五行生克规律来解释，因此，应将普遍规律与特殊情况相结合，具体问题具体分析，方为正确的思维方法。

综上所述，中国古代哲学的阴阳、五行学说，对中医原创思维的形成具有非常重要的影响。掌握和运用中医原创思维，对于理解中医学理论体系和指导临床实践活动，具有重要的指导意义和应用价值；对当代和未来中医学领域的科学研究创新具有极其重要的启示和促进作用。

【文献辑要】

1.《素问·阴阳应象大论》："阴阳者，天地之道也，万物之纲纪，变化之父母，生杀之本始，神明之府也，治病必求于本"。

2.《中藏经·阴阳大要调神论》："天者，阳之宗；地者，阴之属。阳者，生之本；阴者，死之基。天地之间，阴阳辅佐者，人也。得其阳者生，得其阴者死……多热者，阳之主；多寒者，阴之根。阳务其上，阴务其下；阳行也速，阴行也缓；阳之体轻，阴之体重。阴阳平，则天地和而人气宁；阴阳逆，则天地否而人气厥"。

3.明·张介宾《景岳全书·阴阳篇》："凡诊病施治，必须先审阴阳，乃为医道之纲领。阴阳无谬，治焉有差？医道虽繁，而可以一言蔽之者，曰阴阳而已。故证有阴阳，脉有阴阳，药有阴阳……至于阴中复有阳，阳中复有静，疑似之间，辨须的确。此而不识，极易差讹，是又最为紧要。"

4.清·黄元御《四圣心源·天人解·五行生克》："五行之理，有生有克。木生火，火生土，土生金，金生水，水生木。木克土，土克水，水克火，火克金，金克木。其相生相克，皆以气而不以质也，成质则不能生克矣。"

5.清·周学海《读医随笔·承制生化论》："承者，隐制于未然，斯不待其亢而害，消于不觉矣。至于制之云者，世皆以为抑其生之过，而不知制者，正以助其生之机也。木得金制，则不致横溢而力专于火矣；火得水制，则不致涣散而精聚于土矣。此言生也。木亢不成火，以其湿也，得金制之，则木燥而火成矣；火亢不成土，以其燥也，得水制之，则火湿而土成矣。此言化也。制也者，万物之所以成始而成终也，既防亢害之后，而又开生化之先，其诸乾坤阖辟阴阳不测之妙乎！"

【思维训练】

1.如何理解阴阳的相对性？举例说明阴阳之间的辩证关系。

2.阴阳消长是正常现象吗？可以解析自然界和人体的异常变化吗？

3.阴阳对立、互根、消长、转化之间有什么关系？

4.阴阳与五行有关吗？试举例说明。

5.试用五行学说构建的"四时五脏阴阳观"，解释天、地、人的整体性和统一性。

【参考文献】

1.钱学森，等.论人体科学[M].北京：人民军医出版社.1988.

2.刘长林.中国象科学观—易、道与兵、医[M].北京：社会科学文献出版社.2006.

3.孟凯韬.阴阳五行数学与中医辨证论治现代化[M].北京：科学出版社，2009.

4.李爽姿，王勤明.在中国古代哲学元素影响下的中医医学模式 [J].中国中医基础医学杂志，2011，17（11）：1274-1275.

5.田进文.论中医学五行理论与阴阳理论的逻辑规则及其与现代物质理论的统一性 [J].山东中医药大学学报，2015，35（2）：109-112.

6.贾春华，郭瑨，朱丽颖，侯星宇.重构中医学气—阴阳—五行结构图 [J].世界中医药杂志，2014，9（11）：1439-1442.

第二章

藏象——基于象思维的脏腑整体观

【学习引导】

何谓藏象？中医学藏象与解剖脏器有何异同？中医学的脏腑是怎么分类的？各自有哪些功能？其与外周组织、精气血津液之间的关系如何？

中医学在整体观念指导下，通过"以象测藏""试探和反证""取象比类"等思维方法，系统地研究了存在于"活体"整体水平的内脏运动规律，以及人与自然的整体联系，形成了"以五脏为中心"的"天人相应"医学理论——藏象学说，阐述了人体应季节、方位而变的各种自稳调节的脏腑的生理病理及其相互关系。

要求掌握藏象、藏象学说的概念，五脏、六腑、奇恒之腑的概念、生理功能，五脏的系统联系；理解藏象学说特点及脏与脏、脏与腑、腑与腑、脏腑与人体生命活动的关系；了解心包络、命门、精室的概念及其主要功能。

【名词术语】

藏象　奇恒之腑　心主血脉　心主神志　心包络　肺主气　肺主宣发肃降　肺朝百脉肺主通调水道　肺主治节　肺为娇脏　肺为华盖　气门　腠理　脾主运化　脾气健运　脾主统血　脾主升　肝主疏泄　肝主藏血　肝主升发　肝体阴用阳　肝为刚脏　肾藏精　肾主封藏　肾主纳气　肾主水　天癸　命门　七冲门　胆主决断　胃主通降　胃气　胃喜润恶燥　泌别清浊　小肠主液　大肠主津　上焦如雾　中焦如沤　下焦如渎　髓海　元神之府　胞宫　精室　心肾相交　精血同源

第一节　藏象学说概论

一、藏象的基本概念

"藏象"一词，首见于《素问·六节藏象论》。藏象，指藏于体内的脏腑及其表现于外的生理病理现象，以及与自然社会相通应的事物和现象。"藏"，即体内脏腑器官；"象"，即脏腑的形象、脏腑表现于外的生理病理现象及与自然、社会通应之象，这是中医在整体观念指导下，综合运用元素分析法、以象测藏法及取象比类法而获得的。脏腑虽然藏于体内，但其生理功能和病理变化均有征象表现于外。故张介宾《类经·藏象类》云："象，形象也。藏居于内，形见于外，故曰藏象。"

藏象学说，即通过对人体生理病理现象的观察，研究人体各脏腑的生理功能、病理变化及其相互关系的学说。藏象学说通过观察外在征象来研究内部脏腑的活动规律，即《灵枢·本藏》所谓"视其外应，以知其内脏"。其基本原理在于"有诸内必形诸外"。因此，外在各种变化与内在脏腑的功能活动密切相关，藏象学说通过"以象测脏""取象比类"等方法认识人体内脏活动规律及其相互关系，对于阐明人体的生理、病理，指导临床实践具有普遍的指导意义。

二、藏象学说的基本内容

藏象学说以脏腑为基础，所谓脏腑即内脏的总称。根据脏腑的形态结构和功能特点，将内脏分为五脏、六腑和奇恒之腑。五脏，即心、肺、脾、肝、肾；六腑，即胆、胃、小肠、大肠、膀胱、三焦；奇恒之腑亦有六，即脑、髓、骨、脉、胆、女子胞。

脏腑各有其生理特点。五脏共同的生理特点是化生和贮藏精气；六腑共同的生理特点是受盛和传化水谷；从形态而言，五脏组织多致密；六腑组织多中空。正如《素问·五脏别论》所说："所谓五脏者，藏精气而不泻也，故满而不能实；六腑者，传化物而不藏，故实而不能满也。"这里的"满"和"实"是针对精气和水谷的各自特点而言。唐·王冰注曰："精气为满，水谷为实。五脏但藏精气，故满而不实；六腑则不藏精气，但受水谷，故实而不能满也。"五脏六腑的生理特点，对脏腑疾病的辨证论治具有重要指导意义。病理上"脏病多虚""腑病多实"，因此"脏病宜补""腑病宜泻""脏实者宜泻其腑""腑虚者宜补其脏"；奇恒之腑在形态上中空与六腑相似，功能上贮藏精气与五脏相类，即形态似腑，功能似脏，与五脏、六腑均有区别，故称为奇恒之腑。

三、藏象学说的形成

藏象学说的形成，主要源于以下几个方面：

（一）古代解剖知识

早在《黄帝内经》就运用了解剖学的方法。如《灵枢·经水》就记载："夫八尺之士，皮肉在此，外可度量切循而得之，其死可解剖而视之。其脏之坚脆，腑之大小，谷之多少，脉之长短，血之清浊……皆有大数。"《灵枢·肠胃》还详细地描述了胃肠的形状、容量、位置、长短等。如其中记载的食道与肠的长度的比为1:35，与现代解剖学测量结果为1:37相差无几。这些古代的解剖学知识，奠定了藏象学说的形态学基础。

（二）长期对人体生理病理现象的观察

古人运用"以象测脏"方法，在长期的生活和医疗实践中，通过观察人体的生理功能、病理变化，并结合当时的解剖学知识，对人体的各脏腑组织及其功能有了较深入的认识，这对于藏象学说的形成起到了重要促进作用。如人体肌表受寒时，会出现恶寒无汗、鼻塞喷嚏、咳嗽胸闷等症状，从而得出"肺主皮毛""开窍于鼻"的理论。

（三）大量医疗实践的反复验证

中医学通过长期大量的医疗实践，检验观察所得出的认识是否正确，并在实践中总结出新的认识，逐步上升为藏象理论。如通过滋养肝血的药物，治疗目暗昏花；通过清肝热的药物，治疗目赤肿痛，均取得满意疗效，从而反证了"肝开窍与目"的认识。再如，对于骨折病人，以补肺气、益脾气药物试探治疗，效果不佳，而运用补肾药物治疗，可以加速骨折愈合，从而反证了"肾主骨"理论的正确性。

（四）古代哲学思想的渗透

中医运用"取象比类"思维方法，选取精气、阴阳、五行之"象"与脏腑形态之象、生理病理之象、自然之象进行类比分析，完成了对藏象学说的系统构建，从而使解剖学知识、生理病理现象观察及临床经验获得的零散知识，有机融合为"天人相应"的五大功能系统。如运用精气学说，将人与自然联系起来，形成以精气为中介的"天人相应"的藏象整体理论；阴阳学说将全身组织结构和功能分成阴和阳两个系统，脏腑分阴阳、经络有阴阳，五脏又各有阴阳，从而形成了顺应自然界阴阳变化的"阴阳自和"稳态调节系统；五行学说将复杂的人体组织结构和功能划分为五大系统，形成了以五脏为核心，联系六腑、五官、五体、五志，五神等的五大整体系统。同时，五脏与自然界的方位、季节、五气、五化、五色、五味等相联系，从而形成四时五脏阴阳的"五行反馈调节"系统，体现了人体自身及人与自然环境的统一性。

总之，藏象学说的形成是古代医家在长期医疗实践中，以解剖知识为基础，在整体观念指导下，运用了"以象测藏""试探和反证""取象比类"等诸多研究方法，通过长期的观察，反复的实践，大量的经验积累，并以古代哲学思想为指导而形成的天人相应的知识体系。

四、藏象学说的特点

藏象学说的特点主要表现在整体观、功能观、时空观、形神观、自和观五个方面。

（一）以五脏为中心的整体观

中医学在精气理论哲学思想指导下，认为人与自然环境具有统一性、不可分割性。人是宇宙元气分化产生的一个子系统，以母子关系与自然环境不可分割地联系在一起，人气与天气相通、五脏与季节、方位、五气、五化、五味、五色相应；同时，人体自身具有整体性、不可分割性。人体内部虽然有五脏、六腑、五官九窍、四肢百骸等的组织结构，但都是秉于先天的"元气"整体分化而成的，人的整体性具有原发的、先天的性质，整体内的诸部分是继发的、后天的，由整体产生出来因而受控于整体，并从这种关系来理解人的生理、病理。在这个整体中，以五脏为中心，将六腑、五体、五官、五液、五志、五神等全身组织、情志等联系成不可分割的有机整体，并形成和自然界的"五味、五色、五化、五气、方位、季节"等相应的"通天下一气"的五脏功能系统。虽然各系统组成和功能各不相同，但脏腑气血津液阴阳等都是整体功能表现的不同侧面，体现了明显的有机论特点。

藏象学说中脏腑的名称，虽与现代解剖学的脏器名称相同，但其生理功能及病理表现却不尽相同。藏象学说中一个脏腑的功能，可能包括现代解剖学中几个脏器的功能；同样，现代解剖学中一个脏器的功能，可能分散于藏象学说的几个脏腑的功能之中。中医藏象学说中的脏腑，不单纯是一个解剖学概念，更重要的是以同名脏器解剖位置和其部分功能为基础，同时又综合概括了人体多个解剖系统中某些生理和病理功能的整体功能子系统概念。

（二）以"象"的联系为核心的功能观

"象思维"是中国传统文化重要的思维方法，主要源于古人对天象的观察，寻找自然规律，进而类比人体脏腑气机的运动变化规律。如《易传·系辞下》说："古者包牺氏之王天下也，仰则观象于天，俯则观法于地，观鸟兽之文，与地之宜，近取诸身，远取诸物，于是始作八卦，以通神明之德，以类万物之情。"如通过观察天象之二十八星宿的位置与运动，而类比藏象五脏之方位与功能特点，即有东方苍龙，西方白虎，南方朱雀，北方玄武。人生天地间，人与自然相应，随即产生了"肝生于左，肺藏于右，心布于表，肾治于里，脾为之使，胃谓之市"（《素问·刺禁论》）的认识。

藏象学说虽然有解剖学基础，但只是借用了解剖学脏器的位置和某些功能，大量的脏腑功能的认识主要是建立在"取象比类""以象测藏"整体功能联系上的。通过与自然界阴阳五行功能动态之象的类比，结合人体生理病理现象的整体观察，来"以象测藏"认识人体五脏的某些功能，其实质是关于"人体之象"与"自然之象"收受通应的内在功能规律的把握，反映了以"象"的联系为核心的功能观。

（三）以"五脏应五时五方"为主导的时空观

藏象学说认为，五脏应季节、方位，各有收受。自然界有春生、夏长、长夏化、秋收、冬藏的循序变化，人体相应有肝、心、脾、肺、肾五脏系统的"应时而变"；自然界有东南中西北方位之别，中医有肝、心、脾、肺、肾五脏系统的"方位之应"。五脏与四季、方位收受通应，其机理在于伴随着

自然界阳气的消长盛衰变化而产生的五行变化，决定了人体五脏系统的应时、因地而变。在人体，肝代表体内阳气初生（木），应太阳初升之东方；心代表体内阳气盛长（火），应太阳高悬的南方；脾代表体内阳气由盛长向收藏转化的过渡阶段（化），应太阳由升起到降落转化的过渡阶段的中央；肺代表体内阳气的收（金），应太阳降落之西方；肾代表体内阳气的藏（水），应太阳潜藏之北方。这样，五脏就成为体内反映春、夏、长夏、秋、冬季节循环和方位变迁的"时空钟"，在主时之脏的调节下，机体呈现出应时而变的适应性调节。可见，藏象学说反映了以"五脏应五时"为主导的时空观。

（四）以"五神脏"为特色的形神观

藏象学说认为，五脏功能不仅具有是化生气血、贮藏精气的功能，更重要的是与人体精神情志活动密切相关五大系统。正如《灵枢·本藏》说："五脏者，所以藏精神血气魂魄者也。"即五脏藏五神、主五志。心藏神，在志为喜；肝藏魂，在志为怒；脾藏意，在志为思；肺藏魄，在志为悲；肾藏志，在志为恐。生理上，五脏功能正常，则精神情志活动正常；若五脏精气不足，或功能失常，则可导致精神情志异常。如《灵枢·本神》所说"肝气虚则恐，实则怒；心气虚则悲，实则笑不休。"如此，体现了在整体观思想指导下形成的"五脏藏五神主五志"的形神一体观。

（五）以五脏阴阳气化活动为核心的自和观

中医在阴阳、五行学说指导下，认为人体的整体性、功能性、形神性、时空性变化的内在机理，在于人体存在自我调和的能

力。以"阴阳–五行"思想构筑的藏象理论，是一个关于人体自我调和的理论模型。不仅各脏腑阴阳存在自我调和能力，脏与脏之间、脏与腑之间、腑与腑之间也存在气机升降出入协调平衡、阴阳自和、五行自稳的自主反馈调节，从而维持人与自然的和谐稳态。

第二节　五　脏

五脏，即肝、心、脾、肺、肾的合称。五脏的共同生理特点是化生和贮藏精气，五脏藏神。五脏功能虽各有所司，但彼此协调，相互为用，共同完成人体生命活动。

一、心

心位于胸腔，居横膈之上，外为心包络裹护，内有孔窍相通。心为"阳中之阳"，在五行属火，与自然界之夏气通应，为"君主之官"（《素问·灵兰秘典论》）。心的主要生理功能是：主血脉和主神志；心的主要生理特性是：心为阳脏，而主通明；心的系统联系是，在体合脉，其华在面，在窍为舌，在志为喜，在液为汗，在时为夏，在方位主南方。心与六腑中的小肠互为表里。

（一）生理功能

1. 心主血脉　心主血脉，是指心具有主持全身血液和经脉，化生和推动血液在脉道中运行的功能。主，有主持、主管之义；血，即血液；脉，即经脉，又称"血府"，为气血运行的通路。在心、血、脉组成的系统中，心起主宰作用。故《素问·五脏生成》云"诸血者，皆属于心。"《素问·痿论》亦云："心主身之血脉。"心气是化生和

推动血液运行的主要动力，在心阳的温煦下，水谷精微才能"化赤为血"；在心气的推动下，血循经脉到达五脏六腑、形体官窍，以维持人体正常的生理功能。

维持心主血脉的正常，需要三个基本条件：一是心气充沛。血液的运行是多个脏腑共同作用的结果，但主要依赖心气的推动。心气充沛，则行血有力，血液得以正常的运行，通达全身。二是血液充盈。血液是供给人体各脏腑组织营养物质的载体，只有血液充盈，营养充足，心主血脉功能才能正常发挥。三是脉道通畅。脉道的滑利通畅，才能保障血液正常循行而不受阻碍。

心主血脉的功能可从面色、舌色、脉象、胸部感觉等反映出来。人体面部的气血最为丰富，心脏气血的盛衰可通过面部的颜色和光泽显现于外，故称心"其华在面"；心的经脉"连舌本、散舌下"，又开窍于舌；心气充沛，脉动有力，血运流畅。而心气充沛与否，还可从胸部左乳下（虚里）测知。因此，观察面色、舌色、切按脉象、触摸虚里，可以了解心气、心血正常与否，有助于对心脏病变的诊断。

若心主血脉功能正常，则面色红润光泽，舌色淡红，脉象和缓有力，胸部感觉舒畅。若心气不足，运血无力，可见面色㿠白，舌质色淡，脉虚无力，心悸胸闷等。若心血亏虚，则面色苍白，舌质淡白，脉象细弱，心悸怔忡等。若心脉痹阻，则见面色紫暗，唇舌青紫，或伴有瘀斑，脉象细涩或结代，胸闷刺痛等，临床常采用益气活血，或理气活血的方药进行治疗。

2. 心主神志　又称心主神明或心藏神，是指心具有主司人体精神意识思维活动和

主宰整个人体生命活动的生理功能。《素问·灵兰秘典论》说："心者，君主之官，神明出焉。"

人体之神的含义有二：一是指人体生命活动的主宰及其外在表现，即广义之神。可以通过面部表情、目光眼神、言语应答、肢体动作、思维意识等反映出来，这是中医诊断疾病"望神"的主要内容。二是指人的精神、意识、思维、情感活动等，即狭义之神。心主神志，主要是指狭义之神，与广义之神也有关系。

心主司人的精神意识思维活动。《灵枢·本神》说："所以任物者谓之心。"即指心具有接受、处理和反应外界客观事物，从而进行意识、情志活动的生理功能。任，即接受、担任；物，指客观外界事物。人的精神、意识活动，虽分属于五脏，但主要归属于心。因此，心主神志的功能正常，则精神振奋，思维清晰，反应敏捷。若心主神志功能失常，则见精神或意识思维异常，而见少寐多梦，失眠健忘，神志不宁，精神委顿，甚至谵语狂乱等。

心主宰整个人体的生命活动。人体各个脏腑组织器官虽各有不同的生理功能，但必须在心的主宰和调节下才能相互配合，共同完成整体生命活动。《灵枢·邪客》将心称为"五脏六腑之大主"。心的功能正常，人体各脏腑的功能则正常；若心神失常，神志昏乱，则脏腑失调，功能异常，诸病由生。正如《素问·灵兰秘典论》所说："故主明则下安……主不明则十二官危。"

中医学把神志活动归属于心，主要依据有三：一是在整体观思想指导下，五脏藏神主五志。即认为，人体各种生理功能包括神志活动，统属于五脏，以五脏的精气为物质基础。如《素问·宣明五气》说："心藏神，肺藏魄，肝藏魂，脾藏意，肾藏志。"即五神脏。而《素问·阴阳应象大论》亦说："人有五脏化五气，以生喜怒悲忧恐。"

二是强调心主宰神的活动。神志活动虽然分属于五脏，但五脏之中又与心的关系最为密切。由于心为君主之官，神明之府，是五脏六腑之大主，故能主宰神志活动。如《灵枢·邪客》所说："心者，五脏六腑之大主也，精神之所舍也。"《类经·疾病类》亦说："心为五脏六腑之大主，而总统魂魄，并赅志意。故忧动于心则肺应，思动于心则脾应，怒动于心则肝应，恐动于心则肾应。"进一步强调了心在神志活动中的主导作用。

三是认为血是神志活动的物质基础。神志活动所依赖的物质基础是气血，故《素问·八正神明论》说："血气者，人之神。"心主血脉，推动血液运行周身，从而维持人的整个生命活动。因此，心通过主血脉而起到了主神志的作用。

心主神志的功能正常，则人的精神振作，意识清晰，思维敏捷。如果心主神志的功能失常，则会出现相应的病理变化。如心血亏虚，心神失常，可见心悸健忘，失眠多梦，反应迟钝等，临床常用养心血、安心神的方药来治疗；若痰浊上扰、蒙蔽心窍则可见神昏痴呆、举止失常，可以豁痰开窍之品进行治疗；若是痰火内盛，扰动心神，可见神昏谵语、狂躁妄动等，可采用涤痰泻火的方药予以治疗。

（二）生理特性

1. 心为阳脏 心为阳脏，是指心居胸中，在五行属火，为阳中之太阳，故称为阳脏。即如《素问·六节藏象论》所说："心者生之本，神之变也……为阳中之太阳，通于夏气。"心以阳气为用，心阳推动血液运行，温通全身血脉，使人体生机不息。若心阳不足，既可导致血行迟缓，瘀滞不畅，又可引起精神委顿。

2. 心主通明 心主通明，是对心脏功能的概括，即心脉以通畅为本，心神以清明为要。心脉畅通，依赖于心阳的温煦和心气的推动作用。若心之阳气充沛，血运通畅，则人精神振奋，思维敏捷。故唐宗海在《血证论》中说："心为火脏，烛照万物。"若心阳不足，失于温煦，则可致血行迟缓，瘀滞不畅，出现精神委顿，神志恍惚等病证。

（三）心的系统联系

1. 心在体合脉，其华在面 脉指经脉，又称"血之府"，是约束血行，运行血液周流全身的通道。脉与心相连，内行气血，而总统于心。心气充沛，心血充盈，则脉道充实，脉象和缓有力；心气虚弱，或心血不足，则脉搏细软，或结代无力。

其华在面，是指心脏气血的盛衰可从面部的色泽表现出来。由于头面部的血脉极其丰富，全身气血皆上注于面，故心的气血盛衰及其生理病理，皆可显露于面部的色泽变化。心气旺盛，血脉充盈，则面部红润光泽。心气不足，可见面色白光白；心血亏虚，则面色无华；心脉痹阻，则面色青紫；心火亢盛，则面色红赤；心阳暴脱，可见面色苍白。

2. 心在窍为舌 舌有主味觉和语言的功能。心主血脉，手少阴之别络系舌本，而舌体血脉丰富，故舌能灵敏地反映心主血脉的功能状态。心藏神，各种感觉运动及语言表

达皆与心神有关。因此，观察舌的变化可以测知心主血脉及心藏神的功能。心的主血、藏神功能正常，则舌体红活荣润，柔软灵活，味觉灵敏，语言流利。若心血不足，则舌淡瘦薄；心火上炎，则舌红生疮；心血瘀阻，则舌质紫黯，或有瘀斑；心神失常，则见舌强、语謇，甚或失语等症。

3. 心在志为喜 心在志为喜，是指心的生理功能与精神情志的"喜"关系密切。中医学将喜、怒、思、悲、恐称作五志，分属于五脏。《素问·阴阳应象大论》说："在脏为心……在志为喜。"喜，属于对外界刺激产生的良性反应，对心脏有益。如《素问·举痛论》说："喜则气和志达，营卫通利。"但喜乐过度，则可使心神受伤，如《灵枢·本神》说："喜乐者，神惮散而不藏。"

心神太过或不及，均可产生不良影响。如精神亢奋可使人喜笑不休，精神萎靡可使人易于悲哀。正如《素问·调经论》说："神有余则笑不休，神不足则悲。"此外，心为神明之主，不仅过喜伤心，而且五志过极均可伤及心神，故《灵枢·邪气脏腑病形》说："愁忧恐惧则伤心。"

4. 心在液为汗 心在液为汗，是指汗液的生成、排泄与心的关系密切。汗是津液通过阳气的蒸化，经玄府排出的液体。《素问·阴阳别论》称为："阳加于阴谓之汗。"心主血脉，血由津液和营气所组成，血液与津液同源互化，血中的津液渗出脉外则为津液，津液通过阳气的蒸化后从玄府排出，即为汗液。故有"血汗同源""汗为心之液"之说。心血充盈，津液充足，汗化有源。汗出过多，津液大伤，必然耗及心血，而见心

悸怔忡之症。

5. 心在时为夏，在方位主南方 五脏和自然界的四时阴阳相通应，夏季天气炎热，万物生长旺盛。心脏属火，阳气最盛，为阳中之阳，同气相求，故夏季与心相应。如心阳虚衰的患者，其病情往往在夏季缓解；而阴虚阳盛之人，在夏季又往往加重。即《素问·阴阳应象大论》所说："阳胜则身热……能冬不能夏。"

心在方位主南方，是指心气与方位之南方特点相似，关系密切。古人取坐南朝北位，形成上南下北，左东右西之特点。南方地区，气候炎热，万物生长迅速，故与肝心阳温煦之象类似。天地之法，南方类火，万物之所长养。故此，常以南方、夏天之象，类比说明心主血脉，促进血行之功。正如《素问·阴阳应象大论》所说："南方生热，热生火，火生苦，苦生心，心生血。"说明南方气候火热，五味为苦，对应脏为心，心主血液。

【附】心包络

心包络，又称心包，为心脏外围之包膜，具有保护心脏，代心受邪的作用。在经络学说中，手厥阴心包经与手少阳三焦经相为表里，故心包络亦属于脏。心为人身之君主，邪不得犯，所以外邪侵袭心时，首先侵袭心包络，故心包有"代心受邪"之功用。如《灵枢·邪客》说："心者，五脏六腑之大主也，精神之所舍也。其脏坚固，邪弗能容也。容之则心伤，心伤则神去，神去则死矣。故诸邪之在于心者，皆在于心之包络。"后世医家受"心不受邪"思想的影响，多将心神失常的病证归结为心包的病变。如在温病学说中，将外感热病中出现的神昏谵语等心神失常的病理变化，称之为"热入心包"。实际上，心包受邪所出现的病证，即是心的病证，是心神失常的表现。

二、肺

肺居胸腔，左右各一，上通过气道与喉、鼻相通，故称喉为肺之门户，鼻为肺之外窍。肺在五脏六腑之中位置最高，故有"华盖"之称。肺为阳中之阴，在五行中属金，与自然界之秋气相通应。肺为"相傅之官"（《素问·灵兰秘典论》）。肺的主要生理功能是，主气司呼吸，宣发肃降，通调水道，朝百脉、主治节。肺的主要生理特性是，肺为娇脏，喜润恶燥。肺的系统联系是，在体合皮，其华在毛，在窍为鼻，在液为涕，在神主魄，在志为悲，在时为秋，在方位主西方。肺与六腑中的大肠互为表里。

（一）生理功能

1. 肺主气、司呼吸 肺主气，是指肺具有主持和调节人体之气的作用。肺主气的功能包括主呼吸之气和主一身之气两个方面。

（1）主呼吸之气 肺主呼吸之气，是指肺为体内外气体交换的重要场所，通过肺的作用，吸入清气，排出浊气，实现机体内外的气体交换。如《素问·阴阳应象大论》说："天气通于肺。"肺的呼吸功能正常，则呼吸调畅，气体得以正常交换。若肺主呼吸之气失常，则可见"肺气失宣"的鼻塞流涕、恶寒无汗，和"肺失肃降"的咳嗽、气喘等病证。

（2）主一身之气 肺主一身之气，是指肺具有主持调节全身各脏腑之气的作用。故《素问·五脏生成》说："诸气者，皆属于肺。"主要表现在两个方面：一是气的生成。肺参与全身之气的生成，特别是宗气的生成。宗气生成后聚于胸中，其运行可上至喉咙，下蓄丹田，贯注于心肺之脉。其主要功能是出喉咙助肺呼吸，贯心脉助心行血，为人体各种功能活动的动力。二是气机的调节。即对气的升降出入的调节，肺的呼气促使气机升与出；而吸气则促使气的降与入。一呼一吸，节律均匀，从而调节着全身气的升降出入。

肺主呼吸之气和肺主一身之气都依赖于肺的呼吸功能。肺的呼吸功能正常，才能吸入清气，呼出浊气，进行体内外的气体交换；也才能促进宗气的生成以及全身气机的调节。

肺主一身之气的功能失常，可影响到宗气的生成和气机的调节，而出现相应的病理变化。如清气吸入不足，宗气生成减少，助肺呼吸的功能不足，可见咳喘无力，自汗气短；而助心行血的功能减退，可导致心血瘀阻，而见胸闷刺痛；气机升降出入调节异常，可见胸闷，咳喘等症。

肺主呼吸之气与肺主一身之气有着内在联系。肺主一身之气的功能取决于肺主呼吸的功能。肺主呼吸功能正常，清气才得以正常摄入，宗气生成充足，气机才得以调畅。若肺的呼吸功能失常，气体出入受阻，则会影响全身之气的生成和运行。反之，肺主一身之气功能失常，宗气不足，也可导致肺的呼吸功能的异常。

2. 肺主宣发肃降 肺主宣发，是指肺气具有向上升宣和向外布散的作用；肺主肃降，是指肺气向下的通降和使呼吸道保持洁净通畅的作用。宣发，即宣布和发散；肃降，即清肃下降。肺的各种功能活动，也多依赖于肺的宣发肃降来实现。

肺主宣发的生理功能，主要体现在三个方面：一是呼出体内浊气。通过肺气向上向外运动，将体内产生的浊气经口鼻排出体外。二是向上向外布散水谷精微。肺将脾所转输的津液和部分水谷精微向上向外布散，外达肌腠皮毛，并随津液化为汗液，排出体外，以滋润肌肤。三是宣发卫气。卫气通过肺的宣发作用布散全身，外达肌表，以发挥其温分肉、充皮肤、肥腠理、司开阖的作用。若肺失宣发，则见呼吸不畅、胸闷喘咳、恶寒无汗等症状。

肺主肃降的生理功能，主要体现在以下三个方面：一是吸入自然界之清气。通过肺气向内向下的运动，吸入自然界的清气并向下布散。二是向下向内输布水谷精微。将脾转输至肺的水谷精微向下向内布散，以滋润五脏六腑，并将多余水液下达膀胱。三是肃清呼吸道异物。肺气的肃降作用，能及时清肃肺和呼吸道的异物，使呼吸道保持洁净通畅。若肺失肃降，则可出现胸闷咳痰、喘促气逆急等症。

肺的宣发与肃降，是相反相成的运动，生理上互相联系，病理上互相影响。只有肺的宣发正常，体内的浊气才能彻底排出，而自然界的清气才得以顺利吸入。同样，肺的肃降正常，呼吸道保持洁净、通畅，则浊气才得以顺利排出。所以，肺气失宣发，可致肃降不利；反之，若肺失肃降，可导致宣发失常，二者互为因果，终致肺失宣降。

3. 肺主通调水道 肺通调水道，是指肺通过宣发和肃降作用对于体内水液的运行、输布和排泄起着疏通和调节作用。通，即疏通；调，即调节；水道，即水液运行、输布和排泄的道路。肺的宣发使水液向上向外布散，外达皮毛肌腠，并通过汗和呼吸排出体外；肺的肃降作用，使水液向下向内输送，通过肾的气化，化为尿液，排出体外。

由于肺位于人体的上焦，肺的宣发肃降作用对于体内津液代谢起着重要的调节作用，故有"肺为水之上源""肺主行水"之说。如肺的宣发或肃降功能失常，水道失于通调，水液代谢障碍，即可见尿少、水肿，临床常在利水药中加入适量的宣降肺气之品进行治疗，称之为"宣肺利水"或"提壶揭盖"，这即是肺主通调水道理论在临床上的具体应用。

4.肺朝百脉、主治节　肺朝百脉，是指全身的血液都经百脉会聚于肺，经过肺的呼吸，进行体内外的气体交换，然后将富有清气的血液输送到全身。朝，朝向、聚会；百脉，指许多经脉。肺朝百脉的生理意义有两个方面：一是气体交换。因全身的气血均通过经脉汇聚于肺，通过肺的呼吸，呼出浊气，吸入清气，清气又随着血液流布全身，维持人体的生命活动。二是助心行血。血液的运行要靠气的推动，肺朝百脉，将肺气散布于血液之中，可以辅佐心脏，推动血液的运行。若肺气虚损，清气吸入减少，宗气生成不足，助心行血功能减退，可导致心血瘀阻而见胸闷刺痛、唇舌青紫等症。

肺主治节，是指肺通过调控气、血、津液而起到调节全身生理活动的作用。如《素问·灵兰秘典论》说："肺者，相傅之官，治节出焉。"肺主治节主要表现在四个方面：一是调节呼吸运动。肺主呼吸，肺有节律的一呼一吸，治理调节全身的呼吸运动。二是

调节全身气机。随着肺的宣发肃降，治理调节全身的气机，即气的升降出入运动。三是调节血液的运行。通过肺朝百脉和气的升降出入运动，辅助心脏，治理和调节血液的运行。四是调节津液代谢。通过肺的宣发和肃降，治理和调节全身水液的运行、输布和排泄。由此可见，肺主治节，是对肺的主要生理功能的总概括。

应当指出，肺主治节与肺主气、主宣发肃降及通调水道等，不是同一层次的具体生理功能，而是对肺诸生理功能的高度概括，其生理、病理及临床意义体现在肺的具体功能中。

（二）生理特性

1.肺为娇脏　肺为娇脏，是对肺的生理病理特征的概括。肺叶娇嫩，不耐寒热，易被邪侵，称为娇脏。肺外合皮毛，开窍于鼻，与天气直接相通，外感六淫，侵袭人体，无论从口鼻还是皮毛而入，均易犯肺而为病。

2.肺喜润恶燥　肺性喜清润，而恶干燥。燥邪最易耗伤肺津，引起各种肺燥的病证，如口鼻干燥、皮肤干燥，或干咳少痰、咽干音哑等等。

（三）肺的系统联系

1.肺在体合皮，其华在毛　肺在体合皮，其华在毛，也称为肺主皮毛，是指肺与皮毛相互为用，共同发挥温煦肌体、卫护肌表、防御外邪的作用。皮毛，包括皮肤、腠理、毫毛等，是一身之表，具有防御外邪，调节津液代谢，辅助呼吸的作用，依赖于肺卫调节与津液的润泽。

首先，肺气宣散卫气于皮毛，以发挥其温分肉，充皮肤，肥腠理，司开阖及防御

外邪侵袭的作用。其次，肺气宣发，输精于皮毛，即将水谷之精和津液布散于全身皮毛肌腠以滋养光泽。若肺气虚，可致卫表不固而见自汗或易感冒，或皮毛失濡而见枯槁不泽。反之，皮毛受邪，亦可内合于肺。如寒邪束表，卫气被遏，除见恶寒无汗、头身疼痛、脉浮紧等症外，亦可内伤及肺脏，使肺失宣降，而见胸闷咳喘等症。

另外，皮毛可以宣散肺气，协助调节呼吸。《黄帝内经》把汗孔称作"玄府"，又叫"气门"，皮毛排泄汗液，汗液通过玄府排出体外，同时也具有宣散肺气的作用。如寒邪客表可见恶寒无汗、胸闷、头身疼痛、发热脉紧等肺失宣降的症状。

2. 肺在窍为鼻 肺在窍为鼻，是指肺的呼吸功能及气血盛衰活动可反映于鼻。鼻为呼吸之气出入的通道，与肺直接相连，所以称鼻为肺之窍。鼻的通气和嗅觉功能，全赖于肺气的宣发作用。肺气宣畅，则鼻窍通利，呼吸平稳，嗅觉灵敏；肺失宣发，则鼻塞不通，呼吸不利，嗅觉失灵。《灵枢·脉度》中说："肺气通于鼻，肺和则鼻能知臭香矣。"临床上常将鼻的病变从肺论治，如鼻塞流涕、嗅觉失常等病证，多用辛散宣肺法治疗。

喉亦为肺之门户，为呼吸之气出入之道，又是发音的主要器官。肺之经络上通于喉，喉的通气和发音与肺的关系密切。若肺气宣畅，则呼吸通利，声音洪亮；肺气不足，鼓动无力，则声音低微。若肺阴不足，虚火内盛，则咽喉隐痛，声音嘶哑；邪热壅肺，则咽喉肿痛，声音重浊，甚则失音。故有"金破不鸣""金实不鸣"之称。

3. 肺在神为魄，在志为悲 肺在神为魄，是指魄的表现正常与否与肺关系密切。道家有"三魂七魄"之说，如道书《云笈七签》所说的七魄是：尸狗、伏矢、雀阴、吞贼、非毒、除秽、臭肺，皆"身中之浊鬼也"。《灵枢·本神》说："并精而出入者谓之魄。"魄是人类精神活动之一，是以精为物质基础的与生俱来的生理本能。人身非条件反射性的感觉和动作，如呼吸、视觉、听觉、眨眼、排便等，都是魄的功用。魄为肺之神，是神的重要组成部分，受心神主宰，肺藏魄，更是神的外在体现。正如《类经·脏象类》所言："魄之为用，能动能作，痛痒由之而觉也。"若肺气不足，影响魂魄的功能，则可见呼吸、听觉、视觉、饮食、排便等功能异常。

肺在志为悲（忧），是指肺的生理功能与悲忧等情志有关。悲指对过去的事情悲伤，忧指对未来事情的担忧。悲忧的情志变化虽略有不同，但对人体的生理影响大致相同，因此悲忧同属于肺志。悲忧是人体对不良的情志刺激，一般情况下并不导致人体发病。但过度悲哀或过度忧伤，可使人体之气不断消耗。如《素问·举痛论》说："悲则气消。"悲伤过度，可出现呼吸气短等肺气不足的现象。反之，肺气虚时，机体对外来非良性刺激的耐受能力下降，则易于产生悲忧的情绪变化。

4. 肺在液为涕 肺在液为涕，是指鼻涕多少可反映肺的生理病理状态。涕为鼻之分泌液，有润泽鼻窍的作用。涕液由肺津所化，由肺气的宣发作用布散于鼻窍，《素问·宣明五气》说："五脏化液……肺为涕。"在正常情况下，涕液可润泽鼻窍而不会外流。病理情况下，常见鼻液分泌的异常。若寒邪袭肺，则鼻流清涕；风热犯肺，则鼻流浊涕；燥邪犯肺，则见鼻干而痛。

5.肺在时为秋，在方位为西方　五脏与自然界四时阴阳相通应，秋令气燥，暑去而凉生，草木皆凋。而人体肺脏主清肃下行，为阳中之阴，与秋同属于五行之金，同气相求，故肺在时为秋。秋季气候多清凉干燥，而肺为清虚之脏，喜润恶燥，故燥易伤肺，而见干咳无痰、口鼻干燥、皮肤干裂等症。

肺在方位主西方，是指肺的主要生理功能与方位之西方的特点相似，关系密切。西方地区，地高凌居，气候凉爽，万物收敛，与肺气肃降之象类似。故此，常以西方、秋天之象，类比说明肺主宣降之功。正如《素问·阴阳应象大论》所云："西方生燥，燥生金，金生辛，辛生肺，肺生皮毛。"说明肺与西方、燥、金、辛、皮毛有密切关系。

三、脾

脾居中焦，位膈膜之下，形如刀镰。《素问·太阴阳明论》说："脾与胃以膜相连。"《难经·四十二难》中记载："脾重二斤三两，扁广三寸，长五寸，有散膏半斤，主裹血，温五脏，主藏意。"所谓"散膏半斤"，清代中西医汇通派医家张锡纯明确指出是胰，也就是现代医学解剖学中的胰腺。据此，就脏器部分而言，中医所述的脾包括了脾脏和胰腺。脾的主要生理功能是：主运化，主升清，主统血，为后天之本，气血生化之源。脾的生理特点是：喜燥恶湿，居中央灌四旁。脾的系统联系是：在体合肌肉、主四肢；在窍为口，其华在唇；在神为意，在志为思；在液为涎；在时主长夏、旺于四时，在方位主中央。与六腑之胃构成表里关系。

（一）生理功能

1.脾主运化　脾主运化，是指脾具有将水谷化为精微，将精微物质吸收并转输全身的生理功能。包括运化水谷和运化水液两个方面。

（1）运化水谷　是指脾对饮食物的消化吸收和对精微物质的转输作用。饮食物进入胃，经胃的受纳腐熟，进而下传小肠作进一步的运化吸收。此过程必须依赖脾气的作用，才能将饮食物化为精微，精微物质再经脾气的作用由小肠吸收。被吸收的精微物质，一方面由脾上输心肺，化生气血，以营养全身；另一方面由脾气的散精作用，直接转输至全身，发挥其营养作用。

脾的运化功能正常，称为"脾气健运"。脾气健运，则气血生化有源，脏腑经络、四肢百骸以及筋肉皮毛等组织，得到充足的营养，而发挥其生理功能。脾的运化功能减退，称为"脾失健运"，一方面表现为对饮食物的消化功能减弱，出现纳呆不饥、腹胀便溏等症；另一方面表现为对水谷精微的吸收不足，气血生化乏源，出现精神萎靡、倦怠乏力、头晕眼花、形体消瘦等症。临床多从健养气，补养气血进行治疗。

（2）运化水液　是指脾对水液的吸收和输布作用。水饮入于胃，在脾的作用下将水液化为津液，并吸收之；再经脾的转输作用，将津液输布至全身脏腑组织，以发挥其滋润濡养作用。脾主运化，还可将多余水液及时上输于肺，经过肺的宣发肃降，以及肾的气化作用，将之化为汗与尿，排出体外。由于脾居中焦，为气机升降之枢，因此脾在人体水液代谢过程中起着重要的调节作用。脾气健运，水液吸收输布正常，脏腑组织得以濡润，多余之水则及时排出，从而维持人体水液代谢的平衡。若脾失健运，水液吸收输布障碍，致水液停聚，则见水湿痰饮，甚至水肿等病理产物。因此有"脾虚水肿""脾虚生湿"和"脾为生痰之源"之说，故《素问·至真要大论》曰："诸湿肿满，皆属于脾。"临床多从健脾利湿或培土制水来论治。

运化水谷和运化水液，是脾主运化的两个方面，二者同时进行，生理上相互联系，病理上相互影响，临床上常常同时并见。

人生之后，全身生命活动的维持源于气血津液，气血津液则源于饮食水谷，而饮食物的运化以及水谷精微的吸收布散则依赖于脾的运化功能，故称脾为"后天之本""气血生化之源"。为此，在养生防治中强调，饮食营养全面适度，而且要注意顾护脾胃。脾气健运，则气血充盛，正气充足，人体不易受邪，即《金匮要略·脏腑经络先后病脉证》所谓"四季脾旺不受邪"。若脾失健运，则气血亏虚，正气不足，人体易感邪受病，如元·李杲《脾胃论·脾胃盛衰论》所说："百病皆由脾胃衰而生也。"

2.脾主升清 脾主升清，是指脾气可将水谷精微上输心肺、头目，并通过心肺的作用，化生气血，以营养全身的功能。升，指上升；清，即水谷精微。脾气的运动特点以上升为主，主要包括升输精微和升举内脏两个方面。

（1）升输精微 是指脾具有将水谷精微上输心肺，通过心肺的作用化生气血，以营养全身的作用。脾之升清与胃之降浊相对而言，清·叶桂《临证指南医案·脾胃门》说："脾宜升则健，胃宜降则和。"二者升降相因，相反相成。脾升胃降，相互协调，则水谷精微上输、布散，糟粕下行、排出，各行其道。若脾气虚弱，清气不升，则头目清窍失养，可见头目眩晕，神疲乏力；清气在下，可见腹部坠胀，泄泻便溏。浊气不降，停滞于中，可见脘腹胀满，大便秘结；逆而向上，则见呃逆嗳气、恶心呕吐等症。正如《素问·阴阳应象大论》所说："清气在下，则生飧泄，浊气在上，则生䐜胀。"

（2）升举内脏 是指脾具有维持内脏位置的相对稳定，防止下垂的作用。脾气上升是防止内脏位置下垂的前提，脾胃气机升降相因，协调平衡，是维持内脏位置相对恒定的重要条件。若脾气亏虚，升举无力，反而下陷，而见腹部坠胀，便意频繁，或见胃下垂、子宫脱垂、脱肛等内脏下垂的病证，称为中气下陷，临床常以健脾升提之方药进行治疗。

3.脾主统血 脾主统血，是指脾气有统摄血液运行于脉中，不使其逸出于脉外的作用。统，即统摄，控制。脾统血，《难经·四十二难》称为"脾裹血"。明·薛己《薛氏医案》指出："心主血，肝藏血，亦能统摄于脾。"脾统血的机理有二，一是脾藏营。营为水谷之清气，化生于中焦，行于脉中，与津液相合构成血液，善行不息，脾能收摄营气，故可防止血逸脉外。二是气能摄血，是气的固摄功能的体现。脾气健运，一身之气化生充足，气足则固摄有权，血行脉中，而不外逸。若脾失健运，气生无源，则固摄乏力，血不归经，逸出脉外，常见便血、尿血、崩漏、齿衄、肌衄等，称为脾不统血，临床常用健脾益气摄血之法治疗。

（二）生理特性

1. 脾喜燥恶湿 脾喜燥恶湿与胃喜润恶燥是相对而言。脾为太阴湿土之脏，主运化水液，脾气健运，水液得以正常输布，无水湿痰饮等病理产物停聚之患，故脾喜燥恶湿。若脾失健运，运化水液的功能障碍，水湿痰饮内生；外湿侵袭，也易困脾，造成脾失健运。脾气干燥而不为水湿所困，是脾气健运的前提。临床上，对脾虚生湿者，应以健脾利湿；对湿邪困脾者，当用芳香醒脾之法，正所谓"治湿不治脾，非其治也。"

2. 脾居中央灌四旁 脾在五行属土，在方位居中央。在河图五行模式中，肝肺心肾分主东西南北四方，而脾居中央，与四脏相连，即如《素问·太阴阳明论》所说："脾者土也，治中央。"脾主运化，化生水谷精微，除上输心肺，化生气血，布散全身外，还可直接向四周脏腑进行布散，故《素问·玉机真脏论》说："脾脉者土也，孤脏，以灌四旁者也。"另外，脾胃居中焦，为气机升降之枢，无论肝肺气机的升降相合，还是心肾水火的既济相交，皆须依赖脾胃气机升降的协调。

（三）脾的系统联系

1. 脾在体合肌肉，主四肢 脾在体合肌肉，是指全身的肌肉，都要依靠脾胃所化生的水谷精气来充养。脾气健运，肌肉才能丰满、壮实。脾主运化，其升清和散精作用将水谷精微输送至四肢，以维持四肢正常生理活动。肌肉有保护内脏、抗御外邪和主司运动的功能。四肢与躯干相对而言，是人体之末，故又称"四末"，具有主管运动和支撑身体的作用。脾主运化，将水谷化为精微，并将水谷精微转输至四肢，以充养肌肉。脾气健运，水谷精微充足，则肌肉丰满壮实，四肢强劲有力；若脾失健运，水谷精微的生成不足，或转输障碍，肌肉四肢失养，则肌肉消瘦，四肢无力，甚至萎废不用。

2. 脾在窍为口，其华在唇 脾开窍于口，是指脾的生理和病理状况，可由口反映出来。口为水谷入胃的入口，具有接纳饮食、辨别五味、分泌涎液等功能，脾与胃相合，由于脾脉"连舌本，散舌下"，胃脉"夹口，环唇"，故人的食欲、口味等与脾的运化功能密切相关。脾气健运，则食欲旺盛，口味正常。如《灵枢·脉度》所说："脾气通于口，脾和则口能知五谷矣。"若脾失健运，湿浊内生，可见食欲不振、口淡无味，或口甜口腻等症。

脾其华在唇，是指口唇的色泽能反映脾的功能的盛衰。唇由肌肉构成，赖脾运化的水谷精微及化生的气血以营养。《素问·五脏生成》说："脾之合肉也，其荣唇也。"《灵枢·五阅五使》说："口唇者，脾之官也。"脾气健运，气血充盈，则唇红光泽；脾失健运，则气血不足，则唇淡无泽。

3. 脾在神为意，在志为思 脾在神为意，是指脾与五神之意关系密切。意，即意愿、意念，是指将从外界获得的知识经过思维取舍，保留下来形成回忆的印象，如《灵枢·本神》所说："心有所忆谓之意。"神虽由先天之精而成，但后天化生的气血是维持神志活动的基本物质。脾气健旺，气血充盛，则能养神，意为脾所藏，思为脾之志，表现为思路清晰、意念丰富、记忆力强。

脾在志为思，是指脾的生理功能与思虑密切相关。思，即思虑，是以脾主运化的水谷精微为物质基础。脾气健运，水谷精微充足，气血旺盛，则思虑正常。若思虑过度，或所思不遂，常会影响气血运行，导致脾气郁结，运化失常，而见纳呆不饥、脘腹胀满、头目眩晕等症。思虽为脾志，但与心神亦有关，即所谓"思出于心，而脾应之"。

4. 脾在液为涎 脾在液为涎，是指涎液的分泌与病变与脾的功能关系密切。涎为口津中较清稀的部分，又称"口水"，具有保护和润泽口腔，助脾运化的作用。在进食与咀嚼时，涎液产生，以助饮食物的吞咽和消化。涎由脾精所化，故《素问·宣明五气》说"脾为涎"。脾气健运，涎液化生正常，上行润口，而不溢于口外。若脾气虚弱，气不摄津，可造成口干涎少，或涎液过多，口角流涎等症。

5. 脾在时为长夏、旺四时，在方位主中央 脾在时为长夏，是指脾的功能与长夏特点相类似。五脏应四时，脾与"长夏"（即阴历六月）相通应。长夏之季，中原地带多气候炎热，雨水较多，天气下迫，地气上腾，湿热蕴蒸，万物华实，恰合土生万物之象。脾主运化，化生气血，以奉生身，与长夏同气相求而相通应。长夏之湿虽主生化，若湿性太过，反困其脾，使脾气不运。故至夏秋之交，湿热交争，脾虚之人，易为湿伤，变生百病。

另有"脾旺四时"之说，即脾主四季之末的各十八日，表明四时之中皆有土气，而脾不独主一时。人体生命活动的维持，依赖脾胃所化生的水谷精微的充养；心肺肝肾的生理功能，皆赖脾气及其化生的精微物质的供养。脾气健运，则四脏得养，功能正常发挥，人体康健；反之，脾失健运，气血不足，则脏腑失养，百病由生。

脾在五行属土，在方位居中央。在中土五行模式中，肝肺心肾分主东西南北四方，而脾居中央，与四脏相连，即如《素问·太阴阳明论》所说："脾者土也，治中央。"脾主运化，化生水谷精微，除上输心肺，化生气血，布散全身外，还可直接向四周脏腑进行布散，故《素问·玉机真脏论》说："脾脉者土也，孤脏，以灌四旁者也。"另外，脾胃居于中焦，为气机升降之枢，无论肝肺气机的升降相合，还是心肾水火的既济相交，皆须依赖脾胃气机升降的协调。

四、肝

肝位膈膜下，右胁之内。肝的主要生理功能是：主疏泄，主藏血。肝的生理特性是：肝为刚脏，肝气主升。《素问·灵兰秘典论》说："肝者，将军之官，谋虑出焉。"肝在五行属木，为阴中之阳。肝的系统联系是：肝在体合筋，其华在爪；在窍为目，在液为泪；在神为魂，在志为怒；在时为春，在方位主东方。与六腑之胆相表里。

（一）生理功能

1. 肝主疏泄 肝主疏泄，是指肝具有维持全身气机疏通畅达，通而不滞，散而不郁的生理功能。疏，即疏通、畅达；泄，即宣通、发散。肝主疏泄是维持肝脏本身及相关脏腑的功能协调的重要条件，主要表现在以下几个方面。

（1）调畅全身气机 气机，即气的升降出入运动。机体脏腑、经络、形体、官窍的功能活动，全赖于气的升降出入运动。由于肝气的生理特点是主升、主动，故能促进全身气机的疏通、畅达。因此，肝的疏泄功能，对各脏腑经络之气升降出入的协调平衡，起着重要的调节作用。正如清·周学海在《读医随笔》中所说："凡脏腑十二经之气化，皆必籍肝胆之气化以鼓舞之，始能调畅而不病。"肝的疏泄功能正常，则气机调畅，气血和调，经络通利，脏腑、形体、官窍等的功能活动协调一致。

若肝失疏泄，主要出现以下两方面：一是疏泄不及，常因情志抑郁，肝气不舒，气机不得畅达，形成气机郁结的病理变化，多见胸闷，善太息，胸胁、乳房或少腹胀痛等症，又称为肝气郁结；二是疏泄太过，常因暴怒，或气郁化火，导致肝气亢逆，升发太过，或气火上逆，多见头目胀痛，面红目赤，胸胁乳房胀痛等症，又称肝气上逆。

（2）促进血行津布　气无形而动，血与津液有形主静，血的运行和津液的代谢，有赖于气机的调畅。人体的气血相依相随，运行不息，气为血之帅，气行则血行。肝主疏泄，调畅气机，促进血行，因此全身血的运行，有赖于肝气的条达舒畅。肝主疏泄功能正常，气机调畅，则血运通达，经脉通利，脏腑和调。若肝气郁结，则血行不畅，发为瘀血，出现胸胁刺痛，甚至癥积肿块，或女子经行不畅、经行疼痛，甚至经迟、经闭等。若肝气上逆，血随气逆，可见吐血、咯血，甚则卒倒昏厥，或见女子月经过多、崩漏不止等症。如《素问·调经论》所言："血之与气，并走于上，则为大厥，厥则暴死，气复反则生，不反则死。"

人体的津液代谢与肝主疏泄也密切相关。津液的输布依赖于气的推动作用，气机调畅，升降出入正常，津液得以正常输布与排泄，即气能行津。肝主疏泄，调节三焦水道，可促进津液的运行，而无聚湿生痰

之患。若肝失疏泄，气机郁结，则致津行障碍，而致水湿痰饮，或见水肿、痰核等病症。

（3）促进脾胃运化　脾气以升为健，胃气以降为和，脾胃的运化功能，主要体现在脾胃之气的升降相因，平衡协调。肝主疏泄对脾胃运化的调节，主要表现在两个方面，一是调节脾胃气机的升降。肝气疏泄，调畅气机，有助于脾胃之气的升降，促进脾胃的运化功能。二是调节胆汁的分泌与排泄。饮食物的消化吸收依赖于胆汁的促进作用，而胆汁的分泌和排泄则依赖肝主疏泄的功能。肝的疏泄功能正常，全身气机调畅，则胆汁分泌与排泄正常。若肝失疏泄，肝气郁结，或肝气上逆，胆汁分泌与排泄失常，可导致胆汁郁滞，而见纳呆腹胀，口苦黄疸，或厌食油腻等症。若肝失疏泄，导致脾失健运，纳食不化，出现胸胁胀满，腹痛泄泻等症，称为"肝气乘脾"，或"肝脾不调"，治宜疏肝健脾；若肝失疏泄，导致胃失和降，可见脘痞纳呆，恶心呕吐，或嗳气泛酸等症，称为"肝气犯胃"或"肝胃不和"，治宜疏肝和胃，或平肝健胃。

（4）调畅情志活动　情志，包括七情与五志，包括人的情感、情绪、认识等，是精神活动的一部分。情志活动分属五脏，由心主宰，与肝的联系十分密切。人体情志活动以五脏功能为基础，而五脏的功能，又有赖于气机的调畅和血的正常运行。肝的疏泄功能正常，则气机调畅，血行畅通，气血和调，因而能使人精神愉快，心情舒畅。肝失疏泄，气血运行不畅，则见情志异常：若疏泄不及，即肝气郁结，可见抑郁不乐，多疑善虑，胸闷太息等症；若疏泄太过，肝气上

逆，或肝郁化火，常见急躁易怒，心烦失眠，情绪易于激动等症。反之，情志活动异常，亦可影响肝的疏泄功能，导致肝气郁结或肝气上逆等病理变化。所以临床治疗情志病，常用疏肝理气、调畅气机之法。

（5）调节男精女血 指男子的排精、女子的月经，与肝主疏泄功能密切相关。精的闭藏在肾，疏泄在肝，二者藏泄相关，相反相成。正如朱震亨在《格致余论·阳有余阴不足论》所说："主闭藏者肾也，司疏泄者肝也。"肝的疏泄功能正常，气机调畅，则精液排泄通畅有度；若肝失疏泄，气机郁结，则表现为排精不畅；而肝气亢逆，又可发生遗精、早泄。

女子的行经是一个复杂的生理过程，须依赖肝之疏泄与肾之闭藏之间，相反相成的协调作用。气机调畅是女子行经通畅有度的重要条件，因此，女子行经也受肝之疏泄功能的影响。肝气疏泄功能正常，则经期正常，经行通畅；若肝失疏泄，气机失调，则见经期异常，或经行不畅，或经行腹痛经等证。因此，临床上对于月经不调之证，疏肝理气为常用之法。肝气疏泄对女子月经与生殖尤为重要，故有"女子以肝为先天"之说。

肝的疏泄功能，有调畅气机、促进血行津布、调畅情志、促进脾胃运化等多方面的生理作用，但其中最主要的是调畅气机。因为气的升降出入运动，是人体生命活动最基本的形式，升降出入的协调平衡，是维持气血津液正常运行和脏腑功能协调的基本条件。而且，肝调畅情志、促进脾胃运化等作用，都以调畅气机为前提。所以说调畅气机是肝主疏泄功能中最主要的生理作用。

2.肝主藏血 肝藏血，是指肝有贮藏血液、调节血量的功能。《灵枢·本神》说："肝藏血，血舍魂。"肝藏血的功能主要体现在以下三个方面：

（1）贮藏血液 肝能贮备大量的血液，一方面供养机体各脏腑组织；另一方面，则可濡养肝脏本身，保持肝体柔和，维持肝的疏泄功能正常，又可以防止出血。如果肝的藏血功能减弱，不仅可出现血虚不足，无以濡养脏腑组织的表现，还可以导致出血症状。

（2）调节血量 肝气能根据生理需要，将肝中所贮之血，重新调节分配。人体各部分所需血量，是随着机体活动量的增减、情绪的改变、气候的变化等因素而进行自我调节的。如当机体剧烈活动或情绪激动时，需求血量相应增加，肝能把贮藏之血通过肝气的疏泄作用，输布到相应的部位，以保证机体活动所需。《素问·五脏生成》说："肝受血而能视，足受血而能步，掌受血而能握，指受血而能摄。"当人体安静或情绪稳定时，机体各部，特别是肝外之血需求相应减少，多余之血则归藏于肝。《素问·五脏生成》说："人卧血归于肝。"唐代医家王冰注释曰："肝藏血，心行之，人动则血运于诸经，人静则血归于肝脏。"

肝调节血量，是在肝主藏血和肝主疏泄功能的共同作用下完成的。肝血充足，机体脏腑组织得养，而血的输送又依赖肝的疏泄功能。只有疏泄有度，气机调畅，血才能正常出入，使之"归于肝脏"或"运于诸经"，以有效地调节血量。

（3）防止出血 肝主藏血，还有收摄、约束血液，防止血逸出脉外的作用。肝气充足，收摄有力，藏血正常，而无出血之患。若肝气亏虚，藏血失常，收摄无力，或肝火旺盛，灼伤脉络，迫血妄行，皆可导致各种出血。

（二）生理特性

1. 肝为刚脏 肝为刚脏，是指肝喜条达，阳气用事，其气易上亢逆乱的特性。肝在五行属木，木性曲直，冲和条达、伸展舒畅。肝气主升主动，有木的喜条达而恶抑郁之性，故此《素问·灵兰秘典论》称肝为"将军之官"。肝病常表现为肝气升动太过，如肝气上逆、肝火上炎、肝阳上亢等，临床多出现头眩目晕、烦躁易怒、筋脉拘挛、四肢抽搐，甚则角弓反张等症。临床常用镇肝平肝之法治疗，亦可以柔克刚，以合木曰曲直之性。

肝为刚脏与肺为娇脏是相对而言的，刚脏与娇脏刚柔相济，则阴阳和调，气机升降有序。若肝气升动太过，则肺气肃降不及，临床可见咳嗽气喘，两胁灼痛等，"左升太过，右降不及"的病理变化。

2. 肝主升发 肝主升发，是指肝具有主持气上升、发泄的功能，对全身气机的疏通，畅达具有重要的作用。肝在五行属木，通于春气，春为四季之始，阳气始发，内孕生升之机，以推动自然万物之生长变化。肝气通于春，肝气升发能启动诸脏，而生机不息。肝气对气机的影响，主要表现为升举和疏通之用。肝升肺降，气之升降出入协调平衡，脏腑经络之气调畅，生命活动得以正常进行。

（三）肝的系统联系

1. 肝在体合筋，其华在爪 肝在体合筋，是指全身的筋膜有赖于肝血的滋养，肝血充盛，筋膜才能强韧健壮。筋，即筋膜，有连接关节肌肉，主司运动和保护内脏等功能。筋有赖于肝血的滋养，才能发挥其正常的功能。故肝血充足，筋膜得养，则筋力强健，运动灵活，并能耐受疲劳，迅速消解疲劳。若肝血不足，筋失所养，则运动力弱，活动不灵，易于疲劳，所以《素问·六节藏象论》称肝为"罢极之本"。临床上，许多筋的病变都与肝有关，如肝血不足，血不养筋，可见肢体麻木、屈伸不利，或手足震颤等肝风内动之证；而邪热过盛，燔灼肝经，而见四肢抽搐、角弓反张等肝风内动之证。治疗也多从肝着手，故《素问·至真要大论》说："诸风掉眩，皆属于肝。"

肝其华在爪，是指爪甲的色泽形态能反映肝的功能。爪，即爪甲，包括指甲和趾甲，为筋之延续，故有"爪为筋之余"之说。爪甲有赖肝血的濡养，肝血充足，爪得所养，则爪甲坚韧，红润光泽；若肝血不足，爪甲失养，则爪甲萎软而薄，淡白枯槁，甚则变形、脆裂。

2. 肝在窍为目 肝在窍为目，是指肝的功能可以通过眼目表现出来。目，又称"精明"，为视觉器官，具有视物功能。目之功能与五脏均有关联，但与肝的关系最为密切。肝脉上连目系，其视物功能有赖于肝血濡养。肝血充足，肝气调和，视物清晰。若肝血不足，目失所养，则视物不清，两目干涩，甚或夜盲；肝经风热，则目赤痒痛；肝火上炎，则目赤肿痛；肝阳上亢，可见头目眩晕；肝风内动，则目睛上吊，两目斜视；肝胆湿热，熏蒸于目，则白睛发黄。由于目与肝在生理病理上关系密切，所以临床上治疗目疾主要从肝论治。

《灵枢·大惑论》曰："五脏六腑之精气，皆上注于目而为之精……目者，五脏六腑之精也。"目之视物功能，还有赖于五脏六腑之精的濡养，《黄帝内经》将目分属五脏，如白睛属肺，黑睛属肝，瞳仁属肾，眼胞属脾，两眦血络属心，这是后世中医眼科"五轮学说"的理论基础。

3. 肝在神为魂，在志为怒　肝藏魂，是指目与五神之魂关系密切。魂，是指伴随心神活动而做出的思维意识活动，包括梦寐、恍惚及梦游等。正统道教有"三魂七魄"之说，三魂，即胎光、爽灵、幽精，又称为"天魂、地魂（或识魂）、人魂"，或"主魂、觉魂、生魂"等。如《灵枢·本神》说："随神往来者谓之魂。"正常的精神情志活动以气机调畅，气血平和为基本条件。肝疏泄气机，调节血量，对维持全身气血的疏通畅达，保持心情开朗舒畅，起着重要的调节作用。肝通过调畅气机，调节血量，贮藏血液，涵养肝魂，参与思维、思考、谋虑等精神活动，辅心完成主神的功能。若肝血不足，则见入眠困难，睡眠多梦，或睡后易醒，或见梦游等魂不守舍之证。如清·唐宗海《血证论》所说："血不养肝，火扰其魂，则梦遗不寐。"

肝在志为怒，是指肝的功能与怒志关系密切。怒本情之正，为七情之一，以肝血为物质基础，与肝主疏泄密切相关。肝血充足，肝气平和，虽受外界刺激，仍怒而不过，有所节制。若肝血不足，不能涵养怒志，或肝阴不足，肝阳偏亢，则稍有刺激，即怒不可遏。同时，肝之气机疏泄，对维持情绪也十分重要，故《素问·藏气法时论》说："肝病者……令人善怒。"怒在一定限度

内的情绪发泄，使肝之气机得以疏泄，对维持机体的生理平衡有重要意义。但大怒、暴怒，或郁怒不解，对于机体则是一种不良刺激。大怒暴怒，可导致肝气上逆，血随气升，而见头痛头晕，甚或中风昏厥。如《素问·生气通天论》说："阳气者，大怒则形气绝，而血菀于上，使人薄厥。"郁怒则使肝气郁结，进而引起血和津液运行障碍，导致痰饮瘀血等证。临床治疗，郁怒者，应以疏肝解郁之法；大怒者，当以平肝降逆之法。

4. 肝在液为泪　肝在液为泪，是指泪的多少与病变能够反映肝的功能。泪具有濡润眼目和清洁眼目的功能。肝开窍于目，肝之功能正常，泪液分泌适量，濡润眼目而不外溢。若肝之阴血不足，则泪液分泌减少，两目干涩，或视物不清；而肝经热盛，则见目赤肿痛，迎风流泪等症。

5. 肝在时为春，在方位主东方　肝在时为春，是指肝气与四时之春相通应。春为一年之始，阳气始生，万物勃发，欣欣向荣。而肝主疏泄，喜条达而恶抑郁，为"阴中之少阳"，故与春气相通。春季天气转暖，而风气偏胜，人体之肝气应之而旺，故肝气偏旺、肝阳偏亢或脾胃虚弱之人，在春季易致复发或加重。而春季多风，风属木，故风气通于肝，临床上凡动摇不定、善行数变的病证，多称为"肝风"。

肝在空为东方，是指肝气与方位之东方特点相似，关系密切。东方地区，滨海傍水，又日出东方，万物生长，故与肝气升发之象类似。天地之法，东方为春，万病始生之方也。故此，常以东方、春天之象，类比说明肝主疏泄，调畅气机，促进气血通畅之功。

五、肾

肾居腰部，脊柱两侧，左右各一，《素问·脉要精微论》说："腰者，肾之府。"肾的主要生理功能是：主藏精，主水，主纳气。肾又被称为先天之本、封藏之本。《素问·灵兰秘典论》说："肾者，作强之官，伎巧出焉。"肾的系统联系是：肾主骨生髓，其华在发；开窍于耳及二阴；在液为唾；在神为志，在志为恐；在时主冬，在方位主北方。与六腑之膀胱构成表里关系。

（一）生理功能

1. 肾藏精，主生长发育与生殖

（1）肾主藏精　是指肾具有贮存、封藏人身精气的生理功能。《素问·六节藏象论》说："肾者，主蛰，封藏之本，精之处也。"精藏于肾，可防止其无故流失，为精在体内充分发挥生理效应创造必要条件。

精，是构成人体和维持人体生命活动的基本物质，是生命之源，是脏腑形体官窍功能活动的物质基础。故《素问·金匮真言论》说："夫精者，身之本也。"精有广义、狭义之分：广义之精为人体一切有形精微物质，包括气、血、津液和水谷精微；狭义之精专指男女生殖之精。按精的来源，有先后天之精之不同。先天之精禀受于父母，与生俱来，是构成人体的原始物质，具有繁衍后代、促进生长发育的作用。《灵枢·决气》说："两神相搏，合而成形，常先身生，是谓精。"《灵枢·经脉》："人始生，先成精。"后天之精是人出生后，由脾胃运化所成水谷之精，具有培补先天之精和濡养脏腑组织的作用。后天之精由脾转输到五脏六腑，成为脏腑之精，其剩余部分，则贮藏于肾，以充养先天之精。如《素问·上古天真论》说："肾者主水，受五脏六腑之精而藏之。"因此，肾精来源于先天，充养于后天，是肾及整个人体生理活动的物质基础。

先后天之精共存肾中，相互依存，相互为用。后天之精有赖先天之精的资助，才能不断地化生；而先天之精也须后天之精的不断充养，才能日渐充盛。即所谓"先天生后天，后天养先天"，二者融为一体，共存肾中，而成肾精。

肾主藏精的功能，依赖于肾气的作用。肾气为肾精所化，是肾生理活动的物质基础及其动力来源。肾气充足，则肾的封藏功能正常，肾精即可发挥其生理效应。如果肾气亏虚，封藏功能减弱，称为肾失封藏，可见遗精、早泄等失精之症。

肾所藏的"先天之精"是人体生长、发育的根本，所藏的"后天之精"是维持生命的物质基础。肾藏精，精化气，肾精足则肾气充，肾精亏则肾气衰。

（2）肾主生长发育　人体的生长壮老的生命过程，可以分为幼年期、青年期、壮年期和老年期等几个阶段，而每一阶段生长发育变化都是由肾精和肾气所决定，并可以从齿、骨、发等肾之外候的变化中表现出来。《素问·上古天真论》记载："女子七岁，肾气盛，齿更发长。二七而天癸至，任脉通，太冲脉盛，月事以时下，故有子。三七，肾气平均，故真牙生而长极。四七，筋骨坚，发长极，身体盛壮。五七，阳明脉衰，面始焦，发始堕。六七，三阳脉衰于上，面皆焦，发始白。七七，任脉虚，太冲脉衰少，天癸竭，地道不通，故形坏而无子也。丈夫八岁，肾气实，发长齿更。二八，肾气盛，天癸至，精气溢泻，阴阳和，故能有子。

三八，肾气平均，筋骨劲强，故真牙生而长极。四八，筋骨隆盛，肌肉满壮。五八，肾气衰，发堕齿槁。六八，阳气衰竭于上，面焦，发鬓颁白。七八，肝气衰，筋不能动，天癸竭，精少，肾藏衰，形体皆极。八八，则齿发去。"

《黄帝内经》通过观察人一生中齿、发、筋骨、面容、运动状况等变化，记述了肾精及肾气的盛衰情况。若肾中精气虚弱，则小儿生长发育不良，可见身材矮小、头发稀疏，或五迟（立迟、语迟、行迟、发迟、齿迟），五软（头软、项软、口软、手足软、肌肉软）；成人则见牙齿松动，头发早白易脱，腰膝酸软等早衰之症。临床治疗此类病症，常以补肾为主。同时，肾主生长发育的理论对养生保健、延年益寿也具有重要意义。

（3）肾主生殖　人体生殖器官的发育，性功能的成熟与生殖能力维持等，都与肾精及肾气的盛衰密切相关。《素问·上古天真论》在叙述人体生长发育的过程中指出，人体生殖功能的具备与丧失，其决定因素是天癸。天癸，是肾中精气充盈到一定程度而产生的，具有促进性器发育成熟和维持生殖能力的精微物质。由于肾属水，癸在天干中属水，故称"天癸"。人出生后，随着肾精及肾气的不断充盈，便产生了天癸。天癸至，女子月经来潮，男子则见排精现象，说明外肾已经发育成熟，具备生殖功能。肾精及肾气不断充盈，以维持人体的生殖功能。中年以后，随着肾中精气的逐渐衰减，天癸随之减少，甚至衰竭，生殖能力逐渐衰退，直至丧失，而进入老年期。可见肾精和肾气维系着人体的生殖功能，为人体生命之本原。若

肾中精气不足，青年人可见外肾发育不良，女子有经迟缓，男子阳痿精少等；中年人则见生殖能力减退，表现为男子精少不育，女子宫冷不孕，或易于小产、滑胎等病证。临床治疗此类疾病，多从补养肾精，或温肾益气着手。

2. 肾主水　肾主水，是指肾具有主持和调节人体水液代谢的功能。人体的水液代谢，包括水液的生成、输布和排泄等。肺、脾胃、肾、膀胱、三焦等脏腑，都参与了人体的水液代谢，其中肾起着主宰和调节作用。

肾主水的功能是通过肾的气化作用实现的，具体表现在三个方面：一是促进各脏腑的气化。肾的气化，能促进和调节参与水液代谢的脏腑，使其发挥各自的生理功能，从而促进全身的水液代谢。二是升清降浊。肾能将被脏腑官窍利用后下达膀胱的水液，经肾的蒸腾气化作用，而升清降浊，将其中之清者气化吸收，由脾气的转输作用，通过三焦水道上腾于肺，重新进行水液代谢；浊者化为尿液，在膀胱的气化作用下排出体外。三是司膀胱开阖。尿液的生成和排泄在维持机体水液代谢平衡过程中，起着关键作用。而尿液的生成和排泄则，必须依赖肾的气化作用。肾气充足，气化正常，膀胱开阖有度，尿液生成和排泄正常。肾气不足，则气化功能失常，膀胱开阖失度，或见多尿、遗尿，或小便清长，小便失禁等症；或见尿少、尿闭，肢体水肿等症。故《素问·水热穴论》说："肾者，胃之关也，关门不利，故聚水而从其类也，上下溢于皮肤，故为胕肿。胕肿者，聚水而生病也。"

3. 肾主纳气　肾主纳气，是指肾具有摄

纳肺所吸入的清气，维持正常呼吸的功能。人体的呼吸功能由肺所主，呼气主要依赖肺气的宣发作用，吸气主要依赖肺气的肃降作用。但吸入的清气，必须由肺气的肃降作用下达于肾，经肾气的摄纳潜藏，才能使呼吸保持一定的深度，维持体内外气体正常的交换。因此人体的呼吸运动，需要肺和肾的相互配合才能完成。如《难经·四难》所说："呼出心与肺，吸入肾与肝。"清·林珮琴《类证治裁·喘证》说："肺为气之主，肾为气之根。肺主出气，肾主纳气。阴阳相交，呼吸乃和。"肾的纳气功能，实际上是肾的封藏作用在呼吸运动中的具体体现。肾气充足，摄纳有权，则呼吸深长，均匀和调。若肾气亏虚，摄纳无力，气浮于上，则会出现呼吸表浅，或呼多吸少，动则喘甚等病理表现，称为"肾不纳气"，治疗当以补肾纳气为主。

肾藏精，精化气，肾精与肾气主司人体的生长发育和生殖；肾气分阴阳，肾阴与肾阳是一身阴阳之根本，对脏腑功能的发挥具有促进和调节作用，并主司和调节人体的水液代谢；肾气的封藏与摄纳作用，维持呼吸的深度，以利气体交换。因此，肾的生理功能都是以藏精化气为基础的。

（二）生理特性

1. 肾主封藏　肾主封藏，是肾以封藏为要，为人体精气所聚之处。肾精是人体生命动力之本原，宜藏而不宜泄。正如《素问·六节藏象论》所说："肾者，主蛰，封藏之本，精之处也。"若肾精充足，阴阳相济，则精气封藏正常。因此，肾主封藏是对肾藏精功能的高度概括，肾藏精、主纳气、主生殖、主二便等功能，都是肾主封藏的具体体现。因此，若肾失封藏，可表现为肾不纳气的喘息、气急，或肾精不固的滑精、早泄，或冲任不固的崩漏、滑胎，或二便失摄的遗尿、小便失禁、大便溏泻，甚则滑脱不禁等。治疗多以补肾益气为法，辅以固摄收敛之品。

2. 肾为水火之宅　肾为水火之宅，是指肾为人体水火潜藏之脏。肾为水火之脏，所藏真阴、真阳，又名元阴、元阳，是人体生命活动的原动力。由于肾藏精，精化气，气分阴阳，肾阴肾阳具有滋润和推动各脏腑阴阳，发挥其正常生理功能的作用。肾阴为人体阴液之根，对全身各个脏腑组织起着滋养和濡润作用，即明·张介宾《景岳全书·传忠录》所谓"五脏之阴气，非此不能滋"。肾阳为人体阳气之本，对全身各个脏腑组织起着温煦和推动作用，即《景岳全书·传忠录》所谓"五脏之阳气，非此不能发"。肾阴充，则全身诸脏之阴足；肾阳旺，则全身诸脏之阳盛。

（三）肾的系统联系

1. 肾在体合骨，生髓，其华在发　肾在体合骨，是指肾精生髓而充骨的功能。肾藏精，精生髓，髓居于骨中。骨的生长壮实，有赖于骨髓的充养。肾精充足，骨髓充盈，骨有所养，则骨壮有力。若肾精不足，髓生乏源，骨失所养，则见小儿囟门迟闭，骨软无力；成人骨质疏松，易于骨折等。临床多施以补肾益精之法。

齿为骨之余，齿与骨同由肾精充养。牙齿的生长和脱落与肾精的盛衰密切相关。肾精充盛，则齿有所养，表现为牙齿坚固整齐；肾精不足，则齿失濡养，而见牙齿生长迟缓，易于松动，或过早脱落等。

头发的生长，有赖于血的营养，故称"发为血之余"。但头发的生长又根于肾，肾精充足，精血旺盛，头发得养，茂密润泽。头发为肾之外候，肾精的盛衰可显露于头发。人之幼年，肾精渐充，精血渐盈，发有所养，可见头发生长旺盛；青壮之年，精血旺盛，则头发茂密而润泽；人至老年，精血衰少，则发白易脱，此属常理。若肾精不足，发失所养，小儿可见发长迟缓，或稀疏萎黄；成人则见发枯无华，早脱早白等。临床治疗，则常从肾论治。

2. 肾在窍为耳及二阴　肾开窍于耳，是指耳的听觉功能与肾精盛衰密切相关。耳是人体的听觉器官，其功能与肾精密切相关。肾精充盈，髓海得养，则听觉灵敏。若肾精亏虚，髓海不充，耳之听力减退，或见耳鸣耳聋。人到老年，由于肾精衰少，也可出现听力减退。临床常以耳的听觉变化，作为判断肾精盛衰的重要标志。

肾在窍为二阴，是指二阴的功能与肾精盛衰密切相关。二阴，即前阴和后阴。前阴是生殖和排尿的器官，肾藏精，主生殖，又主水，与前阴关系密切。后阴，即魄门、谷道，是粪便排泄之道。粪便的排泄虽与脾气运化和大肠传导有关，但亦依赖肾气的推动和固摄。若肾气不足，则推动无力，而致气虚便秘；若肾阳虚衰，温煦无权，可表现为久泄滑脱，或五更泄泻等症。

3. 肾在神为志，在志为恐　肾在神为志，是指肾五神之志关系密切。志指志向，属精神活动，人的意识、意愿，或经验的存记之长久不移者，《灵枢·本神》说："意之所存，谓之志。"张景岳注曰："意已决而卓有所立者曰志。"指是指目标的确定和计划的拟定，并付诸实践的过程。《灵枢·本脏》所说："志意者，所以统御精神，适寒温，合喜怒者也。"指出志虽出于心，但其坚定不移，须依赖于人体精气的充盛。肾藏精，是一身精气之根。肾精充足，志方能坚。志意坚定，则能统御精神，适就寒温，调和喜怒，维护人体的身心健康。

肾在志为恐，是指恐的情志活动与肾关系密切。恐，即恐惧、害怕，多由内生，为自知而胆怯。肾精充足，人体在接受外界刺激时能产生相应的心理调节。若肾精不足，心理调节能力下降，稍受刺激，则表现为恐惧不宁，手足无措。若过恐伤肾，可导致遗精、滑胎或二便失禁等肾气不固的病证，即如《素问·举痛论》所说"恐则气下"。

4. 肾在液为唾　肾在液为唾，是指唾液的分泌与病变与肾的功能关系密切。唾是舌下之金津、玉液二穴分泌的液态物质，与涎同为口津。唾为肾精所化，有润泽口腔、润软食物及滋养肾精的功能。肾精充足则唾液分泌正常，表现为口腔润泽，吞咽流利。肾精不足，则唾少咽干。古人养生之法，常以静身调息，舌抵上腭，待唾液满口后，缓缓咽之，以补养肾精。

5. 肾在时为冬，在方位主北方　肾在时为冬，是指肾气与四时之冬气相通应。隆冬时节，气候寒冷，水冰地坼，万物蛰伏。而肾为水脏，主藏精，为封藏之本，与冬天特点相类，故以肾应冬。若素体阳虚，或久病阳虚之人，多在冬季发病，如阳虚慢性咳喘病、胸痹病、胃肠病、骨关节病等，则易在冬季寒冷时复发或加重。

肾在方位主北方，是指肾气与方位之北方特点相似。北方地区，天寒地冻，万物封藏，故与肾气封藏之象类似，《素问·六节藏象论》说："肾者，封藏之本，精之处也。"故此，常以北方、冬天之象，类比说明肾主封藏，藏精固神之功。

【附】命门

命门，即生命之门，有生命的关键、根本之意。命门一词，最早见于《黄帝内经》。如《灵枢·根结》说："太阳根于至阴，结于命门。命门者，目也。"自《难经》提出"左肾右命门"理论之后，命门便归属于藏象系统的范畴。汉代以降，直至宋元，历代医家对命门阐发较少，而明清之后，对命门开展了较为深入的研究，并形成了命门学说。近代医家对命门的部位、形态及生理功能，提出了各种不同的见解。归纳起来，其分歧主要体现于以下几个方面。

1. 关于命门的部位　就命门之部位，有右肾、两肾和两肾之间的不同学说。

（1）右肾命门说　《难经》首先提出此说，如《难经·三十六难》说："肾两者，非皆肾也，其左者为肾，右者为命门。"自《难经》之后，晋·王叔和、宋·陈无择、明·李梴等人皆以右肾为命门。其中，李梴的《医学入门·命门赋》对命门的部位和生理功能论述得更为详尽："命门下寄肾右，而丝系曲透膀胱之间，上为心包，隔膜横连脂漫之外，配左肾以藏真精，男女阴阳攸分，相君火以系元气，疾病生死是赖。"此即寸口脉脏腑定位的依据，当今脉学以左尺脉候肾，右尺脉候命门，即源于此。

（2）两肾总号为命门说　元·滑寿首倡此说，他提出："命门，其气与肾通，是肾之两者，其实一耳。"至明·虞抟明确提出

"两肾总号为命门"，他在《医学正传·医学或问》中说："夫两肾固为真原之根本，性命之所关，虽有水脏，而实有相火寓乎其中，像水中之龙火，因其动而发也。寓意当以两肾总号为命门，其命门穴正像门中之枢阑，司开阖之象也。"张介宾也持此论，其在《类经附翼·三焦包络命门辨》中说："是命门总乎两肾，而两肾皆属命门。"认为肾就是命门，命门亦是肾。

（3）两肾之间为命门说　此说首推明·赵献可。他在《医贯·内经十二官论》中指出："命门即在两肾各一寸五分之间，当一身之中，《内经》曰'七节之旁，中有小心'是也，名曰命门，是真君真主，乃一身之太极，无形可见，而两肾之中，是其安宅也。"认为十二官之外，另有人身之主，即是命门。赵氏观点对后世影响很大，清代医家陈士铎、陈修园、林佩琴、张路玉、黄宫琇等均宗此说。

2. 关于命门的形态　就命门之形态，分有形与无形之论。《难经》认为右肾为命门，为有形。如《难经·三十六难》说："肾两者，非皆肾也，其左为肾，右为命门。"明·张介宾认为命门为子宫，为精室，也为有形。而明·孙一奎在《医旨绪余》中认为命门并非具体而有形质之脏，而是肾间动气，由此倡导命门无形说。

3. 关于命门的功能　关于命门之功能，有主火、主水火、主肾间动气之不同。

明·赵献可认为命门即是真火，主持一身阳气。他在《医贯·内经十二官论》说："余有一譬焉，譬之元宵之鳌山走马灯，拜者舞者飞者走者，无一不具，其中间唯是一火耳。火旺则动速，火微则动缓，火熄则寂

然不动……夫既曰立命之门，火乃人身之至宝。"清·陈士铎在《石室秘录》中指出："命门者，先天之火也……心得命门而神明有主。如可以应物：肝得命门而谋虑，胆得命门而决断，胃得命门而受纳，脾得命门而转输，大肠得命门而传导，小肠得命门而布化，肾得命门而作强，三焦得命门而决渎，膀胱得命门而收藏，无不藉命门之火而温养也。"认为命门真火是各脏腑功能活动的根本。"

明·张介宾在《景岳全书·传忠录》中提出："命门为元气之根，为水火之宅。五脏之阴气，非此不能滋；五脏之阳气，非此不能发。"认为命门的功能包括了阴阳水火两方面的作用。而明代的孙一奎在《医旨绪余·命门图说》中指出："越人亦曰：'肾间动气者，人之生命，五脏六腑之本，十二经脉之根，呼吸之门，三焦之原。'命门之意，盖本于此……命门乃两肾中间之动气，非水非火，乃造化之枢纽，阴阳之根蒂，即先天之太极。"认为命门是两肾中间的动气，非水非火，是造化之枢纽，即《难经·八难》的"肾间动气"。

综上所述，历代医家虽对命门的部位、形态、功能有不同的认识，但对命门的功能与肾相关的认识是基本一致的。历代医家大多认为命门与肾同为五脏之本，是人体阴阳的根本，又称真阴和真阳、元阴和元阳、真水和真火。因此，可以认为：肾阳即命门之火，肾阴即命门之水。古代医家之所以提出"命门"，无非是强调肾气及肾阴肾阳在生命活动中的重要性。正如孙一奎在《医旨绪余·命门图说》说："追越人两呼命门为精神之舍，元气之系，男子藏精，女子系胞

者，岂漫语哉！是极归重于肾为言，谓肾间原气，人之生命，故不可不重也。"

第三节　六　腑

六腑，是胆、胃、小肠、大肠、膀胱、三焦的总称。六腑共同的生理功能是受盛和传化水谷，即与饮食物在体内的消化、吸收、传导、排泄和水液代谢密切相关。饮食物入口，通过食道入胃，经胃的受纳、腐熟，下传于小肠，经小肠的受盛化物和泌别清浊，其精微（即清者）由脾吸收、转输、布散于全身；其糟粕（即浊者）下传于大肠，经大肠的传导，形成粪便排出体外；脏腑代谢后的浊液，则多经三焦下注膀胱，在肾气的蒸腾气化作用下形成尿液排出体外。

六腑共同的生理特点是"泻而不藏""实而不满"。六腑要完成受盛和传化水谷的生理功能，必须适时排空其内容物，才能保持六腑的通畅及功能的协调。故有六腑"以通为用""以降为顺"之说。六腑的通、降的太过与不及，都会影响饮食水谷的受盛和传化，导致各种病理状态。

一、胆
胆位于右胁下，腹腔内肝右叶下面的胆囊窝内，其形如囊，故又称胆囊。肝胆互为表里，有经脉相互络属。胆的主要生理功能是藏泄胆汁，主决断。

（一）胆藏泄胆汁
胆藏泄胆汁，是指胆具有贮藏和排泄胆汁的功能。胆汁来源于肝，是肝之余气所化生。胆汁生成后，贮藏于胆，在肝的疏泄功能作用下，使之排泄于小肠，促进饮食水谷

的消化吸收。若肝胆的功能正常，则胆汁的分泌和排泄畅达，人体的消化功能得以正常发挥。若肝胆疏泄不利，胆汁的分泌排泄障碍，则影响脾胃运化功能，出现胁下胀痛、食入难化、厌食油腻、恶心呕吐、泄泻便溏、口苦黄疸等症状。

（二）胆主决断

胆主决断，指胆在精神意识思维活动中，具有判断事物、做出决定的作用。胆主决断对于防御和消除某些精神刺激（尤其大惊卒恐时）的不良影响，维持和调节气血正常运行，确保脏腑之间关系协调，有着重要的作用。胆气壮盛，则勇于决断，并有勇气实施，故外界的精神刺激对其所造成的影响小且恢复快；若胆气虚怯，优柔寡断，百虑不决，在受到不良精神刺激的影响时，则易于出现易惊善恐、遇事不决、失眠多梦、惊悸善太息等精神情志异常的病变。

在藏象学说中，胆既属六腑之一，又属奇恒之腑之一。胆本身不直接传化饮食物，但排泄胆汁有助于饮食物的消化，并与肝经相互络属而有表里关系，故为六腑之一；同时又因胆藏精舍神主决断，有别于传化水谷、排泄糟粕，功能与五脏藏精藏神相同，故又属奇恒之腑。

二、胃

胃居膈下，腹腔上部，通过贲门上接食管，幽门下连小肠。胃又称"胃脘"，分为上、中、下三部：上部称为上脘，包括贲门；下部称为下脘，包括幽门；上下脘之间称为中脘。胃与脾"以膜相连"，同居中焦，有经脉相互络属而互为表里。胃的主要生理功能是主受纳和腐熟水谷、主通降。生理特性是喜润恶燥。

（一）胃受纳和腐熟水谷

胃主受纳腐熟水谷，是指胃具有接受和容纳饮食物，并将其初步消化，形成食糜的作用。受纳，即接受、容纳。腐熟，指胃将饮食物初步消化形成食糜。饮食入口，经过食道进入胃中，在胃气的通降作用下，由胃来接受和容纳，故胃有"太仓""水谷之海"之称。胃中的水谷，在胃的不断蠕动及腐熟作用下变成食糜，精微物质被吸收，并由脾气转输而营养全身，未被消化的食糜则借胃气的通降作用，下传于小肠进一步消化。若胃的受纳、腐熟功能正常，则食欲旺盛，精气血津液的化生有源。在病理上，若胃的受纳、腐熟功能减退，则见食欲不振、胃脘胀满、完谷不化等症状；若胃的受纳、腐熟功能过亢，则见消谷善饥、形体消瘦等症。

（二）胃主通降

胃主通降，是指胃有通利下降的生理功能。通降，即通利、下降。饮食物入胃，经过胃的受纳腐熟形成食糜，要靠胃的通降作用，下传于小肠进一步消化，一方面将营养物质吸收转化为精气血津液输送至全身，另一方面将食物残渣下输于大肠，燥化后形成粪便，排出体外。因此，胃的通降作用，不仅包括了胃的受纳腐熟水谷并将食糜下传小肠，而且还概括了小肠将食物残渣下输大肠，以及大肠传导糟粕的功能。胃气通降与脾气升清相互配合，升降协调，共同促进饮食物的消化吸收。若胃失和降，可见纳呆食少、脘腹胀痛、口臭便秘等症。若胃气不降，反而上逆，则可见恶心、呕吐、呃逆、嗳气等症。

（三）胃喜润恶燥

胃的生理特性是喜润恶燥，指胃应当保持充足的津液，以利于饮食物的受纳和腐熟。胃中津液充足，是维持胃受纳腐熟生理功能和通降生理特性的前提和条件。胃为阳土，津液不足，则易形成燥热之害，燥热一旦形成，又会消耗胃阴。所以临床在治疗胃病时，要注意保护胃中津液，慎用苦燥伤阴之品。

【附】胃气

中医学非常重视胃气，认为"人以胃气为本"。胃气强则五脏俱盛，胃气弱则五脏俱衰，故有"胃为五脏之本"之说。所谓胃气，有广义和狭义两个含义。狭义的胃气是指胃的功能，即胃的受纳、腐熟水谷功能。广义的胃气主要有三：一是指胃的生理功能和生理特性，即胃的受纳、腐熟水谷功能和胃气主通降的生理特点。由于胃为仓廪之官，水谷之海，是水谷之道的开端之腑，小肠、大肠的气机运动承接之，故有时亦用胃气指代胃、小肠、大肠的功能，如用脾气主升，胃气主降来概括整个消化吸收过程。由于胃气强弱，关系到整个消化系统的功能和整个机体的营养来源，因此临床治疗时要时刻注意保护胃的生理功能和维持胃气以降为顺，以通为用的生理特性，即保胃气。二是把脾胃对饮食水谷的消化吸收功能概括为"胃气"。由于胃主受纳腐熟水谷，脾主运化水谷和水液，脾升胃降共同完成饮食物的消化吸收和排泄过程。因此，脾胃功能协调关系到饮食物的消化吸收和排泄全过程。临床上，要时刻注意保护脾胃关系的升降协调，即保胃气。三是指脾胃生理功能在舌象、脉象、面色上的反映。舌、脉、色之胃气是脾胃功能（胃气）的外在显现。脉有胃气是指脉象上表现出来的和缓流利之象；舌有无胃气，主要体现在舌苔是否有根。有根苔是有胃气的征象。无根苔提示胃气衰败，是无胃气的征象；面色红黄隐隐，隐于皮肤之内而不显露，示胃气充足，精气内含而不外泄，反之，面部皮肤枯槁晦暗而无光泽，示胃气不能上荣。后世非常重视"胃气"，常把"保胃气"视为重要的治疗原则。

三、小肠

小肠位于腹中，上接幽门与胃相通，下端通过阑门与大肠相连。小肠与心有经脉相互络属而互为表里。小肠的主要生理功能是主受盛化物和泌别清浊。

（一）小肠受盛化物

小肠受盛化物，是指小肠接受胃腑下传的食糜，并对其进一步消化和吸收精微的功能。受盛，即接受，以器盛物；化物，即消化、转化饮食物。小肠受盛化物主要表现在两个方面：一是指小肠接受经胃初步消化的食糜而盛纳之，即受盛作用；二是指食糜在小肠内必须停留一定的时间，进一步消化，化为精微和糟粕两部分，即化物作用。小肠受盛化物功能失调，可表现为腹胀腹痛、泄泻便溏等。

（二）小肠泌别清浊

小肠泌别清浊，是指小肠在对食糜进行充分运化吸收的同时，将食糜分为清浊两部分的功能。泌，即分泌；别，即分别。清者，即水谷精微和津液，由小肠吸收，经脾气的转输作用输布全身。浊者，即食物残渣和部分水液，通过阑门传送到大肠，在大肠的作用下，形成粪便排出体外。水谷精微在小肠中是以液态方式吸收的，故在吸收精微的同时也吸收了大量的水分，这些水分经脏腑代谢后下输肾和膀胱，故有"小肠主液"的说法。

小肠泌别清浊的生理功能，实际上是脾的升清和胃的降浊功能的具体体现。小肠泌别清浊的功能正常，则水谷精微、水液和糟粕各行其道，而二便正常。若小肠泌别清浊功能失职，不仅影响水谷精微的化生和吸收，还可因清浊不分，水液与糟粕混杂而导致二便的异常，表现为便溏泄泻、小便短少等。临床上采用"利小便所以实大便"的方法治疗泄泻，即是这一理论在临床的实际应用。

四、大肠

大肠位于腹中，其上口通过阑门与小肠相接，下口紧接肛门。大肠与肺通过经络相互络属而互为表里。大肠的主要生理功能是传导糟粕和主津。

（一）大肠传导糟粕

大肠主传导糟粕，是指大肠具有传导食物残渣，排泄粪便的功能。饮食物在小肠泌别清浊后，其浊者即食物残渣和部分水液下降到大肠，大肠再吸收其中的水液，形成粪便，排出体外。

（二）大肠主津

大肠在传导糟粕的同时，还具有吸收水分的功能。由于这时吸收的是含精微物质等溶质非常少的水分，故称为"津"，因此有"大肠主津"之论。大肠传导糟粕的功能失常，主要表现为排便的异常。若大肠虚寒，无力吸收水分，或传导加速，则水谷相杂而

下，可见肠鸣、腹痛、泄泻等症；大肠实热，水分消烁，或传导过慢，津液干涸，肠道失润，可出现大便秘结；湿热蕴结大肠，大肠传导失司，还可见腹痛、里急后重、下痢脓血等症。

此外，大肠的传导功能尚与肺气的肃降、胃气的通降、脾气的运化，以及肾气的蒸化和固摄作用有关，同时，大肠的传导功能失常也有可以影响到其他脏腑的功能。

五、膀胱

膀胱居小腹中央，其上有输尿管与肾相通，下与尿道相连，开口于前阴，膀胱与肾有经脉相互络属而互为表里。膀胱的主要生理功能为贮存水液和排泄尿液。

（一）膀胱贮存津液

膀胱主贮存津液，是指膀胱具有贮存和内藏津液的功能。《素问·灵兰秘典论》曰："膀胱者，州都之官，津液藏焉，气化则能出矣。"人体的津液，通过肺、脾、肾等脏的共同作用，布散周身，发挥滋润濡养机体的作用，其代谢后所形成的水液下归于膀胱。在肾的气化作用下，升清降浊，清者被人体再吸收利用，浊者变成尿液，排出体外。

（二）膀胱排泄尿液

膀胱主排泄尿液，是指膀胱具有排泄尿液的功能。人体脏腑代谢后所形成的津液下达膀胱，在肾的气化作用下，升清降浊，清者被人体再吸收利用，浊者通过肾的气化作用，适时有度地排出体外。

膀胱的贮存水液、排泄尿液功能，有赖于肾气的蒸化和固摄作用。若肾的气化失司，则膀胱不利，可见排尿不畅，甚则癃

闭。若肾气不固，则膀胱失约，可见遗尿、小便余沥，甚或小便失禁。若湿热蕴结膀胱，则见尿频、尿急、小便赤涩疼痛等症。

六、三焦

三焦是中医藏象学说中的一个特有名词。三焦为六腑之一，和其他脏腑一样，是一个具有综合功能的、分布于胸腹腔的一个大腑，是一个具有综合功能的脏器，为分布于胸腹腔的一个大腑，因其与五脏无表里配合关系，故有"孤腑"之称。另有观点认为，三焦为划分内脏的区域部位，即是上焦、中焦、下焦的合称，即膈以上为上焦，膈至脐之间为中焦，脐以下为下焦。三焦的经脉与心包的经脉相互络属，构成表里关系。三焦的生理功能为通行元气，运行水液、畅行真火，为全身的气道、水道与火道，是全身能量上下流行的通路。

（一）三焦的生理功能

1.通行元气　三焦能够将元气布散至五脏六腑，充沛于全身，从而发挥其激发、推动各个脏腑组织的功能。元气，又称原气，根源于肾，由先天之精所化生，赖后天之精以充养，是人体生命活动的原动力。故《难经》说："三焦者，水谷之道路，气之所终始也"（《难经·三十一难》），"所以腑有六者，谓三焦也，有原气之别使，主持诸气"（《难经·三十八难》），"三焦者，原气之别使也，主通行三气，经历五脏六腑"（《难经·六十六难》）。

2.运行水液　人体水液的输布和排泄，虽由肺、脾、肾、膀胱等多个脏腑共同协调完成，但必须以三焦为通道，以三焦通行元气为动力，才能正常地升降出入。即《素问·灵兰秘典论》所说："三焦者，决渎之官，水道出焉。"因此，将三焦对水液代谢的协调平衡作用，称为"三焦气化"。如果三焦气化功能失常，水道不利，必然会引起津液代谢失常，出现痰饮内停，或尿少水肿等病变。

3.畅行真火　焦为会意字，从佳，从火。"佳"意为"鸟头""锐头"。焦字本义"火苗尖头"。五脏皆有阳气，心之阳气为君火，其他脏腑阳气为相火，尤以肾之阳气最为重要，为人身之真火，三焦具有畅行真火，以温煦脏腑组织的功能。生理上，心火下降，下暖肾命；肾火上济，以助心阳，温煦诸脏，"火旺则运速，火微则动缓，火熄则寂然不动"（《医贯·内经十二官》）。

（二）三焦的部位划分及其各自的生理功能

三焦作为人体上中下部位的划分，源于《灵枢·营卫生会》篇的有关论述，认为三焦即上焦、中焦和下焦，各有其特定的部位和生理功能特点。

上焦：指膈以上的胸部，包括心、肺两脏以及头面部。上焦的主要生理功能是宣发卫气、布散水谷精微和津液。上焦的生理特点为"上焦如雾"，是指由于上焦心肺的宣发布散作用，水谷精微等营养物质均匀分布，弥漫充斥，无所不至的状态。治疗上焦病，用药量宜轻，药性须质地轻清上浮，以使药达病所而起到治疗作用。故治疗上焦病宜"治上焦如羽，非轻不举"。

中焦：指膈以下、脐以上的上腹部，主要包括脾与胃。中焦具有消化、吸收并输布水谷精微和化生气血的功能，实际上包括脾胃的整个运化功能。中焦的生理特点为"中焦如沤"，用以比喻中焦脾胃腐熟消化水谷和化生气血的作用。治疗中焦病证宜"治中焦如衡，非平不安"，指用药须着眼于调理脾胃的气机升降，使脾升胃降，则水谷得化，气血得生。

下焦：指脐以下的下腹部，包括小肠、大肠、肾和膀胱等脏腑。下焦的主要功能是传导糟粕，排泄二便，下焦的生理特点为"下焦如渎"，即比喻膀胱、大小肠等脏腑生成和排泄二便的功能。治疗下焦的病证，一般用药须质地沉重下行，以达下焦病所，而起到治疗作用。即所谓"治下焦如权，非重不沉"。

此外，后世温病学说在其辨证体系中将其和脏腑进行了联系，认为上焦主要包括心肺，中焦主要包括脾胃，下焦主要包括肝肾等，以此归纳阐明温热病发展过程中不同阶段的病理变化、证候表现及其传变规律，用以概括温病发生发展过程中由浅及深的三个不同病理阶段，称之为辨证三焦。

第四节　奇恒之腑

奇恒之腑，包括脑、髓、骨、脉、胆、女子胞六个脏器组织。它们在形态上多为中空器官，类腑；但其功能主贮藏精气，似脏，与六腑传化水谷有别，故称之为奇恒之腑。其中除胆为六腑之一与肝有表里关系外，余者皆无表里配合，也无五行配属，但与五脏关系密切，与奇经八脉也有一定关系。

一、脑

脑，指颅腔及脑髓，为脑髓会聚之处，

又名"髓海"。如《灵枢·海论》所说："脑为髓之海，其输上在于其盖，下在风府。"脑具有贮藏精髓、主司感觉运动的功能。

（一）生理功能

1. 贮藏精髓　脑主藏精髓，是指脑具有贮藏髓液的功能。人体之精髓，由肾精化生，沿督脉上达脑室，并藏之于脑。脑所藏精髓为人体最集中最精微的部分。故《黄帝内经》曰："脑为髓之海"（《灵枢·海论》），"诸髓者，皆属于脑"（《素问·五脏生成》）。

脑髓的生成主要有赖于先天之精，精聚而成脑髓。在人出生以后，脑髓主要依赖于肾中精气的进一步充养。如肾藏精，精生髓，髓充脑。肾精充足，则髓海得以充养；反之，肾精不足，脑失所养，则髓海空虚，而见头晕目眩等症。

2. 主司感觉运动　人体视、听功能觉等与脑髓有关。由于脑为髓海，肾藏精、肝藏血，精血互化，上供脑髓，髓海充盈，则耳聪目明；若髓海不足，则耳聋耳鸣，或头晕目眩。如《灵枢·海论》："脑为髓之海，其输上在于其盖，下在风府……髓海有余，则轻劲多力，自过其度；髓海不足，则脑转耳鸣，胫酸眩冒，目无所见，懈怠安卧。"

（二）生理联系

1. 脑与五脏　虽然脑有其独立的形质部位和生理功能，是人体一个十分重要的器官，但由于藏象学说的特点是以五脏为中心的整体观，故人的精神、情志活动以及感觉运动等功能，都是以五脏的气血阴阳及其相关功能为基础，由诸多功能相互平衡协调的结果。所以藏象学说把人的精神情志活动分属于五脏，总统于心。脑为髓海，其功能与肾的关系最为密切，肾藏精，精生髓，髓聚而充脑。因此，脑髓空虚及其相关病变，临床每归于肾精不充，多采用补肾益气、填精补髓诸法治疗。另外，脑髓功能亦依赖于后天水谷精微，故与心、肝、脾的功能有关。心主血、肝藏血、脾为气血生化之源，心肝脾功能正常，气血充足，则髓得所养，脑的功能正常；反之，则气血不足，髓海失养，则脑转耳鸣。

2. 脑与精气血津液　脑的功能活动以精气为物质基础，以气血津液的流通为基本保证，故脑与精气血津液之间有着密切的联系。肾精充盈，脑髓得养，则感觉敏锐，轻劲多力。气血充足，上达头面，则视、听、言、动等感觉正常。先天之精亏虚，常见头晕耳鸣、懈怠安卧等髓海空虚之症；气血不足或气血瘀阻，则见视、听、言、动等功能障碍。

此外，与脑和髓海有关的还有六条经脉，分别是：奇经八脉之督脉入于髓海，奇经八脉之阳跷脉、阴跷脉入后脑，足太阳膀胱经从巅顶入络脑，足厥阴肝经交巅顶入络脑，足阳明胃经循目系入络脑。这些经脉的正常与否都与脑和髓海的功能正常与否密切相关。因此，有关髓海和脑的病变还可以通过经脉进行治疗。

二、髓

髓分骨髓、脊髓、脑髓，骨髓位于骨骼之中，脊髓位于脊椎骨形成的空腔之中，脑髓位于颅腔之中。髓由精所化生，其主要功能为养骨充脑，主灵性技巧及化生血液的作用。

（一）生理功能

1. 养骨充脑、主灵性技巧　髓有滋养骨骼，充养脊髓、脑髓，主灵性技巧的功能。髓化生于先天之精，赖于后天之精充养。髓生化有源，则骨骼坚硬有力，腰脊挺拔，脑力充沛，耳聪目明。若先天不足或后天失养，骨髓生化无源，可见骨软无力，腰膝酸软无力，以及眩晕、耳鸣、记忆力减退、痴呆等。

2. 化生血液　精生髓，髓可化血，精髓与血液生成密切相关，而肾藏精生髓，故肾中精气盛衰影响髓的生成而与血液盈亏有关。

（二）生理联系

髓与肾关系最为密切。肾藏精，肾精充盛，则髓生化有源；脾为后天之本，化生精微补充肾精使髓化源不竭。若先天禀赋不足，肾精亏虚，或后天脾胃病变，化源匮乏，都会导致髓的不足，而失去养骨充脑的作用。

髓与肾经和督脉的功能密切相关。足少阴肾经自下而上，贯脊属肾，肾经气血充养骨髓腰脊。肾经气血逆乱或不足，可致骨厥或足痿。督脉起于胞中，循脊上行头颅，入络脑，与肾、髓、脑关系密切，故督脉经气不利可影响髓脑的功能，精髓不足亦可导致督脉的经气不利。髓，常见的有骨髓和脑髓，由肾精产生，是大脑、脊髓和骨髓的组成物。肾精是髓的起源之地，但是后天之气也在它的形成中扮演着重要的角色。

三、骨

骨即骨骼，有藏髓、支撑形体、保护内脏的作用。肾藏精主骨生髓，骨与肾的关系最密切。髓藏于骨，充养骨骼，故称"骨者，髓之府"。骨骼借助筋膜肌肉连接，构成躯体主干，支撑头颅腰脊；形成胸廓，保护内脏；组成四肢，与筋肉协调，主司屈伸运动。

病理上，肾精不足，多累及骨，可见骨骼发育迟缓，如小儿囟门迟闭，骨软弱无力或骨形异常；或成年人腰膝酸软，不耐久立、久行等。

四、脉

脉即脉道，是血液运行的通道，又称"血府"，有约束、通行血液的功能。如《灵枢·决气》所说："壅遏营气，令无所避，是谓脉。"脉与心直接相连，心气推动血行脉中，故脉为心所主。脉分布于周身上下，约束血行，运行血运，濡养脏腑组织，维持正常生命活动。脉又受肺、脾、肝等脏的影响。肺朝百脉，肺气将富有清气的血液通过百脉输送全身；脾气统摄血行经脉中而不得溢出；肝调畅气机，使脉道气血通利。若心肺气虚，血行迟缓，甚则瘀阻，可见脉涩或结代；若肝失疏泄、失于藏血，或者脾气虚弱、不能摄血，血溢脉外，可见各种出血现象。

五、女子胞

女子胞，又称胞、胞宫，即子宫，为女性的生殖器官，位于小腹部，在膀胱之后，呈倒梨形。主要生理功能是主持月经和孕育胎儿。

（一）生理功能

1. 主持月经 女子胞是女性的生殖器官，随着肾中精气的不断充盈，在天癸的作用下，任脉通，太冲脉盛，月经来潮，故女子胞是女性发育成熟后发生月经的主要器

官。在这个过程中"天癸"是月经来潮与否的前提条件，"天癸"的至与竭，都能引起冲、任二脉相应的变化。

2. 孕育胎儿 胞宫是女性孕育胎儿的器官。女子在发育成熟后，月经应时来潮，经后便要排卵，因而有受孕生殖的能力。此时，男女交媾，两精相合，就构成了胎孕。受孕之后，月经停止来潮，脏腑经络血气皆下注于冲任，到达女子胞以养胎，培育胎儿直至成熟而分娩。

（二）生理联系

女子胞的功能主要与以下三个方面关系密切：

1. 肾中精气的作用 生殖器官的发育及生殖功能的维持，全赖于肾中精气所化的"天癸"。在天癸的作用下，生殖器官发育成熟，女子可有月经来潮，具备生殖能力。随着人体的衰老，肾中精气不充，天癸亦随之衰竭，女子进入绝经期，生殖功能丧失。

2. 心肝脾的作用 月经的来潮，胎儿的孕育，均依赖于血液。心主血、肝藏血、脾为气血生化之源而统血。心、肝、脾三脏对全身血液的化生和运行有调节作用。月经的来潮，以及胎儿的孕育，均离不开气血的充盈和心肝脾的正常调节。当心、肝、脾三脏功能失调时，均可引起胞宫生理功能障碍，出现相应的病理变化。如情志内伤，影响心肝，疏泄失常，气机不利，可出现月经不调、经行腹痛等；若肝血亏虚，或脾虚气血生化不足，胞宫失养，可出现经少经闭、甚至不孕等症；若脾不统血，或肝不藏血，可引起月经过多，甚则崩漏等。

3. 冲任的作用 冲脉和任脉，同起于胞宫，是人体经络系统的两条重要经脉。冲

任二脉气血的盛衰，受肾中精气及天癸的调节。肾中精气充盛，天癸旺，冲任气血充足，注入胞宫，则经来正常；若冲任二脉气血衰少，则见月经不调、崩漏、闭经，以及不孕等病证。

【附】精室

在中医学中常提"女子胞"，而不提男子，实际上"胞"是一种男女共有的结构，在女子，指胞宫，包括子宫、附件等；在男子，胞为精室，包括睾丸（又称外肾）、附睾、精囊腺和前列腺等，具有化育精子和贮藏精液的功能，主司生育繁衍。精室是男性生殖器官，亦由肾所主，并与冲任相关。精室的功能与肾主藏精和肝主疏泄的关系密切。

第五节　脏腑之间的关系

脏腑之间的关系是藏象学说的重要内容。人体各脏腑具有不同的功能，相互之间存在着密切的联系，在生理上相互制约、相互协同，病理上则相互影响，共同为病。脏腑之间的关系主要有：脏与脏的关系、腑与腑的关系、脏与腑的关系三个方面。

一、脏与脏的关系

五脏之间的关系非常密切，中医从各脏的生理功能来阐释相互之间的关系，从而形成了五脏相关学说。

五脏相关学说，主要从各脏的生理功能来阐述其间的联系，并用病理上的相互影响来反证其生理上的关系。生理上，每一脏对其他四脏都有一定促进和调控作用。在病理上，每一脏的病变都会波及或者影响其他四脏。五脏之间这些生理、病理关系在临床上直接指导辨证用药。以下着重从两脏入手，基于精气血津液等物质基础，探讨五脏之间最主要的相互关系。

（一）心与肺的关系

心主血，藏神，为君主之官；肺主气，朝百脉，为相傅之官。心与肺的关系主要反映为气血互助与心肺协调两个方面。

1. 气血互助　心主血脉，肺主一身之气而司呼吸，朝百脉。一方面，气对血有化生、推动和固摄的作用。血行脉中，以心气为动力，但也须得到肺主气、朝百脉的辅佐。另一方面，血对气有滋养和承载作用。心血运行流畅，有利于肺司呼吸的正常。

2. 心肺协调　心为君主之官，主神明，统治五脏六腑；肺为相傅之官，主治节，协助心脏调节脏腑组织的功能。心肺相关，君相配合，共同治理脏腑、维持正常生理功能。

病理上，心肺的病变相互影响，如肺气虚弱，或肺气壅滞，影响心血运行，导致心血瘀阻，出现心悸、胸痛等症。反之，若心气不足，则血行不畅，也可影响肺主呼吸和宣发肃降的功能，导致胸闷、咳喘等症。

（二）心与脾的关系

心主血，脾统血、为气血生化之源，心与脾的关系非常密切，主要体现在血液生成和血液运行两个方面。

1. 血液生成　心主血脉，心血濡养脾脏，脾为后天之本，为气血生化之源，对各个脏腑都有资生作用。脾运化水谷精微正常，血液化生有源，心血才能充盈。心脾两脏的功能正常，保证了血液生成。

在病理方面，心脾病变可以相互影响。如心血不足，不能供养脾，可使脾失健运。反之，脾气虚弱，运化无权，可使心气推动无力，心血化源不足。脾不统血，失血过多，亦会导致心血不足，出现胸闷心悸、失眠多梦、纳呆食少、腹胀便溏等心脾两虚之证。

2. 血液运行 心主血，心气推动血液在脉道中运行不息；脾统血，保障血液在脉中运行。心脾协同，血行常道，血液运行正常而无外逸。

病理上，心脾之气虚弱，可造成心气无力推动，脾气统摄不利，出现心血运行不畅，或血不行常道而逸出脉外，而致血瘀或出血等证。

（三）心与肝的关系

心主血而藏神，肝藏血而主疏泄。心与肝的关系主要体现在血液运行与神志调畅方面。

1. 主血藏血 血液的运行要靠心肝两脏的共同作用，心主血，心气推动血液在脉内运行。肝藏血，贮藏血液并调节循行全身的血量。心肝相互配合，共同维持血液的正常运行与贮藏。另外，心肝之血相互滋生，心血充盈，肝则有血可藏；肝藏血正常，滋养心血，心血则充足。

在病理上，心肝两脏往往相互影响。如心血不足，则可导致肝血亏虚。反之，肝血不足，亦可导致心血虚损。常见面色无华、心悸怔忡、头晕目眩、爪甲不荣，或月经后延、量少色淡等心肝血虚之证。

2. 神志调畅 心主神志，肝主疏泄，皆与精神、情志活动密切相关。心神正常，则有利于肝之疏泄；肝主疏泄，调节精神情志

活动，则有利于心主神志。心肝两脏，相互为用，共同维持着正常的精神情志活动。

病理上，心神不安，可导致肝失疏泄；而肝气郁结，亦可导致心神不安，出现心烦心悸、失眠少寐、急躁易怒，或抑郁不乐、两胁胀痛等症状。

（四）心与肾的关系

心居上焦，主藏神，为阳中之阳；肾位下焦，主藏精，为阴中之阴。心与肾的关系主要体现在水火既济和精神互用方面。

1. 水火既济 指心肾之阴阳相互制约、相互补充。心主火属阳，位居上焦；肾主水属阴，居于下焦。生理上，心火必须下降于肾，温煦肾阳，使肾水不寒；肾水则要上济于心，滋助心阴，使心火不亢。这种阴阳水火升降相因，维持心肾功能正常协调的关系，称为"心肾相交"，或"水火既济"。同时，肾阳为元阳，能温煦心阳，使心阳旺盛，行血有力；心血也能滋养肾阴，使肾阴充足。

病理上，心肾病变可以相互影响。肾阴不足亦可导致心阴不足，心阴不足也可导致肾阴不足，从而产生心肾阴虚、心火亢盛的病变，表现为心悸心烦、失眠多梦、耳鸣耳聋、腰膝酸软等症状，称之为"心肾不交"。肾阳虚损，不能温化水液，阳虚水泛，上凌于心，可以累及心阳；反之，心阳虚损也可损及肾阳，可见畏寒肢冷、水肿尿少、心悸胸闷等心肾阳虚之证，称之为"水气凌心"。

2. 精神互用 心藏神，为人体生命活动之主宰，神旺可以聚精。肾藏精，能化血养心，并能生髓充脑，脑为元神之府，积精可以全神，两者相辅相成。

病理上，若心血不足，血不养神，肾精

亏损，脑髓空虚，可产生心肾精血亏虚，神失所养，出现健忘、头晕、耳鸣、失眠、多梦等症状。

（五）肺与脾的关系

肺主气、通调水道；脾主运化，运化水谷与水液，肺与脾的关系，主要体现在宗气生成和津液输布方面。

1. 宗气生成 肺吸入自然之清气，脾化生水谷之精气，自然界之清气和水谷之精气是生成宗气的主要来源。肺脾功能正常，则宗气充足旺盛。而脾肺之气相互资生，脾为气血生化之源，对肺气有资生作用；肺主一身之气，对脾气有促进作用，两者互相依赖，相互补充。

病理上，肺脾两脏虚弱，宗气生成不足，可致气虚。临床上气虚证的治疗，也常用补益脾肺之气的药物。肺脾之气虚也可以相互影响，肺病日久，肺气虚弱，可以累及脾气，使之虚弱而不能正常运化水谷。脾气虚弱，生气不足，亦可导致肺气虚。脾肺气虚，可以出现食少便溏、体倦乏力、咳嗽痰多、气短喘促等症状。

2. 津液输布 津液输布既要靠肺的宣发肃降、通调水道作用，亦要靠脾的运化、输布的生理功能。肺脾两脏协同，是保证津液正常生成、输布与排泄的重要环节。

病理上，脾气虚弱，不能运化水湿，湿聚为痰，可致肺失宣降。肺气虚弱，宣降失职，不能通调水道，水湿停聚，影响脾的运化功能，表现为食少倦怠、水肿便溏、咳嗽痰多、胸闷气喘等脾肺气虚、痰湿内停的症状。故有"脾为生痰之源，肺为贮痰之器"之说。

（六）肺与肝的关系

肺主宣降，肝主疏泄，肺与肝的关系，主要体现在气机升降调节方面。

肝主疏泄，以升发为畅；肺主宣发肃降，以清肃为顺。肺与肝密切配合，一升一降，对全身气机的调畅起着重要作用。

在病理方面，肝肺气机升降失调可以相互影响。如肝气郁结化火，升发太过，上逆犯肺，可使肺失宣降，称为肝火犯肺，出现头痛头胀、面红目赤、胸胁胀痛、咳嗽咯血等肝肺同病之证。肺失清肃，燥热内盛，影响及肝，使肝失条达，在咳嗽的同时，也可出现两胁胀痛、头痛面赤等肝肺火旺之证。

（七）肺与肾的关系

肺居上焦，具有主气司呼吸、通调水道的功能；而肾位下焦，具有主纳气、主水作用。肺与肾的关系，主要体现在金水相生、津液代谢以及呼吸运动方面。

1. 金水相生 肾为先天之本，又为元阴元阳之宅，肾之阴阳对肺之阴阳均有资生补充作用。肾阴充足，上滋于肺，使肺阴充足。肾阳温煦诸脏，对肺阳有促进作用。反之，肺的阴阳对肾也有一定作用。肺阴充足，下输于肾，使肾阴充足；肺主一身之气，对肾之阳气也有辅助作用。肺肾之阴阳相互依存，金水相生，从而维持肺肾阴阳的协调平衡。

病理上，肺肾之阴可相互影响，肾阴不足，不能上滋肺阴；或肺阴虚损，累及肾阴，而致肺肾阴虚，出现两颧嫩红、骨蒸潮热、干咳音哑、腰膝酸软等症。肺阳虚损可以累及于肾阳，肾气虚可造成肺气虚，肾阳虚也可造成肺阳虚，出现津液代谢、呼吸运动等异常症证。

2. 津液代谢 肺主通调水道，为水之上源，肺气肃降，使津液下行于肾，有助于肾气化水液；肾为主水之脏，肾气推动，肾阳蒸腾，有利于肺的通调。肺肾协同，相互为用，保证人体津液的正常输布与排泄。

病理上，肺失宣降，通调水道失职，必累及于肾；肾气虚弱，肾阳不足，气化失司，津液内停，上泛于肺，使肺失宣降，都可导致津液输布、排泄障碍，出现咳嗽气喘、尿少水肿等肺肾同病之证。

3. 呼吸运动 肺司呼吸，肾主纳气，肺肾配合，共同完成呼吸运动。同时，肺主宣降，其气肃降，有利于肾之纳气；而肾气充足，摄纳有权，也有利于肺气肃降。《类证治裁·喘症》说："肺为气之主，肾为气之根，肺主出气，肾主纳气，阴阳相交，呼吸乃和。"

病理上，肾气不足，摄纳无权，气浮于上；或肺气久虚，久病及肾，均可导致肾不纳气，出现呼吸表浅、动则气喘、胸闷咳嗽等肺肾气虚之证。

（八）肝与脾的关系

肝藏血，主疏泄；脾统血，主运化。肝与脾的关系，主要表现在疏泄运化和血液生成与运行两个方面。

1. 疏泄运化 肝主疏泄，调畅气机，有助于脾胃的升降和运化功能。肝主疏泄功能正常，气机调顺，则脾胃升降有序，运化正常，水谷精微才能充分消化吸收和输布。脾气健旺，运化功能正常，亦有利于肝气疏泄条达。肝脾相互为用，保障了气机的条畅和消化功能正常。

在病理方面，肝脾病变可以相互影响。如肝气郁结，失于疏泄，无以助脾之升散，使脾失健运，称为"木不疏土"；或因脾失健运，湿热内停，土壅木郁，使肝气失于条达，出现精神抑郁，胁肋胀痛，腹胀腹泻，或食少黄疸等肝脾的病变。临床治疗脾胃病变，常常需要疏理肝气；治疗肝脏病变，也需要健运脾胃。

2. 生血藏血 脾为后天之本，气血生化之源。脾运正常，水谷精微化生充足，肝血赖此补充，肝则有血可藏。肝主藏血，滋养全身脏腑，亦有助于脾的功能正常发挥。在血液运行上，脾主统血，使血液在脉道中运行而不逸出于脉外；肝主藏血，贮藏血液并调节血量。肝脾协同，维持血液的正常运行。

病理上，脾失健运，血化乏源，或脾不统血，失血日久，均可导致肝血不足，表现为纳少倦怠，头晕目眩，妇女月经后延、量少色淡等症。另外，肝不藏血，或脾不统血，藏统失司，均可引起血行失常，出现多种出血的病症。

（九）肝与肾的关系

肝主血，主疏泄；肾藏精，主封藏。肝与肾的关系主要在精血同源、肾水涵木和精血藏泄方面。

1. 精血同源 肝藏血，肾藏精，精血俱属于阴，是肝肾之阴的重要组成部分。肾为先天之本，元阴之所在，肾阴滋养肝阴，肾精化生肝血；肝阴能滋补肾阴，肝血亦能滋养肾精。肾精与肝血，相互滋生，相互转化，故称"精血同源"，亦称"肝肾同源"。另外，肝肾之阳气亦可相互温煦，相互促进，使肝肾之功能正常发挥。

在病理方面，肝肾病变往往相互影响，表现为肝肾同病。肾精亏损，可致肝血不足，肝血不足也可引起肾精亏损，表现为头昏目眩、耳聋耳鸣、腰膝酸软等肝肾精血不足证。肝肾之阳气的虚损亦相互影响，而致肝肾阳虚，常常以温肾暖肝法治之。

2. 肾水涵木　肾阴可资生肝阴以制约肝阳。肾阴充足，精血旺盛，肝阴有藏，制约肝阳使其不至于偏亢，保证了肝肾阴阳的协调平衡。

若肾阴虚损，可导致肝血不足，阴阳失衡。临床常见肝肾阴虚，而致的肝阳上亢，称之为"水不涵木"，出现头昏目眩、面红目赤、急躁易怒、烦热失眠、遗精盗汗等症。

3. 精血藏泄　肝主疏泄，肾主封藏，二者之间藏泄互用，相反相成。肝气疏泄，可使肾开阖有度；肾之封藏，则可制约肝之疏泄太过。藏泄有节，从而保证并调节女子月经来潮和男子泄精功能的正常。

病理上，肝肾精血不足，或肝肾阴虚火旺，引起肝主疏泄和肾主封藏关系失调，则可出现女子月经周期紊乱、经量过多或闭经，男子遗精滑泄等病症。

（十）脾与肾的关系

脾主运化，为后天之本；肾主藏精，为后天之本。脾与肾的关系主要体现在气的生成和水液运行方面。

1. 气的生成　肾藏精，主生长发育生殖，为先天之本；脾运化水谷精微，化生气血，为后天之本。脾肾两脏功能正常，是人体生命活动之根本保障。先天与后天之气相互资生，脾之阳气必须借助肾阳的温煦，始能健运；肾中精气，又赖脾运化的水谷精微不断补充。先天促后天，后天助先天，先后天之间相互依赖，相互资助。

在病理上，脾肾病变常相互影响，互为因果。若脾气虚弱，运化失职，导致肾的精气不足，而见腰酸耳鸣，或小儿生长发育迟缓等病证。若肾阳不足，不能温煦脾阳，或脾阳久虚，损及肾阳，形成脾肾阳虚证，表现为腹部冷痛、下利清谷、腰膝酸软、五更泄泻等病症。

2. 水液运行　肾主水，脾主运化水湿，二者共同调节人体水液的运行。在肾的气化作用下，膀胱开阖有度，使全身津液代谢正常进行。脾气健运，水湿得以运化。脾肾两脏相互协同，共同完成津液输布。

病理上，脾气虚弱，不能运化水液，或肾的阳气虚损，气化失司，可导致津液的输布、排泄障碍，表现为面浮肢肿、腹胀便溏、畏寒肢冷、腰膝酸软等脾肾两虚、水湿停滞之证。

二、腑与腑的关系

六腑以"传化物"为其生理特点，六腑的关系，主要表现在饮食水谷消化、吸收和排泄过程中的相互配合。

饮食物入胃，经胃的腐熟和初步消化，下传于小肠。小肠受盛化物，在胆汁的作用下，对饮食物进一步消化，并泌别清浊。清者被吸收，经脾的输布作用布散全身，浊者下传大肠。大肠传导变化，吸收食物残渣中的部分水液，使糟粕形成粪便排出体外。膀胱贮存水液，气化则使津液上输，尿液下达排出体外。三焦是水谷传化的通道，总司人体气化，推动和促进传化过程的正常进行。

六腑既分工明确又密切配合，共同完成对饮食物的消化、精微的吸收和糟粕的排泄。饮食物在胃肠中必须更替运化，而不能久留或停滞，故有"六腑以通为用""六腑以通为补""六腑以降为顺"等说。

在病理上，六腑之间亦可相互影响，多表现在传化和排泄失常。如胃失和降，气不下行，则小肠泌别清浊和大肠传化糟粕的功能失常，出现腹胀、泄泻或大便不通。若小肠功能失常，既可导致胃气上逆，表现嗳气、恶心、呕吐等，又可使大肠传导失职，出现泄泻便溏等；若大肠传导失职，浊气上逆于小肠或胃，会出现脘腹胀痛、恶心呕吐等。胆失疏泄，影响胃肠消化吸收，而见纳呆食少，厌食油腻、胁痛口苦、恶心呕吐等。三焦不通，水液不行，浊液不能下输于膀胱，可导致尿少、尿闭等症。

三、脏与腑的关系

脏与腑的关系，实际上就是脏腑阴阳表里配合关系，由于脏属阴，腑属阳，脏为里，腑为表，一脏一腑，表里相合，阴阳相关，构成了心与小肠、肺与大肠、脾与胃、肝与胆、肾与膀胱等脏腑表里关系，体现了阴阳、表里相输相应的关系。

在生理上，表里相合的脏腑又相互为用、相互协同，共同完成其功能活动。在病理上，相合脏腑的病变又可相互影响。这种脏腑相合理论，对指导临床实践有着重要的意义。

（一）心合小肠

心为脏，故属阴；小肠为腑，故属阳。两者在五行都属火。心居胸中，小肠居腹，两者通过经脉的相互络属构成脏腑表里关系。

在生理方面，心阳的温煦，心血的滋养，有助于小肠的化物功能；小肠主化物、泌别清浊，吸收水谷精微，则可以助心化生血液。心与小肠存在相互依存关系。

在病理方面，心火亢盛，通过经脉下移于小肠，引起尿少、尿赤、尿痛等症状；而小肠有热，亦可循经上炎于心，使心火亢盛，出现心烦、舌赤、口舌生疮等症状。

（二）肺合大肠

肺为脏，属阴；大肠属腑，属阳。两者通过经脉的相互络属，构成脏腑表里关系。

在生理上，主要体现在肺气肃降与大肠传导功能之间的相互为用关系。肺气肃降下行，布散津液，能促进大肠的传导下行；大肠传导糟粕下行，亦有利于肺气的肃降。肺与大肠气机调畅，呼吸运动和排便功能才能正常进行。

在病理方面，肺与大肠病变可相互影响。如肺失肃降，气不下行，津液不能下达大肠，可引起津亏肠燥，除见咳逆气喘外，还可见大便秘结，干燥难行。肺气虚弱，气虚无力传导，亦可见大便秘结，称之为气虚便秘。若大肠实热，传导不畅，腑气不通，除见大便秘结外，还可影响肺的肃降，而产生胸满、咳喘等症状。

（三）脾合胃

脾与胃在五行属土，位居中焦，以膜相连，经络互相联络而构成脏腑表里配合关系。

在生理上，脾主运化，胃主受纳，二者密切相关，共同完成对水谷精微的消化、吸收与输布，同为"后天之本"。脾胃关系主要体现在纳运相合、升降相因、燥湿相济三个方面。

1. 纳运相得　脾主运化，胃主受纳，受纳与运化相辅相成。胃受纳、腐熟水谷，为脾之运化提供前提条件；脾运化水谷精微，也为胃的摄纳提供了物质条件。胃和则脾健，脾健则胃和。脾胃纳运配合，相互协调，共同完成纳食、消化、吸收与转输等一系列生理功能。

在病理上，脾胃病常相互影响。脾失健运，可导致胃不能纳；胃气不和，可导致脾运失常，而见腹胀泄泻、完谷不化，或食少纳呆、恶心呕吐等脾胃运纳失常之证。

2.升降相因　脾气主升，以升为顺；胃气主降，以降为和。脾升与胃降，相反相成。脾气上升，则清气上布，运化强健，有助于胃气通降；胃气下降，则水谷下行，而无留积之患，并助脾气升运。脾气升则水谷之精微得以输布；胃气降则食糜及其糟粕得以下行。脾胃之气，脾升胃降，升降相因，从而保证了食物的正常消化。

在病理上，若脾气不升反而下陷，可出现泄泻便溏，或内脏下垂等症状。胃失和降而上逆，可产生脘腹胀痛、恶心呕吐、呃逆嗳气等症状。

3.燥湿相济　脾喜燥而恶湿，胃喜润而恶燥。脾胃喜恶燥湿之性不同，但其间又是相互制约、相互为用的。脾主运化水湿，但脾之阳气易损，易被湿邪所困，胃阳有助于脾阳，使脾不至于为湿所困。胃之阴气易伤，易伤津化燥，得脾阴之助，使胃不至于因燥而伤。脾胃燥湿之间相互补充，是保证运纳相合、升降协调的必要条件。

在病理上，湿邪困脾，或脾不健运而生湿，可导致胃失和降，受纳失常。胃阴不足亦可影响脾气健运，而见脘腹胀满、纳呆食少、大便秘结等症。

（四）肝合胆

肝位于右胁，胆附于肝叶之间，肝与胆在五行均属木，经脉又互相络属，构成脏腑表里相合关系。

在生理上，主要表现为同主疏泄。肝主疏泄，分泌胆汁，并调畅胆腑气机，以促进胆汁的排泄；胆主疏泄，胆汁排泄畅通，有利于肝发挥疏泄作用。因此，肝胆相互协同，则胆汁分泌、排泄正常，饮食物得以消化。

在病理上，肝胆病变可相互影响。如肝失疏泄，可影响胆汁的分泌和排泄；胆汁排泄不畅，亦会影响肝的疏泄，出现胁肋胀痛、恶心呕吐、口苦黄疸等症。

（五）肾合膀胱

肾为水脏，膀胱为水腑，在五行同属水。二者同居下焦，功能相关，又有经络互相络属，构成脏腑表里相合的关系。

在生理上，主要体现在水液贮藏与尿液排泄方面。肾主水，依赖于膀胱贮藏水液与排泄尿液；而膀胱的藏水和排尿功能，又依赖于肾的固摄与气化，使其开阖有度。在肾与膀胱的共同作用下，人体之津蒸腾上布，余者化为尿液而排出体外，共同完成了水液贮藏与小便排泄功能。

在病理上，肾与膀胱的病变亦可相互影响。如肾气虚弱，气化失常，或固摄无权，可影响膀胱的开阖，出现小便不利或失禁、遗尿、尿频等症。膀胱湿热，可影响到肾，出现尿频、尿急、尿痛、腰痛等症。

第六节　脏腑与生命活动

人体是一个以五脏为中心的有机整体，

脏腑之间，相生相克，阴阳和谐，气血调畅，保证各种生命活动的正常进行。人体的生命活动主要包括呼吸运动、血液循行、津液代谢、睡眠活动、生殖繁衍、精神活动等。

一、脏腑与呼吸运动

呼吸运动是维持生命活动的重要指征，是保障各脏腑功能正常发挥的前提。由呼吸运动所吸入的自然界清气是宗气的主要组成部分，宗气的强弱又直接关系到一身之气的盛衰，因此呼吸运动是一身之气生成运行的关键。若呼吸运动停止，气体交换结束，生命也将终结。呼吸运动主要由肺所主，但与五脏功能相关。

肺司呼吸，是呼吸运动的主要场所，肺通过宣发肃降的作用来维系呼吸运动。肺气宣发，呼出体内浊气，而肺气肃降，吸入自然界清气，吸清呼浊，吐故纳新，实现人体内的气体交换，从而维持生命活动。口鼻是呼吸的门户，与肺相连，肺开窍于鼻，肺的功能正常与否直接影响着呼吸道的功能。另外，卫气通过肺的宣发作用外达肌表，发挥开阖腠理、助肺呼吸之功。肺吸入的清气在胸中与脾上输之谷气相合，生成宗气。宗气一方面上行入息道，推动肺主呼吸功能；另一方面贯注于心脉，布散于全身，内灌脏腑经脉，外濡肌肤腠理，间接地辅助呼吸运动。

肺主呼吸，呼吸深度的维持，还需要肾气的摄纳，以及心肝之气的参与。肾主纳气，摄纳由肺吸入的自然界之清气，而参与呼吸过程，保证肺能有效地呼浊吸清，使呼吸调匀，深长有力。肝主疏泄，肝气升发以制约肺气下降太过，升降得宜，则能维持气机调畅，呼吸正常。心主血脉，气血相关，气能行血，血以载气，助肺行营卫之气布散津液。正如《难经·四难》所说："呼出心与肺，吸入肾与肝。呼吸之间，脾受谷气也。"脏腑功能异常，可直接或间接影响呼吸，出现各种病证。咳嗽是呼吸系统最常见的疾病，《素问·咳论》就明确指出："五脏六腑皆令人咳，非独肺也。"

人体呼吸失调的病证有咳嗽、哮病、喘证、肺胀、肺痨、肺痿等病证，其治疗方法亦异。若肺失宣降，则咳嗽，气喘胸闷；肾失摄纳，则见呼吸表浅，呼多吸少，动则气喘等症。长期肺病之人，则吸入清气减少，宗气不足，心气无力，则在心悸、唇舌青紫的同时，伴见胸闷气喘、呼吸困难等症；若肝火犯肺，则急躁易怒、胁肋胀痛，兼见咳嗽、痰黄，甚或咳血等；脾失健运，湿浊内生，上聚于肺，则咳嗽，胸闷痰多等。因此，五脏功能均能影响呼吸，脏腑功能失调则会影响呼吸运动而产生相应病变。临床当四诊合参，辨证所属脏腑，进行有效的治疗。

二、脏腑与血液循行

血液循行是人体重要的生理活动，是多脏腑共同作用的结果。脉为血府，血行脉中，输布全身，发挥营养作用，并充养精神，使神旺气调。

血液运行，以心气推动为主，还有赖于脾气的固摄，肝气的条达，肺气的宣降等作用。心气是血液运行的动力，心主血脉，心与血脉直接相连，心、血、脉构成了一个整体系统，宗气居于胸中，助心行血。心气充沛，则血行脉中，流经全身，发挥濡养作用，为各脏腑提供养分。肺朝百脉，主治节，肺主宣发肃降调节气机运行，进而影响着心气的盛衰和血的运行。故古人以呼吸的节律来判断脉象的异常，"人一呼脉再动，一吸脉亦再动，呼吸定吸脉五动，闰以太息，命曰平人"（《素问·平人气象论》）。肺吸入自然界清气，呼出体内浊气，完成体内外气的交换。肺还参与宗气的生成，宗气灌注心脉，助心行血。

脾主统血，使之行于脉中不溢出脉外。血液能在脉中正常运行离不开气的固摄作用，此与脾运化水谷精微化气摄血有关，即无形之气渗灌周身脉道，固摄血液，使血行脉中。脾气健旺，生血充盈，摄血有力。如脾气不足，固摄无力，则血失统摄而逸出脉外。肝主疏泄，调畅气机，气畅则助血运；而肝主藏血，具有贮藏血液，调节血量，防止出血的功能，故有肝为"血海"之称。肝气调畅，血的藏泄有度，又随着人体活动而调节血量变化，从而维持血液正常运行。

血的正常运行受五脏调节，因此五脏的功能失常，或关系失调，皆可致血行异常。如心气虚弱，行血无力，则血脉痹阻，症见面色无华或紫暗、心悸怔忡、胸闷胸痛、唇舌青紫、脉虚无力或细涩结代等症，甚者心阳暴脱，危及生命。若肺气不足，影响宗气生成或使气机运行不畅，可致血行受阻，而致气虚血瘀。脾气虚弱，统摄无权，导致血溢脉外，出现尿血、便血、月经量多等症，同时脾气虚弱，运化无权，可致血的生成不足，而见血虚诸证。若肝失疏泄，气机郁滞，血行障碍，可见胸胁、乳房、少腹等胀痛，胁下癥积肿块等症。若肝升太过，血随

气逆，可见吐衄、咳血，甚或昏厥等病证。肝血不足，血虚不荣，可致视物不清或夜盲，手足屈伸不良，爪甲不荣等症。

三、脏腑与消化吸收

消化吸收包括饮食物的消化、水谷精微的吸收与输布、粪便的排泄等，是由脏腑共同参与、相互作用的结果。主要与脾胃、肝胆、小肠、大肠关系密切。

饮食物进入胃中，经过胃气的受纳腐熟、脾气的运化，以及肝气的疏泄条达、胆汁的促进作用，将消化后的食糜下传至小肠。小肠泌别清浊，吸收精微物质上输于脾，在脾主升清的作用下，水谷精微或直接四布周身，或上输心肺，化为气血，入于经脉而运行全身。食物残渣则由小肠经阑门下达至大肠，经大肠的传导，化为糟粕排出体外。

饮食物的消化吸收，与脾胃关系最为密切。脾主运化，胃主受纳；脾主升清、胃主降浊；脾喜燥恶湿，胃喜润恶燥，二者相互关联、密切配合，常常并称为气血生化之源、后天之本，故有"脾胃者，仓廪之官，五味出焉。"（《素问·灵兰秘典论》）肝主疏泄，可通过调畅脾胃气机的升降，以及调节胆汁的分泌与排泄，促进脾胃对饮食物的消化吸收。肝胆气机不调，可乘脾犯胃，亦可影响消化吸收，出现腹痛腹胀、痛而欲泄、泄后痛减等肝脾不调之证，以及脘痞纳呆、食不消化，甚至恶心呕吐等肝胃不和之证。小肠泌别清浊，接受胃下传的食糜，进一步消化，水谷精微由脾转输吸收，食物残渣下传大肠，水液渗入膀胱。大肠吸收食物残渣的水液，并化为粪便排出体外。膀胱将水液

化为尿液排出体外。

人体是一个整体，脏腑之间相互关联，因此，饮食物有消化吸收，还与肾肺心等有一定的关系。肾为元气之本，主一身之阳，肾气的激发和推动脾气，肾阳的温煦脾阳，促进脾胃的纳运功能，体现了先天与后天之间的相须为用。若肾气不足，推动无力，可致脾气不足，运化功能减，而见腹胀纳呆，食少、便溏；若肾阳不足，可致脾阳亦亏，而见脘腹冷痛，五更作泻等脾肾阳虚之证。肺主气，调节全身气机，肺气宣发助脾气的上升，肺气肃降助胃气下降，从而协助消化吸收。心藏神主血脉，心神的调控，心血的营养，都有助于脾胃肝胆等脏腑功能，从而有助于消化吸收。

四、脏腑与津液代谢

津液的生成与输布是多脏腑共同参与的生命过程，与五脏六腑有关，而主要责之于肺、脾、肾、肝、三焦等脏腑。《素问·经脉别论》云："饮入于胃，游溢精气，上输于脾，脾气散精，上归于肺，通调水道，下输膀胱，水精四布，五经并行。合于四时五脏阴阳，揆度以为常也。"津液由饮食水谷，水谷入胃，在脾气的推动下，经由胃受纳腐熟，小肠的泌别清浊，吸收津液，上输于脾，上输于肺，将津液四布周身。

津液的输布与肺脾肾三焦的功能关系最为密切。肺位最高，又主宣发肃降，通调水道，故有"水之上源"之说。脾属土，居中央，将津液向四周输布，布散四旁；脾主升清，上输于肺，通过肺的宣发肃降作用，经由三焦水道布散到全身，滋润全身。肾主水，肾之蒸腾气化，为人体气化之动力，可

促进所有脏腑气化作用。三焦为人体津液的通路，肺、脾、肾分居上、中、下三焦，故三焦气化正常，水液生成输布畅达。肝主疏泄，肝气调畅，可促进脾胃运化，使津液生化有源；又能通过调节气机升降出入，促进津液输布。心主血脉，"津血同源"，血运全身，有助津液输布，以发挥其滋润作用。

汗与尿是津液排泄的主要途径，也是维持水液代谢平衡的关键。汗的排泄主要与肺心相关。肺主皮毛，宣散卫气，司腠理开阖，维持汗液的正常排泄。心在液为汗，心神调控汗液的排泄。尿的生成与排泄与肾密切相关，肾阳的蒸化作用，将下达之水液中之清者，蒸腾气化，经过肺脾，而布敷全身；浊者则随脏腑代谢，化生尿液，排出体外。

要之，津液代谢正常与否主要责之于肺、脾、肾、肝、三焦、膀胱等脏腑，也与心胃、大肠、小肠等脏腑的功能有关。因此，脏腑功能失调，则津液不能正常的输布与排泄，形成水湿痰饮，停积体内，引起疾病的发生。

五、脏腑与睡眠活动

睡眠是人体适应自然昼夜变化，维持机体阴阳平衡协调与精神情志正常的重要生理活动。适当的睡眠休息，是维护健康和体力的基础。睡眠活动的正常与否，主要依赖于营卫气血的运行和脏腑功能的调节。卫气昼行于阳，而夜行于阴，人之睡眠与觉醒交替进行。卫气夜循五脏，行于阴分，则安然入眠；白昼卫气出入体表，循六腑行于阳分，人则醒寤。若营卫气血调和，行其常道，则人寤寐有常。脏腑阴阳随着时间的变化也发

生着盛衰变化，阳主兴奋，阴主抑制，阴阳调和，则阴能纳阳，阳能制阴，兴奋与抑制互用互制，产生睡眠节律。即如《素问·营卫生会》所说："壮者之气血盛，其肌肉滑，气道通，营卫之行不失其常，故昼精而夜瞑。"

睡眠活动与五脏相关。心藏神，为君主之官。心主血，血养神。心血充盈，神有所养，神气旺盛，则夜寐安然。心阴能滋润制约心阳，使心阳不亢，宁静心神，心阳则能振奋精神，使人思维清晰，动作敏捷。心之阴阳，互制互助，共同维持着睡眠活动的正常。肝主疏泄，调畅气机，有助于营卫之气运行；肝藏血，血舍魂，可促进睡眠。若肝不藏血，或心肝血虚，可出现惊骇多梦、卧寐不安，或梦游梦呓，以及出现幻觉等。肾藏精，精化血，充养脏腑。肾精充足，气化旺盛，则睡眠如常。而肾阴充足，则能上济心火，涵养心阳，则出现少寐多梦，或睡眠不宁等病证。反之，若阴盛阳衰，心神不能外应，魂魄沉溺于内，则会引起嗜睡、多睡等症。

梦寐不宁可表现为多梦、梦呓、梦游、梦交等，以醒后身体不适为要点。《素问·脉要精微论》云："阴盛则梦涉大水恐惧，阳盛则梦大火燔灼。阴阳俱盛，则梦相杀毁伤。上盛则梦飞，下盛则梦堕，甚饱则梦予，甚饥则梦取。肝气盛则梦怒，肺气盛则梦哭。"说明梦境可以反映脏腑气血的盛衰。通过了解病人的梦境，可以测知病人的脏腑阴阳气血之盛衰，邪气之强弱，病变之部位，从而正确诊断，以利于有效施治。如梦游表现为睡眠中漫无目的的行走，其病机为魂不守舍，游离于外，故睡中起坐或行走

而不自知，醒后亦不能回忆。

睡眠异常是脏腑精气失常的表现，临床根据睡眠早晚、睡眠状态、梦的多少，以及精神状态、情绪反映等，进行寒热虚实的辨证，从五脏功能、气血盛衰进行调治，是中医治疗睡眠异常的重要特色。

六、脏腑与生殖繁衍

生殖是生物体繁殖子孙，保持生物延续的重要生命活动。在生命过程中，人体发育成熟后便具备繁衍后代的能力。生殖是一项复杂的生理功能，是多脏腑整体调节的结果。其中与肝脾肾关系最为密切。"人始生，先成精"，精是构成人体的基本物质，随着胎儿的成长，后天之精不断充养，天癸至，此时人具备了生殖能力。

肾藏精，主生长发育和生殖。先天之精贮藏肾中，先天之精化生先天之气，推动机体生长发育。当肾气达到一定程度则形成天癸，进入生殖时期，女子月经来潮，男子精气溢泻，阴阳交合故能有子。其后随着肾精肾气的充盈，维持着正常的生理功能，中年之后肾气日衰，天癸也随之减少，生殖功能渐衰。人体生殖功能取决于肾精肾气的盛衰。

精气闭藏于肾，其施泄受着肝的调节。肝主疏泄，调畅气机，男子排精，女子月经，皆是肝气疏泄作用的体现。男子精液的贮藏与排泄，是肝肾二脏疏泄与闭藏的协同作用。肝主疏泄，肾主闭藏，藏泄互用，相反相成，则男子精液排泄有度，女子月经定时来潮。肝主筋，足厥阴肝经绕阴器，男子阴茎以筋为体，宗筋结于前阴，宗筋举则精窍开而精泄。先天之精藏于肾中，但需后天

之精不断充养。后天之精源于脾胃，脾胃功能正常，化源充足，归肾而化精，归肝而化血，冲任充盛，精血以时下，生殖功能正常发挥。正如清·张璐《张氏医通·诸血门》所说："气不耗，归精于肾而为精。精不泄，归精于肝而化清血。"

生殖功能同肾、肝、脾的关系最为密切，其中任何一方功能失调，均可引起生殖功能异常。若肾虚不固，精气外泄，可致肾精不足，天癸失去化源，或精少、经闭，生育低下等。若肝失疏泄，气机不畅，则男子精液排泄失常，或精出量少；女子月经失调，而致不孕不育。肝主筋，肝气逆乱，则宗筋弛纵不举，而致阳痿不育。若脾失运化，化源不足，则精血亏虚，生殖力弱；或冲任失养，而见男子精少精弱，阳痿不育，女子月经量少，经期延后等症。临床治疗时，多从整体调治肾肝脾，注重补益精血，调理气机。

七、脏腑与精神活动

精神活动是人类所独有的高级活动，是在生物进化过程中形成的与群体社会有关的活动，包括精神、情感、思维等。《黄帝内经》在整体观思想指导下，提出了"五脏藏五神、主五志"的理论，认为精神活动是内在脏腑功能的外在反映，并以精气为物质基础。在整体观念指导下，提出了形神一体观，将人体生理与心理两大系统有机地统一起来。

人的形体与精神是相互依附，不可分割的，即形体与精神的统一。精神情志活动的产生，以脏腑气血为物质基础，外界各种信息刺激经人的感官接受，通过经络传入五脏，而化生五神，即神、魂、意、魄、志，且归属不同的脏。即如《灵枢·本神》所说："随神往来者谓之魂，并精而出入者谓之魄，所以任物者谓之心，心有所忆谓之意，意之所存谓之志，因志而存变谓之思，因思而远慕谓之虑，因虑而处物谓之智。"《素问·阴阳应象大论》亦指出："人有五脏化五气，以生喜怒悲忧恐。"明·马莳注解曰："人有肝心脾肺肾之五脏，以化五脏之气，而喜怒悲忧恐之五志从兹而生。"

五脏藏精，精气舍神，精气充足，气机调畅，则人的精神情志各有所藏，即肝藏血，血舍魂，在志为怒；脾藏营，营舍意，在志为思；心藏脉，脉舍神，在志为喜；肺藏气，气舍魄，在志为悲；肾藏精，精舍志，在志为恐。张介宾指出："魂魄意志，以及意志思虑之类皆神也。"指出神、魂、魄、意、志五神，是人的不同的意识和精神状态。

心主血，血养神，故心藏神；肝藏血，血舍魂，故肝藏魂。神与魂皆是指人的高级精神活动，神是指人的精神、意识、思维、情志等活动，为人体清醒时的主意识活动；魂为睡眠后人的精神及思维活动，多指人的潜意识活动，如做梦、梦话、梦游等。精神情志活动以气机调畅，气血充足为基本条件。血液充足，神魂得养，则精神振奋、精力集中、睡眠正常。若心肝血虚，则精神不振，神识恍惚，入眠困难，或睡眠多梦等。而心为五脏六腑之大主，因此，心对人的生命活动具有调控作用。在心神的调控下，产生魂、魄、意、志、思、虑、智不同的精神变化。

脾藏营，营舍意；肾藏精，精舍志。意

是指将从外界获得的知识经过思维取舍，保留下来形成回忆的印象；志为人体意识和经验的存记，是长久保持记忆的能力。即如《灵枢·本神》所说："心有所忆谓之意，意之所存谓之志。"神由先天之精而成，但后天化生的气血是维持神志活动的基本源泉，脾运化生成的水谷精微是化生气血的最基本物质。肾精充足，脾气健旺，精血充盛，则能养意强志。表现为思路清晰、意念丰富、记忆力强，志向坚定，意志坚强。即如《灵枢·本脏》所说："志意者，所以御精神，收魂魄，适寒温，和喜怒者也……志意和则精神专直，魂魄不散，悔怒不起，五脏不受邪矣。"

肺藏魄，人之始生，源于父母生殖之精，两精相合产生新生命时就产生了神，是生命活动的总体现，魄是以精为物质基础的与生俱来的生理本能，是人身非条件反射性的感觉和动作，如视觉、听觉、眨眼等，都是魄的功用。魄为肺之神，是神的重要组成部分，受心神主宰，肺藏魄，更是神的外在体现，是人的精神活动。

气机在情志活动中起着重要作用，脏腑之气的升降出入运动受心神掌控。因为心藏神，为情志之主，因此七情内伤首先伤及心神，随之影响气机，导致脏腑气机升降失调。《素问·举痛论》提到："怒则气上，喜则气缓，悲则气消，恐则气下，惊则气乱，思则气结。"

七情内伤可直接伤及内脏。如心在志为喜，过喜则伤心；肝在志为怒，过怒则伤肝；脾在志为思，过度思虑则伤脾；肺在志为悲为忧，过度悲忧则伤肺，肾在志为恐，过恐则伤肾。心藏神，为情志之主，因此七

情内伤首先伤及心神。七情可单独伤人，也可数情交织，多伤及心肝脾。

情志过用可直接引起神志异常。《灵枢·本神》提到"心怵惕思虑则伤神，神伤则惊恐自失""脾愁忧不解则伤意，意伤则悗乱""肝悲哀动中则伤魂，魂伤则狂妄不精""肺喜乐无极则伤魄，魄伤则狂，狂者意不存人""肾盛怒不止则伤志，志伤则喜忘其前言"。是说惊恐思虑太过损伤心神，会出现不能自控的恐惧；忧愁不解会损伤脾意，造成心胸郁闷烦乱；悲哀太过损伤肝魂，使之狂妄迟钝，言行举止失常；喜乐太过伤及肺魄，会出现癫狂；大怒不止损伤肾志，出现记忆力衰退。

综上所述，五脏精气是产生情志活动的物质基础，情志变化是五脏功能活动的外在表现，情志过用则伤五脏，五脏病变则情志异常，二者紧密联系，体现了"形神一体"的整体观念。

【文献辑要】

1.《素问·灵兰秘典论》："心者，君主之官也，神明出焉。肺者，相傅之官，治节出焉。肝者，将军之官，谋虑出焉。胆者，中正之官，决断出焉。膻中者，臣使之官，喜乐出焉。脾胃者，仓廪之官，五味出焉。大肠者，传道之官，变化出焉。小肠者，受盛之官，化物出焉。肾者，作强之官，伎巧出焉。三焦者，决渎之官，水道出焉。膀胱者，州都之官，津液藏焉，气化则能出矣。凡此十二官者，不得相失也。故主明则下安，以此养生则寿，殁世不殆，以为天下则大昌。主不明则十二官危，使道闭塞而不通，形乃大伤，以此养生则殃，以为天

下者，其宗大危，戒之戒之。"

2.《素问·六节藏象论》："帝曰：藏象何如？岐伯曰：心者，生之本，神之变也；其华在面，其充在血脉，为阳中之太阳，通于夏气。肺者，气之本，魄之处也；其华在毛，其充在皮，为阳中之太阴，通于秋气。肾者，主蛰，封藏之本，精之处也；其华在发，其充在骨，为阴中之少阴，通于冬气。肝者，罢极之本，魂之居也；其华在爪，其充在筋，以生血气，其味酸，其色苍，此为阳中之少阳，通于春气。脾、胃、大肠、小肠、三焦、膀胱者，仓廪之本，营之居也，名曰器，能化糟粕，转味而入出者也，其华在唇四白，其充在肌，其味甘，其色黄，此至阴之类，通于土气。凡十一脏，取决于胆也。"

3.明·孙一奎《医旨绪余·命门图说》："夫二五之精，妙合而凝，男女未判，而先生此二肾，如豆子果实，出土时两瓣分开，而中间所生之根蒂，内含一点真气，以为生生不息之机，命曰动气，又曰原气，禀于有生之初，从无而有。此原气者，即太极之本体也……命门乃两肾中间之动气，非水非火，乃造化之枢纽，阴阳之根蒂，即先天之太极。五行由此而生，脏腑以继而成。若谓属水属火，属脏属腑，乃是有形质之物，则外当有经络动脉，而形于诊，《灵》《素》亦必着之于经也。"

4.清·叶桂《临证指南医案·肝风》："肝为风木之脏，因有相火内寄，体阴用阳，其性刚，主动、主升，全赖肾水以涵之，血液以濡之，肺金清肃下降之令以平之，中宫敦阜之土气以培之，则刚劲之质，得为柔和之体，遂其条达畅茂之性，何病之有？"

5.清·江涵暾《笔花医镜·三焦部》："三焦者，人生三元之气，脏腑空处是也。上焦心肺居之，中焦脾胃居之，下焦肝、肾、膀胱、大小肠居之。其气总领脏腑营卫经络、内外左右上下之气。三焦通则竟体调和，斯其职已。三焦之病，属于脏腑，并无另立病名。"

【思维训练】

1. 何谓藏象？藏象学说是如何形成的？其与解剖脏器有何异同？

2. 水液代谢与五脏的关系如何？有何临床意义？

3. 如何理解五脏神？体现了中医怎样的思维特点？

4. 怎样理解"肾为先天之本""脾为后天之本"？二者有何异同？

5. 六腑的功能与生理特点是什么？为什么说"六腑以通为用"？

【参考文献】

1.孙广仁，刘家义，张安玲，等.中医基础理论难点解析[M].北京：中国中医药出版社，2001.

2.王琦.中医藏象学[M].北京：人民卫生出版社，2004.

3.张宇鹏，杨威，刘寨华.藏象学理论体系框架探讨[J].中国中医基础医学杂志，2007，13（3）：168.

4.马淑然，刘燕池，郭霞珍，等.中医五脏是人体生理调控模板[J].中国中医基础医学杂志，2002，8（11）：108.

5.李如辉，郭淑芳，刘琪.藏象学说之所以成为问题[J].陕西中医学院学报，2015，38（6）：5-7.

第三章

精气血津液——生命活动的基本物质

【学习引导】

精、气、血、津液是人体脏腑经络、形体官窍生理活动的物质基础，是构成人体和维持人体生命活动的基本物质。气具有推动、温煦等功能，精、血、津液具有营养、滋润等作用，根据阴阳的属性区分，气属阳，精、血、津液属阴。在机体的整个生命过程中，精气血津液与脏腑经络形体官窍之间，存在着相互依存、相互为用的密切关系。精气血津液学说，是研究人体生命活动的基本物质，精、气、血、津液的生成、输布、生理功能及其相互关系的理论，是中医学理论体系的重要组成部分。

通过学习，要求掌握精的基本概念、分类及功能；气的基本概念、生成、运行、功能及其分类；血的基本概念、生成、运行和功能；津液的基本概念、代谢和功能，以及气与血、气与津液之间的关系。了解精与气、精与血、血与津液之间的关系。学习中应注意以阴阳等哲学思想为指导，与脏腑功能活动相联系，从而全面理解与掌握本章的内容。

【名词术语】

精 先天之精 后天之精 气 气化 气机 升降出入 气机调畅 元气 宗气 营气 卫气 脏腑之气 血 津液 气为血帅 血为气母 气主煦之 血主濡之 津血同源 精血同源 夺血者无汗 夺汗者无血

第一节 精

一、精的概念

精，指体内的精微物质，既是构成人体的本原物质，也是人体各种功能活动的物质基础。人体之"精"有广义和狭义之分。广义之精，泛指一切构成人体并具有重要生理功能的精微物质，涉及维系人体生命现象和生理功能活动过程的所有物质等。主要来自于父母的先天之精，以及出生之后从饮食中所获得的后天之精。狭义之精，是指肾中所藏的生殖之精，是构成胚胎发育的原始物质，即是《灵枢·本神》所说的："生之来，谓之精。"

二、精的生成、贮藏与施泄

精的生成，来源于先天与后天两个方面。先天之精，来源于父母的生殖之精。在胚胎形成之初，父母生殖之精传给下一代的精微物质，带有先天禀赋特点。胚胎形成以后，直到胎儿发育成熟并出生，不断地从母体吸取水谷之精来充养自身。因此，先天之精，既包括来自于父母的原始生命物质，也包含胎儿从母体吸取的各种营养物质。先天之精主要藏于肾中。

后天之精，又称"水谷之精"，主要来源于饮食。人出生以后，从饮食中不断地吸取营养，通过脾胃功能，将饮食中的精微物质源源不断地输送至各脏腑，化为脏腑之精，在供给脏腑生理活动需要的同时，又将剩余部分输送于肾中贮藏，以充养肾中精气。由于水谷之精是人出生以后才化生的，所以称为后天之精。

精的生成禀受于父母，充实于水谷。先天之精与后天之精虽来源不同，但相互依存，相互促进。先天之精是后天之精化生的前提和基础，后天之精又可不断地培育和充养先天之精。先天之精与后天之精互相结合，输布至五脏六腑，形成五脏六腑之精。临床上无论是先天之精不足，还是后天之精匮乏，都可影响人体之精的生成，从而出现精虚不足的病理变化。

人体之精分藏于五脏，但主要藏之于肾。故《素问·六节藏象论》说："肾者主蛰，封藏之本，精之处也。"先天之精受之于父母而藏于肾，后天之精来源于水谷、化生于脏腑以充养肾精。所以，肾精以先天之精为根基，得到后天脏腑之精的不断资助以保持充满状态，从而保证肾精发挥其各种生理功能。

精的贮藏与施泄相互为用，协调共济。如肾一方面收摄归藏先天、后天之精，一方面施泄所藏之精，使脏腑之精旺盛，以发挥激发、营养、生殖等作用。故《素问·上古天真论》说："肾者主水，受五脏六腑之精而藏之，故五脏盛，乃能泻。"

肾的藏精功能主要依赖肾气的封藏作用。肾气的封藏作用使精藏于肾中而不妄泄，以保证肾精发挥生理效应。若肾气亏虚，封藏失职，可造成精失的病理表现。同时，精藏与泄的协调，是气的推动和固摄作用协调统一的结果，也是肝疏泄与肾封藏生理功能协调的结果。

三、精的功能

（一）繁衍生殖

藏于人体肾中的生殖之精，是生命活动的原始物质，具有生殖繁衍后代的作用。人出生以后，先天之精与后天之精相辅相成，使肾中精气逐渐充盛，并产生天癸。天癸是肾精充盛的标志，能促进人体生殖机能发育成熟并具有生殖能力。肾精充足，则生殖能力强盛；肾精不足，生殖能力就会受到影响。临床对不孕不育等生殖功能低下的病变，常常采用补肾填精的方法治疗。

（二）濡养脏腑

人体之精具有濡润营养全身的作用。先天之精与后天之精充盛，脏腑形体官窍得到精的濡养，各种生理功能得以正常发挥。肾精化为肾气从而推动和调控各种生理功能的正常发挥和相互协同，使人体精力充沛，呼吸平稳，脉象和缓有力，形神协调等；若先天之精不足，或后天之精匮乏，五脏六腑之精衰竭，则脏腑形体等失去滋养和濡润，脏腑生理功能失调或功能减退。

（三）化血

在血液生成的过程中，一方面水谷之精化生血液，另一方面肾精化生骨髓后生成血液，因此精也是血液生成的主要物质基础。无论是水谷之精不足，还是肾精亏损，都会引起血液的生成减少而形成血虚的病理变化。

（四）化气

精可以化生为气。先天、后天之精充盛，则其化生的一身之气才能充足；各脏腑之精充足，则化生的脏腑之气才会充沛。脏腑生理功能的正常发挥以及形体官窍的荣润光泽。精化气，气生精；精足则气充，气足则精盈；精气互化、协调共济，使脏腑功能活动得以正常进行，共同维持机体正常的生命活动。病理上，精亏则气生化乏源，可见少气、乏力、气喘、倦怠、懒言等气虚之候。肾精衰少，则化气不足，机体正气虚衰，抗病和生殖能力下降，则百病由生。

（五）充神

精能充神，精是神化生的物质基础。神起源于父母生殖之精，同时又是新生命的先天之精存在的标志和表现，出生之后又得到水谷之精的不断充养。生理关系上，精盛则神旺，精益则神明。因此，精能充神，神寓精中。在病理上，精伤则神失所养，精衰则神无所依，可见神疲乏力，精神恍惚，思维迟钝等。神能统摄一切生命活动，神可对精起主导、约束作用，使精固谧静守于内，藏泄有度。

四、精的分类

精，是构成人体和维持生命活动最本原的物质。《素问·金匮真言论》曰："夫精者，身之本也。"从包涵内容来看，有广义之精和狭义之精的区别；从形成先后来分，有先天之精和后天之精的不同；从生理功能而言，则有生殖之精和脏腑之精的差异。

（一）先天之精与后天之精

先天之精是指禀受于父母的生殖之精，与生俱来，构成人体胚胎的原始物质。《灵枢·决气》曰："两神相搏，合而成形，常先身生，是谓精。"先天之精是指人类生命的本源。

后天之精，指源于饮食水谷，经过脾胃运化而生成的精微物质。在脾胃生理功能的作用下，饮食水谷化生为精微物质，转输到五脏六腑，营养全身。

（二）脏腑之精与生殖之精

脏腑之精是贮藏于脏腑中的具有濡养滋润脏腑自身以及形体官窍的精微物质。脏腑之精由先天之精和后天之精相合而成。脏腑之精为脏腑功能活动提供物质基础，且能化生脏腑之气，推动脏腑的功能活动。

生殖之精是指藏于肾中具有繁衍生殖功能的精微物质。来源于先天之精，又需后天之精的充养而不断充盛。

第二节 气

一、气的概念

气，最初是古人对于自然现象的一种朴素认识。哲学之气是宇宙的本原，是构成世界基本的物质，宇宙间的一切事物，都是由气的运动变化产生的。古代医家将朴素的唯物主义观点引进到医学领域，用气阐释人的生命活动规律，指导临床诊断、治疗疾病，以及养生康复等方面。

中医学认为，气是具有很强活力、不断运动、极其精微的物质，是构成人体和维持人体生命活动的基本物质。所以人的形体，包括脏腑、经络、五官九窍等，也是以气为物质基础而生成的。同时，气是人体生命活动的动力。

二、气的生成

（一）生成之源

气的生成来源有先天和后天两个方面。先天之气禀受于父母肾中之精气，即先天之精所化生的气为先天之气。后天之气包括脾胃所化生的水谷之精气和肺所吸入的自然界清气。。因此，肾中精气、水谷之精气和自然界的清气是生成气的物质基础。

（二）相关脏腑

气的生成依赖于相关脏腑的功能活动，其中与肺、脾胃、肾的关系最为密切。肾中所藏之精气禀受于父母，是生成气的原始基础；水谷之精气是通过脾胃的运化功能，从饮食中摄取而化生的；自然界清气由肺的呼吸运动而吸入。故人体之气的生成气是由肺、脾胃、肾等脏腑的密切配合，将先天精气、水谷之精气和自然界清气相合而化生。如果先天禀赋薄弱，肾中精气亏虚；饮食营养失调，水谷之精气不足；自然环境恶劣，清气吸入减少，或是肺、脾胃、肾等脏腑的功能失常，均可影响气的生成。

三、气的运动

（一）气机的概念

气的运动，称作"气机"。《灵枢·脉度》说："气之不得无行也，如水之流，如日月之行不休……其流溢之气，内溉脏腑，外濡腠理。"流行于人体的气，是不断地运动着的具有很强活力的精微物质，流行于全身各脏腑、经络、形体官窍，无处不有，推动和激发人体的各种生理活动。气的运动一旦停止，人的生命活动即告终止。

（二）气的运动形式

气的运动形式，可概括为升、降、出、入四种基本形式。

人体生命活动遵循自然规律，人体自身如同一个小宇宙，内而消化循环，外而视听言动，都是脏腑之气升降出入运动的结果。气极其精细，无法直接测知，气的升降出入运动，则可通过脏腑、经络等各种生理活动具体地体现出来。例如，肺主宣降，主气，司呼吸，其中的宣发呼出浊气的过程体现着气的升、出运动，肃降吸入清气的过程体现着气的降、入运动。又如，脾胃与饮食物消化吸收关系密切，脾气宜升，胃气宜降，脾之升清和胃之降浊互相配合，完成食物的消化吸收。再如，心属火在上，肾属水在下，心水火上下交通，维持心肾之间的阴阳平衡。他如血液的化生和运行，津液的生成、输布和排泄等，都离不开气升降出入。

脏腑之气的运动规律与其自身的生理功能密切相关。一般而言，五脏化生和贮藏精气，其气以升为主；六腑受盛和传化水谷，其气以降为顺。同时，脏腑之气又各有侧重，肝气、脾气主升，肺气、胃气宜降。总之，脏腑的气机升降运动，在生理状态下，有一定规律，一般可体现出升已而降、降已而升、升中有降、降中有升的特点。

气的运动畅通无阻，升降出入之间协调平衡，称之为"气机调畅"，当气的运动出现异常，升降出入运动失去协调平衡，称为"气机失调"。若气的运动受阻，局部阻滞不通，称作"气滞"；气的上升运动太过，或下降不及，称作"气逆"；气的上升不及或下降太过，称作"气陷"；气的外出运动太过而不能内守，称作"气脱"；气的外出受阻而郁闭于内，称为"气闭"。

四、气的功能

气是构成人体生命活动的基本物质之一，是维持生命活动的动力，对人体具有十分重要的作用。气的生理功能主要体现在以下五个方面：

（一）推动作用

气的活力很强，能够推动和激发人体的生长发育及各脏腑、经络、四肢百骸的生理功能。如肾气推动人的生长、发育和生殖功能；心气推动血液的运行；脾胃之气推动饮食的消化和精微物质的吸收；肺、脾、肾三脏之气又推动着津液的代谢等。如果气虚推动无力，或气滞不畅，就会使脏腑、经络的功能减退，出现生长发育障碍、生殖功能低下、消化吸收异常、血液运行迟缓，以及津液代谢失常等一系列病理变化。

（二）温煦作用

气是不断运动的物质，具有温煦人体的作用。气的温煦作用表现在三方面：一是产生热量，维持人体保持正常体温；二是温煦脏腑、经络、形体官窍，以维持其各自的生理功能；三是温煦血和津液等液态物质，以正常地运行、输布于周身。倘若气的温煦作用失常，可出现体温偏低、畏寒肢冷、脏腑功能衰退，血和津液运行迟滞不畅等病理表现。

（三）防御作用

气具有护卫肌表、防御外邪和驱逐邪气的作用。气的防御作用具体表现在两方面：一是在未病之前，卫气充足，护卫全身的肌表，使肌表腠理固密，能够抗御外邪的侵袭；二是在疾病发生之后，正气与邪气斗争，驱邪外出或战而胜之，促进机体早日康复。若气虚防御作用减弱，则抵抗力下降，极易被外邪侵犯，患病后也可因正不敌邪，导致病邪久留，难以速愈。

（四）固摄作用

气具有固护统摄血液、津液等液态物质，以防止其异常流失的作用。如脾气可固摄血液，使血液循经而行，防止血液逸出脉外。心肺之气可固摄汗液，脾气可固摄涎液，肾气可固摄尿液、精液等，防止其异常流失或妄泄。若气的固摄作用减退，可导致体内液体的过度外泄。如气不摄血，导致各种出血；气不摄津，导致多汗、多尿或小便失禁；气不固精，引起遗精、滑精、早泄；气虚失固，出现久泄、久痢或大便失禁等症状。

（五）气化作用

气化，指通过气的运动而产生的各种变化。由于气遍布于全身，故人体各脏腑经络的生理功能和维持，气、血、津液等物质的新陈代谢及其相互转化的过程，都是气化作用的结果。例如，人体依赖脾胃之气的运动，实现脾胃的纳运功能，通过消化饮食，吸收其中的水谷精微，再通过心肺之气的作用，将水谷精微化生为气、血、津液，而津液又在肺气的宣降、肾气的蒸腾作用下布散于全身，部分津液又转化为汗液、尿液等，这一系列物质与能量新陈代谢的过程，都是气化作用的具体体现，正如《素问·灵兰秘典论》所说："膀胱者州都之官，津液藏焉，气化则能出矣。"

五、气的分类

人体之气按照气的生成、分布、功能主要分为元气、宗气、营气、卫气四种。

（一）元气

元气，又称"原气"。禀于先天，藏于肾中，又赖后天精气以充养，是维持人体生命活动的基本物质与原动力，主要功能是推动人体的生长和发育，推动和激发脏腑、经络、形体官窍的生理功能。

1. 生成与分布 元气源自先天，依赖父母肾中精气所化生，这是元气的根基；出生以后，又要得到后天水谷之精气的不断培育。故元气的生成及盛衰，既与先天禀赋直接相关，又受后天脾胃的消化吸收功能，以及水谷精气充足与否的影响。由于禀受于父母的先天之精气在人出生之后基本确立，出生后水谷之精气的充养，尤为重要，如此才能保持元气的不断化生和旺盛。即使是先天禀赋不足之人，若后天饮食调养合理，仍可使元气逐渐充足。充分说明元气盛衰与先天和后天密切相关。

元气为先天之气，根源于肾并可通过三焦输布全身，内而脏腑经络，外达肌肤腠理。

2. 功能 元气的主要功能有二：一是藏于肾中之元气，可推动和激发人体的生长发育和生殖机能；二是流布于全身之元气，可推动和激发各脏腑经络形体官窍的生理活动，是人生命活动的原动力。故元气充沛，体质强健，脏腑经络的活力旺盛。

（二）宗气

宗气，是由肺吸入的自然界清气与脾胃所化生的水谷精气相结合而成，积聚于胸中之气。由于宗气积聚于胸中故称胸中为"气海"，又名"膻中"。

1. 生成与分布 宗气是由脾化生的水谷之精气，与肺吸入的自然之清气互相结合而

生成。因此，肺的呼吸功能、脾的运化功能正常与否，直接影响着宗气的盛衰。

胸中为心肺所居之处。由于宗气积聚于胸中，故其分布主要在心肺两脏。此外，还可布散丹田和下行气街。

2. 功能 宗气的主要功能有两方面：一是走息道以司呼吸，即推动肺的呼吸和发声的功能。二是贯心脉以行血气，促进心脏推动其运行血气的功能。因此，呼吸的强弱、声音的高低、心血运行状态等，皆与宗气的盛衰密切相关。宗气充足，则呼吸调匀，语言清晰，声音洪亮，脉象和缓有力。

（三）营气

营气，又名"荣气"，是运行于脉中，富有营养作用的气。营气可化生血液，是血液生成的主要物质基础，故常"营血"并称。营气与卫气相对而言，营气属阴，卫气属阳，故又称"营阴"。

1. 生成与分布 营气主要来自于饮食，是由脾胃运化吸收的水谷精微中最富有营养的部分所化生。营气化生的部位是在中焦脾胃，水谷之精气是生成营气的物质基础。

营气入于血脉之中，循脉运行上下，内至五脏六腑，外达皮肉肢节，终而复始，营周不休。

2. 功能 营气的主要功能是化生血液和营养全身。营气富含营养，与津液相合，化生为血液，所以营气是生成血液的主要物质基础。血液运行于全身，将营气输布于各脏腑经络形体官窍，发挥营养作用，维持其正常的生理功能。

（四）卫气

卫气，是运行于脉外，具有保卫机体作用的气。卫气与营气相对而言，属性为阳，

故又称"卫阳"。

1. 生成与分布　卫气的生成主要来源于饮食，是由脾胃运化吸收的水谷精微中剽悍滑利的部分所组成。

由于卫气具有很强的活力，故可不受脉道的约束，循行于脉外，布散于全身，并主要分布于体表。

2. 功能　卫气的主要功能包括以下三个方面。

一是护卫肌表，防御外邪。皮肤腠理是机体抗御外邪的重要屏障，肺气宣发卫气于体表，使肌腠固密，增强抵御外邪的能力。如卫气不足，肌表不固，防御能力下降，就易被外邪侵袭。

二是温养脏腑，维持体温。卫气是产生热量的来源，其流布于体表乃至周身，对肌肉、皮毛和脏腑发挥着温养作用，使肌肉充实，皮肤润泽，体温恒定。

三是调节腠理，排泄汗液。卫气布散于肌表，可以调节腠理开阖，控制汗液的排泄。

营气和卫气同源异流，关系密切。二者都来源于脾胃化生的水谷精微，但在阴阳属性、组成成分、分布及主要功能等方面均有一定的区别。营属阴而性质精纯柔和，卫属阳而性质剽悍滑疾；营行脉中主内守，卫行脉外主卫外；营气化生血液以营养周身，卫气温养肌表以护卫人体。营卫之气阴阳相随，内外相贯，一阴一阳，互为其根。故营卫之间必须相互协调，才能发挥其正常的生理功能。（表 3-1）

表 3-1　营气和卫气比较表

名称	相同点	不同点			
		性质	分布	功能	属性
营气 卫气	生于水谷 源于脾胃	精纯柔和	行于脉中	化生血液 营养周身	阴
		剽疾滑利	行于脉外	温养脏腑 护卫肌表	阳

第三节　血

一、血的概念

血，是运行于脉中的富有营养和滋润作用的红色液体，也是构成人体和维持生命活动的基本物质。血与气相对而言，属性为阴，故又称"阴血"。

二、血的生成

血液的生成主要有两条途径：其一，水谷精微化血。饮食物通过中焦脾胃的腐熟和运化功能，转化为水谷精微。由水谷精微化生成营气和津液等。营气与津液相合，在阳气的作用下，化为红色的血液。其二，精化血。精系生命之根本，闭藏于肾中，肾精化为肝血。

脾胃运化的水谷精微是化生血液的最基本物质，而先天之肾精也要依赖后天水谷精微的充养，所以脾胃运化功能的强弱，在血液生成的过程中发挥着重要的作用。故称"脾胃为气血生化之源"。

三、血的运行

脉为血之府。如环无端、分布全身的脉道是维持血液运行的先决条件。血液运行其中，受其约束，周而复始，循环不息，灌溉于周身。

血液的正常运行，与心、肺、肝、脾等脏腑的功能密切相关。必须依赖脏腑之气的推动与固摄作用。由于气的推动作用，血液才能运行不息；由于气的固摄作用，血液才能被约束在脉道中运行而不致逸出脉外。推动和固摄作用相互协调，使得血液循脉道正常运行。

心主血脉，心气充沛，推动血液不停地循环流行，故心气是血液运行的基本动力。肺主气，朝百脉而助心行血；肝主疏泄，调畅周身之气机，故肺气之宣降和肝气之疏泄是辅助血液正常运行的重要因素。对血液运行起固摄作用的主要是脾气。脾主统血，全身血液的运行均有赖脾气的统摄，方可循其常道而不致逸出脉外。此外，肝主藏血，能贮藏血液和调节血量，防止血液外溢，所以肝脾两脏功能也是保证血液和调畅行的重要因素。

总之，血液正常运行，是在心、肺、脾、肝等脏功能的相互配合下，依靠脏腑之气的推动作用和固摄作用，相辅相成、协调制约而完成的。若气推动无力，可使血行迟缓，流通不利，形成血瘀等病理状态；若气的固摄之力不足，则血易于溢出脉外，可导致各种出血病证。

此外，脉道的通畅与否，机体的寒热变化等，也会影响血液的运行。若痰浊瘀血阻滞、压迫脉道，可使血液运行不畅或局部闭塞不通。跌打损伤等各种外力因素，可致使脉道破裂而引起出血。血液的特性是"喜温而恶寒"，所以过寒可使血行缓慢迟滞，引起瘀血；过热又可使血行加速，甚至迫血妄行，导致出血。

四、血的功能

（一）营养滋润作用

血由营气、津液、精所化生，营气由水谷精微中的精粹部分所化生，津液和精可濡润周身，故血的主要功能即是营养和滋润作用。血液运行于脉中，内至脏腑，外达肌肤孔窍，上下内外无所不至，发挥着营养和滋润作用，以保证其正常的生理活动。因此，血液充足，脏腑形体得到营养，则表现为面色红润，皮毛光泽，肌肉丰满壮实，筋骨强劲，感觉和运动灵活。血虚不足，则见面色淡白无华，肌肉无力，舌色淡，脉细弱等表现。

（二）化神作用

血是神志活动的主要物质基础。人体血气充沛，血脉和调，则精神充沛，神志清晰，思维敏捷，感觉灵敏。血虚或运行失常，均可以出现不同程度的神志改变症状。如果血液亏虚，神失所养，则易出现惊悸、健忘、失眠、多梦等症状；若邪热侵犯营血，扰动心神，又可有神昏、谵语等神志异常的临床表现。

第四节　津液

一、津液的概念

津液，是人体一切正常水液的总称，是构成人体和维持人体生命活动的基本物质。津液包括脏腑形体官窍的内在体液及其正常分泌物，如涕、泪、唾、汗等。

津液是津和液的总称，两者在性状、分布和功能等方面有一定区别。清稀者为津，流动性较大，布散于皮肤、肌肉和孔窍之中，主要起滋润作用。稠厚者为液，流动性较小，灌注于脏腑、骨节、脑髓之内，主要起濡养作用。津与液虽有一定的区别，但两者同源于水谷，生成于脾胃，随气血运行而流布于经脉内外，并可相互补充，相互转化，故在生理上不予严格区分，常津液并称。但在病理上，有"伤津"较轻而"脱液"较重的区别。（表3-2）

表3-2 津与液的区别

名称	成分	质地	分布	功能
津	营养成分少	清稀	体表肌肤、肌肉孔窍、渗入血脉	滋润
液	营养成分多	稠厚	骨节、脏腑、脑髓、关节腔等	濡养

二、津液的代谢

（一）津液的生成

津液来源于水谷，主要通过脾胃、小肠、大肠等脏腑的气化功能而生成。饮食入胃之后，经胃的腐熟消化，输送于脾，再通过脾主运化及小肠受盛化物、泌别清浊的功能，吸收其中的水分和营养而生成津液。大肠在传化糟粕的过程中，也能吸收部分水分，使粪便成形。可见，津液的生成取决于两方面因素：一是有充足的水饮类食物摄入；二是在脾的主导作用下，与胃、小肠、大肠共同完成。

（二）津液的输布

津液生成之后，在脾、肺、肾和三焦等脏腑的协调配合下，在体内的运行输布。首先，脾运化水液，一方面将津液四布全身，另一方面将津液上输于肺；肺为水之上源，主通调水道，在肺气的宣发肃降作用下，将津液进一步向上向外布散于头面肌表，同时向下向内输布于各脏腑，并下达于肾；肾主水，通过肾中阳气的蒸腾气化作用，将其中之清者上升，经脾再次敷布于周身。三焦则是津液运行的通道，三焦水道的通畅与否，也影响着津液的输布过程。此外，津液的输布也有赖于气的升降出入运动，而肝主疏泄，调畅气机，气行则津行。故肝气调达促进津液输布全身。

（三）津液的排泄

津液输布于周身，代谢后的水液排出体外，主要是肺、肾、大肠和膀胱功能协作的结果。肺气宣发，外合皮毛，促使津液从皮肤以汗液形式和从呼吸道以水气形式排出；肾为主水之脏，将下注膀胱的水液化为尿液而排出；大肠主传导，粪便中也夹杂部分水分。因此，剩余水分和代谢后的排泄途径包括汗、尿以及呼气、排便四种方式，其中尿液和汗液的排泄又是调节津液代谢动态平衡的主要环节。

综上所述，津液代谢是个复杂的生理过程，涉及多个脏腑的功能活动。其中与肺、脾、肾、肝等脏关系密切，尤其是肾的功能最为关键。如肺、脾、肾、肝等脏功能失调，都可引起津液代谢障碍，出现津液生成不足而亏虚，或津液输布排泄障碍，水湿内停，而产生痰饮、水肿等病理变化。

三、津液的功能

（一）滋润濡养

津液中含有大量水分和一些营养物质，渗灌于脏腑官窍、形体肢节之中，发挥濡润全身的作用。如津布散于体表，滋润皮肤、肌肉和孔窍，使肌肤丰润，毛发光泽，孔窍滋润而内外通达；液灌注并濡养于骨节、脑髓，使关节滑利，屈伸自如，骨骼坚固，脑髓盈满。若津液不足，可致体表孔窍、肌肉关节、脏腑经络失润，而出现干燥、功能失常的表现。

（二）充养血脉

由水谷化生的津液与营气相结合，注入脉中化为血液，故津液也是血液的组成成分之一，是血液中液态成分的基础，并起着濡养和滑利血脉的作用。如津液不足也可累及于血，引起血虚的病理变化。

第五节　精气血津液之间的关系

精、气、血、津液都是构成人体和维持人体生命活动的基本物质，在性状、分布部位及功能上各有不同的特点，但在生理上相互依存、相互促进，病理上可互相影响、互相传变，因此存在着极为密切的关系。

一、气与血的关系

《难经·二十二难》说："气主煦之，血主濡之。"气属阳，无形而善动，主司温煦、推动等作用；血属阴，有形而多静，具有营养、滋润等功效。两者都源于脾胃化生的水谷精微和肾中精气，相互为用、相互资生，共同维系着人的生命活动。气与血的这种关系，通常概括为"气为血之帅，血为气之母"。

（一）气为血之帅

1. 气能生血　指气参与并促进血液的生成。具体表现：一是营气化生血液，是血液生成的主要物质基础。二是指气化是血液生成的动力。从饮食物转化为水谷精微，水谷精微化生营气，营气和津液化赤为血，以及肾精化血等，都离不开脾胃、心、肺、肾等脏腑之气的气化作用。如饮食合理，营气来源充足，加上脏腑之气旺盛，气化作用强健，则血液化源充足；反之，若营气生成不足，或脏腑之气亏虚，气化作用减弱，则血液化源不足，从而引起血虚证。

2. 气能行血　气的推动作用是血液在脉道中循行的动力。具体而言，心气可促进和加强心脏搏动而推动血行；肺气宣降敷布，助心行血；肝气调畅气机，促进血行。因此血液必须依赖于气的推动方能运行不息，流布全身。若气虚推动无力或气机郁滞不畅，都可导致血行迟缓而形成瘀血；若气行逆乱，又可引起血随气逆。

3. 气能摄血　指气具有统摄血液在脉道中循行，防止其逸出脉外的功能。此与脾气统血的作用有关。如果气虚不足以统摄，则往往导致种种出血症状，称为"气不摄血"。当用补气摄血之法，方能达到止血的目的。

如脾气虚所致的尿血、便血、崩漏等出血病证，当治以健脾益气之法。若大出血时，则当急投独参汤等大剂补气之品，益气固脱，以冀气充血止。

（二）血为气之母

1. 血能载气 是指血液是气的载体，无形之气必须依附于有形之血而运行，才不至于散失。临床上大出血的患者，往往气随之脱失，形成气随血脱的危证。

2. 血能养气 是指气的充盛和功能发挥离不开血液的濡养。各脏腑的生理功能，依赖各脏腑之气推动、温煦、气化等作用；血液流布于周身，能够不断地为气提供营养物质，使其持续地得到补充，保持充足调和，以维持正常的生理活动。同时，与气生成有关的肺、脾、肾等脏，亦需要得到血液的营养，方能使其气化功能正常进行。

二、气与津液的关系

（一）气能生津

是指气化作用可促进津液的生成。津液来自于饮食，依赖脾胃等脏腑的生理功能而化生。脾胃之气充足，气化作用旺盛，消化吸收功能强健，从水饮中化生的津液就充沛；若脾胃之气虚衰，气化作用减弱，消化吸收功能障碍，则化生的津液就不足。

（二）气能行津

是指气能推动津液的输布与排泄。气的升降出入运动是津液输布和排泄的动力。其中肺、脾、肾、肝、三焦等脏腑之气，推动着津液输布至全身，而通过肺、大肠、肾、膀胱的气化功能，又可使体内的水液，化为汗、尿等排出体外。若气虚推动无力，或气滞运行不畅，皆可引起津液输布排泄障碍，导致水湿停聚，痰饮内生。这是临床行气与利水法常常并用的理论依据之一。

（三）气能摄津

是指气能够控制津液的排泄，防止其过多的流失。如肺卫之气可控摄汗液，脾肾之气可摄纳唾液，肾和膀胱之气可摄约尿液等。若气虚固摄作用减弱，导致体内津液的异常流失，出现多汗、多尿或口角流涎等症，临床治疗时应以益气摄津为法。

（四）津能载气

是指气必须依附于有形之津液，才能存在于体内，输布至全身。临床上，大吐、大泻、大汗等，可使津液大量流失，气无所依附而随之外脱，甚则出现亡阳等危急证候。

（五）津能生气

是指津液能参加气的生成，为气的生成提供营养。人体津液输布于五脏六腑之中，濡养着各脏腑组织器官，饮食中吸收的水谷津液可以化生营气。因此，津液对气有化生作用，津液充足，则人体之气旺盛，脏腑功能正常；津液亏乏，则人体之气不足，脏腑功能减弱。

三、精血津液的关系

（一）精血同源

精与血都来源于饮食，都经脾胃等脏腑的功能活动而生成，两者之间存在着相互资生和互相转化的关系，所以有"精血同源"之说。

1. 精能化血 精是化生血液的主要物质基础，其中水谷之精在脾、胃、心、肺等脏腑的共同作用下，化生为血液，肾精生髓也能化血，所以精足则血旺。如果水谷之精不足或肾精亏损，均可导致血液的生成不足，引起血虚的病变。

2. 血能生精 人体之精主要藏于肾中，肾精首先来自于先天，出生以后又依靠后天水谷之精的充养，而在肾精的生成与输布过程中，血液是其重要的中间环节，血液也可以充养肾精，如肝藏血，肝血滋养肾精。所以血旺则精足，血液亏虚也能导致精的不足。

（二）津血同源

血和津液在生理上的关系，可概括为"津血同源"。具体而论，一是两者来源相近，皆由水谷精微所化生，都依赖于脾胃的运化功能；同时津液又是血液的组成部分，津液经胃、脾的消化吸收功能生成后，可上输于心肺，与营气相合化生为血液。二是津血之间可以相互转化。脉外之津液渗入脉内，便成为血液的一部分；运行于脉内的血液，其液态成分释出脉外，便融于脉外的津液之中。故两者之间充分体现了相互依存、相互转化的关系。

由于津液和血液在生理上密切联系，故在病理上也常相互影响。如失血过多，脉外之津液大量渗入脉内，在血虚的同时，可出现口干、咽燥、尿少、皮肤干燥等津伤之症。因此，对于失血患者，治疗上不宜妄用汗法。反之，津液大量耗损时，脉内的津液也会较多地渗出于脉外，从而形成血脉空虚，津枯血燥，或津亏血瘀等病变。所以，对于大汗等导致津液亏损的患者，也不可轻用破血逐瘀之峻剂。《灵枢·营卫生会》有"夺血者无汗，夺汗者无血"之说。汉·张仲景《伤寒论》又有"衄家不可发汗"和"亡血家不可发汗"之诫。此即"津血同源"理论在临床上的实际应用。

四、精与气的关系

精与气的关系很密切，都是人体的精微物质，所以常并称为"精气"，如肾中之精气、水谷之精气等。精与气的阴阳属性不同，精属阴，气属阳，精与气之间存在着相互化生的关系。

（一）精能化气

人体之精包括先天之精和后天之精，所蕴含的生机化生为气，输布于五脏六腑之中，濡养各脏腑组织并激发脏腑经络的功能活动。如肾中所藏之精可以化生元气，饮食中吸收的水谷之精也可以化生营气。因此，精可以化生为气，精足则人体之气充盛，脏腑功能强健，生命力旺盛；精亏则人体之气不足，脏腑功能衰减，生命力低下。

（二）气能生精

人体之精的生成要依赖有关脏腑之气的气化作用。如脾胃之气旺盛，消化吸收功能正常，能将饮食物不断地转化为人体所需要的水谷精微。因此，气的运行不息是促进精化生的动力，气盛则精足，气虚则精亏。

另外，气对精还有固摄作用，如肾气虚固摄无力，男子可见遗精、滑精，女子可见带下清稀量多等病症。

【文献辑要】

1.《灵枢·决气》："余闻人有精、气、津、液、血、脉，余意以为一气耳，今乃辨为六名，余不知其所以然。岐伯曰：两神相搏，合而成形，常先身生，是谓精。何谓气？岐伯曰：上焦开发，宣五谷味，熏肤，充身，泽毛，若雾露之溉，是谓气。何谓津？岐伯曰：腠理发泄，汗出溱溱，是谓津。何谓液？岐伯曰：谷入气满，淖泽注于骨，骨属屈伸，洩泽，补益脑髓，皮肤润泽，是谓液。何谓血？岐伯曰：中焦受气取汁，变化而赤，是谓血。何谓脉？岐伯曰：壅遏营气，令无所避，是谓脉。"

2.《灵枢·营卫生会》："人受气于谷，谷入于胃……其清者为营，浊者为卫，营在脉中，卫在脉外，营周不休。"

3.明·张介宾《景岳全书·肿胀》："盖水为至阴，故其本在肾；水化于气，故其标在肺；水惟畏土，故其制在脾。"

4.清·何梦瑶《医碥·杂症》："阳气者，温暖之气也。"

5.清·周学海《读医随笔·气血精神论》："宗气者，动气也。凡呼吸、言语、声音，以及肢体运动，筋力强弱者，宗气之功用也。"

【思维训练】

1. 如何理解精？对人类优生优育有何指导意义？

2. 如何理解气？对生命活动维护有何指导意义？

3. 如何理解津液？对临床美容健康有何指导意义？

4. 如何理解血是神志活动的物质基础？对临床益智有何指导意义？

5. 如何理解"夺血者无汗，夺汗者无血"理论？对临床有何指导意义？

【参考文献】

1.李德新.气血论[M].沈阳：辽宁科技出版社，1990.

2.郑洪新.肾藏精藏象理论研究·肾藏精藏象研究丛书[M].北京：中国中医药出版社，2015.

3.韩晓伟、马贤德、关洪全.中医"气血津液"学说与现代免疫学思想[J].中华中医药学刊，2009，27（7）：1380-1381.

4.夏小军、开金龙、俄静，等.血之生理探源.浙江中医药大学学报[J].2013，37（3）：248-251.

5.王明辉，金杰辉，王凤雷.多学科研究中医"气"的若干展望[J].中华中医药学刊，2008，26（8）：1665-1667.

第四章

经络——人体信息传导与调节系统

【学习引导】

中医学中的经络是人体组织结构的重要组成部分，其沟通上下内外，将人体联结成有机的整体。经络系统包括十二经脉、奇经八脉、十二经别、别络、浮络、孙络，以及经筋、皮部等，并且有不同的循行路线和功能。学习本章要求掌握经络的概念、经络系统的组成，尤其是十二经脉的循行规律和督脉、任脉、冲脉、带脉的循行与功能；掌握经络的生理功能；了解别络、浮络、孙络、经筋、皮部的概念和主要功能，经络学说的临床应用。

【名词术语】

经络　十二经脉　奇经八脉　十五别络　浮络　孙络　经筋　皮部　得气（气至）

经络学说，是研究人体经络的概念、循行路线、生理功能、病理变化及其与脏腑形体官窍相互联系的基础理论，是中医学理论体系的重要组成部分。

经络学说用于研究人体生理、病理及疾病的诊断和防治各个方面。早在《黄帝内经》中就有"经脉者，所以决死生，处百病，调虚实，不可不通"（《灵枢·经脉》）及"夫十二经脉者，人之所以生，病之所以成，人之所以治，病之所以起，学之所始，工之所止也"（《灵枢·经别》）的记载，后人更有"学医不知经络，开口动手便错。盖经络不明，无以识病证之根源，究阴阳之传变"（宋·窦材《扁鹊心书·当明经络》）之说。

第一节　经络学说概述

一、经络的基本概念

经络，是经脉和络脉的总称，是运行全身气血，联络脏腑形体官窍，沟通上下内外，感应传导信息的通路系统。

经脉是经络系统的主干，是气血运行和信息传导的主要通道；络脉是经脉的分支，网络全身。《灵枢·本脏》说："经脉者，所以行血气而营阴阳，濡筋骨，利关节者也。"《灵枢·海论》说："夫十二经脉者，内属于腑脏，外络于肢节。"均指出经络是运行气血，沟通联系脏腑肢节及上下内外的通路。络脉的"络"，有联络、网络之意。正如《灵枢·脉度》所说："支而横者为络。"说明络脉是经脉的分支，犹如网络，遍布全身。

经脉和络脉虽有区别，但两者紧密相连，构成人体的经络系统，可沟通上下内外，将人体五脏六腑、四肢百骸、五官九窍、皮肉筋脉等联结成一个有机的整体。

在经络中运行的气称为经络之气，简称经气。经气是一身之气分布到经络的部分，与脏腑之气相通。

二、经络学说的形成

经络学说的形成经历了经络概念的产生和理论体系构建两个阶段。

（一）经络概念的产生

经络概念的产生，是古人运用整体观察方法，对人体脉、筋、系等的观察和推理，以及与自然环境中相关事物相比类的结果。古代医家在发现了脉、筋、系等能够连接脏腑形体官窍，并发现了脉是血液运行的通道，结合针刺对人体经络感应传导现象的观察和对导引气功的自身体验，逐步形成了经络的概念。古代医家基于"天人相应"的思想，认为自然界有河流，人体中有经络，经络中的气血运行和信息传导如同自然界的河流，与四时气候变化密切相关。《史记·扁鹊仓公列传》中有"阳脉""阴脉""经""维""络"等名称。中国长沙马王堆汉墓出土的帛书《阴阳十一脉灸经》和《足臂十一脉灸经》，成书年代早于《黄帝内经》，书中均记载了十一条脉的名称、循行走向、所主疾病及灸法，只提及"脉"，而未提及"经"。

（二）经络理论体系的建立

中医最早在《黄帝内经》中系统阐述了十二经脉的起止、具体循行线路及与相应脏腑的"属络"关系，气血在经脉中运行"如环无端""周而复始"，十二经脉的生理功能及十二经脉标本、根结之间的上下、内外对应的联系，十二经脉和脏腑功能发生异常时所出现的病候等；概述了奇经八脉中冲、任、督三脉的起止、循行路线、生理功能和有关病候，以及带脉、阴维脉、阳维脉、阴跷脉、阳跷脉的分布部位、生理功能等；记载了全身约 160 个穴位，以及部分穴位的名称和部位，确定以"骨度"为取穴标准，明示各经脉穴位具有主治本经疾病的作用，特殊穴位如井、荥、输、经、合和原穴、背俞穴等作用更为广泛。此外，还探讨了经络气血运行与自然界的通应关系等。

《黄帝内经》中关于经、脉的初步知识，构筑了经络体系的基本框架，是经络学说形成的标志。自《黄帝内经》以后，历代医家各有发挥。《难经》首创"奇经八脉"一词，详细地论述了十二经脉的走向、病症、预后及奇经八脉的含义、功能、循行线路和病候等，阐释了正经和奇经的关系、某些经穴（如八会穴）的特异性，并提出了"十二经皆有动脉""肾间动气为十二经脉之根"等理论，丰富了经络学说的内容。晋·皇甫谧编著的第一部针灸学专著《针灸甲乙经》，记载各经穴位 349 个，将"穴"与"经"联系起来。宋·王惟一根据经络的分经布点，主持铸造经络穴位"铜人"模型两具，编著《铜人腧穴针灸图经》三卷，统一了宋以前各家对经络和腧穴的某些不同看法。元·滑寿编著《十四经发挥》，论述了十二经脉和任、督两脉气血运行的关系，提出"十四经"的命名，并着重对十四经的分布、循行线路及全身 647 个穴位进行了考证。明·李时珍对古代奇经八脉文献进行汇集和考证写成《奇经八脉考》，其"内景隧道，唯返观者能照察之"的观点，对探讨经络学说的起源颇有启迪。明·杨继洲根据家传《针灸玄机秘要》的内容，博取历代名医著述，结合自己丰富的临床经验，编撰成《针灸大成》一书，对经络、穴位针刺手法与适应证等，都做了颇有创意的探讨。

三、经络系统的组成

人体的经络系统由经脉、络脉及其连属部分组成（图4-1）。

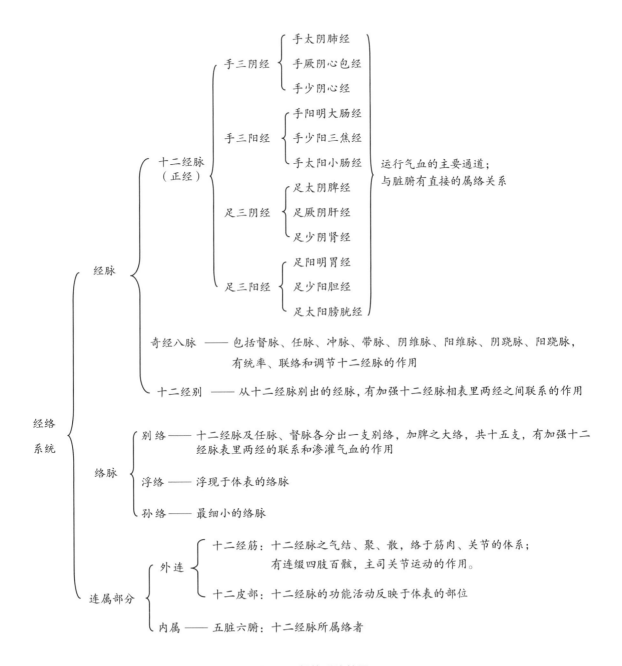

图4-1　经络系统简图

（一）经脉

经脉是经络系统的主干，主要有正经、奇经和经别。

正经有十二条（左右共二十四条），故又称"十二正经"或"十二经脉"，包括手三阴经、足三阴经、手三阳经、足三阳经。十二正经有起点和止点，有循行部位和交接顺序，在肢体有分布及走向的规律，与脏腑有直接的属络关系，相互之间也有表里关系。十二正经是气血运行的主要通道。

奇经有八条，即督脉、任脉、冲脉、带脉、阴跷脉、阳跷脉、阴维脉、阳维脉，合称为"奇经八脉"，具有统率、联络十二经脉和调节十二经脉气血的作用。奇经与脏腑没有直接的属络关系，相互之间也无表里关系。

经别，是从十二经脉别出的重要分支，又称"十二经别"。十二经别分别起于四肢肘膝以上的部位，具有加强十二经脉中相表里的两条经脉的联系和补充十二正经的作用。十二经别是十二经脉的最大分支，与十二经脉有别，但也属于经脉的范畴。

（二）络脉

络脉，是经脉的小分支，有别络、浮络、孙络之分。别络是络脉中较大者，有本经别走邻经之意，可加强十二经脉相表里的两经在体表的联系，并能通达某些正经所没有到达的部位，可补正经之不足，还有统领一身阴阳诸络的作用。一般认为别络有十五支，即十二正经与任督二脉各有一支，加上脾之大络，合称"十五别络"。因《素问·平人气象论》提出"胃之大络，名曰虚里"，又有"十六别络"之说。

孙络，是最细小的络脉，属络脉的再分

支，分布全身，难以计数。此即《灵枢·脉度》所谓"络之别者为孙"。孙络在人体内有"溢奇邪""通营卫"的作用。

浮络，是循行于人体浅表部位且常浮现的络脉。其分布广泛，没有定位，起着沟通经脉、输达肌表的作用。

（三）连属部分

连属部分对外连于筋肉、皮肤而称为经筋和皮部。

经筋，是附属十二经脉的筋膜系统，是十二经脉之气濡养筋肉骨节的体系，具有约束骨骼、屈伸关节的功能。

皮部，是十二经脉及其所属络脉在体表的分区，经气布散之所在，具有保卫机体、抗御外邪的功能，并能反映十二经脉的病证。

第二节　十二经脉

十二经脉是经络系统的主要组成部分，十二经别以及络脉等都是从十二经脉中分出，彼此联系，相互配合而发挥作用。

一、十二经脉的名称

十二经脉对称地分布于人体的左右两侧，分别循行于上肢或下肢的内侧或外侧，每一经脉又分别隶属于一脏或一腑，因此十二经脉的名称各不相同。

十二经脉中每一经脉的名称，是依据其分布于手足、所属脏腑和阴阳属性三个方面而命名。行于上肢，起于或止于手的经脉，称"手经"；行于下肢，起于或止于足的经脉，称"足经"。分布于四肢内侧面的经脉，属"阴经"；分布于四肢外侧面的经脉，属

"阳经"。阴经属于脏，阳经属于腑。三阴为太阴、厥阴、少阴，三阳为阳明、少阳、太阳。手三阴经的名称分别为手太阴肺经、手厥阴心包经、手少阴心经；手三阳经的名称分别为手阳明大肠经、手少阳三焦经、手太阳小肠经。足三阴经的名称分别为足太阴脾经、足厥阴肝经、足少阴肾经；足三阳经的名称分别为足阳明胃经、足少阳胆经和足太阳膀胱经（表4-1）。

表4-1　十二经脉名称分类表

	阴经（属脏）	阳经（属腑）	分布部位 （阴经行内侧，阳经行外侧）	
手	太阴肺经	阳明大肠经	上肢	前缘
	厥阴心包经	少阳三焦经		中线
	少阴心经	太阳小肠经		后缘
足	太阴脾经*	阳明胃经	下肢	前缘
	厥阴肝经*	少阳胆经		中线
	少阴肾经	太阳膀胱经		后缘

*在小腿下半部和足背部，肝经在前缘，脾经在中线。在内踝尖上八寸处交叉后，脾经在前缘，肝经在中线。

二、十二经脉的走向交接规律

（一）十二经脉的走向规律

十二经脉的走向，《灵枢·逆顺肥瘦》说："手之三阴，从脏走手；手之三阳，从手走头；足之三阳，从头走足；足之三阴，从足走腹。"说明手三阴经，起于胸中走向手指端，与手三阳经交会；手三阳经，起于手指端走向头面部，与足三阳经交会；足三阳经，起于头面部走向足趾端，与足三阴经交会；足三阴经，起于足趾端走向腹部和胸部，在胸中与手三阴经交会。手三阳经从手走头，足三阳经从头走足，手足六阳经均行经头面部，故称"头为诸阳之会"。

（二）十二经脉的交接规律

十二经脉按照一定的循行走向，相互联系，有三种交接方式。

1. 相表里的阴经与阳经在四肢末端交接　相表里的阴经与阳经共6对，在四肢末端交接。其中相表里的手三阴经与手三阳经交接在上肢末端（手指），相表里的足三阳经和足三阴经交接在下肢末端（足趾）。如手太阴肺经和手阳明大肠经在食指端交接，手少阴心经和手太阳小肠经在小指端交接，手厥阴心包经和手少阳三焦经在无名指端交接；足阳明胃经和足太阴脾经在足大趾交接，足太阳膀胱经和足少阴肾经在足小趾交接，足少阳胆经和足厥阴肝经在足大趾爪甲后交接。

2. 同名手足阳经在头面部交接 同名的手、足阳经有 3 对，在头面部交接。如手阳明大肠经与足阳明胃经交接于鼻翼旁，手太阳小肠经与足太阳膀胱经交接于目内眦，手少阳三焦经与足少阳胆经交接于目外眦。

3. 足手阴经在胸中交接 足手阴经，又称"异名经"，也有 3 对，交接部位在胸中。如足太阴脾经与手少阴心经交接于心中；足少阴肾经与手厥阴心包经交接于胸中；足厥阴肝经与手太阴肺经交接于肺中（图 4-2）。

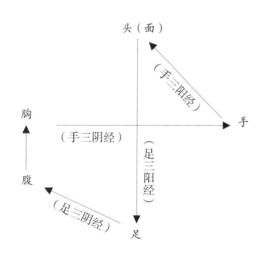

图 4-2 十二经脉走向交接规律示意图

三、十二经脉的分布规律

十二经脉在体内的分布虽有迂回曲折，交错出入，但基本上是纵行的，其在人体不同部位的分布规律如下。

（一）头面部的分布

诸阳经在头面部的分布特点是：阳明经主要行于面部，足阳明经行于额部；少阳经主要行于侧头部；手太阳经主要行于面颊部，足太阳经行于头顶和头后部。诸阴经不到达头面部，但部分阴经或其分支到达头面

部，如手少阴心经的分支、足厥阴肝经上达目系，足厥阴肝经与督脉会于头顶部，足少阴肾经的分支上抵舌根，足太阴脾经连舌本、散舌下等。

（二）四肢部的分布

十二经脉在四肢的分布特点是：阴经行于内侧，阳经行于外侧。上肢内侧为太阴经在前，厥阴经在中，少阴经在后。上肢外侧为阳明经在前，少阳经在中，太阳经在后。下肢内侧，内踝尖上八寸以下为厥阴经在前，太阴经在中，少阴经在后；内踝尖上八寸以上则太阴经在前，厥阴经在中，少阴经在后。下肢外侧为阳明经在前，少阳经在中，太阳经在后。

（三）躯干部的分布

十二经脉在躯干部的分布特点是：手三阴经均从胸部行于腋下，手三阳经行于肩部和肩胛部。足三阳经则阳明经行于前（胸腹面），太阳经行于后（背面），少阳经行于侧面。足三阴经均行于腹胸面。循行于腹胸面的经脉，自内向外依次为足少阴肾经、足阳明胃经、足太阴脾经和足厥阴肝经。

十二经脉循行于躯干胸腹面、背面及头面、四肢，均是左右对称地分布于人体两侧，每侧十二条。左右两侧经脉除特殊情况外（如手阳明大肠经在头面部走向对侧），一般不走向对侧。

四、十二经脉的表里关系

十二经脉通过与脏腑的属络组成 6 对表里相合关系。如《素问·血气形志》说，"手太阳与少阴为表里，少阳与厥阴为表里，阳明与太阴为表里，是为手之阴阳也"；"足太阳与少阴为表里，少阳与厥阴为表里，阳

明与太阴为表里，是为足阴阳也"（表 4-2）。

表 4-2 十二经脉表里关系表

关系	经 络					
表	手阳明大肠经	手少阳三焦经	手太阳小肠经	足阳明胃经	足少阳胆经	足太阳膀胱经
里	手太阴肺经	手厥阴心包经	手少阴心经	足太阴脾经	足厥阴肝经	足少阴肾经

相表里的两条经脉，在体内属络于脏腑，即阴经属脏络腑，阳经属腑络脏，如足阳明经属胃络脾，足太阴经属脾络胃；表里两经在四肢末端交接，并循行于四肢内外相对应的位置（足厥阴肝经与足太阴脾经在内踝尖上八寸以下交叉变换前后位置）。如此既加强了表里两经的联系，又促进了相表里的脏与腑在生理功能上的相互协调和配合。表里两经及其属络的脏腑之间在病理上也常互相影响，如肺经受邪影响大肠腑气不通而便秘，心火亢盛循经下移小肠而见尿痛尿赤等。

五、十二经脉气血的流注次序

十二经脉是气血运行的主要通道，气血在十二经脉内流动不息，循环灌注，构成了十二经脉的气血流注。其流注次序从手太阴肺经开始，依次流至足厥阴肝经，再流注至手太阴肺经，因而构成了一个阴阳相贯、如环无端的十二经脉的循行系统。其具体流注次序如下所示（图 4-3）。

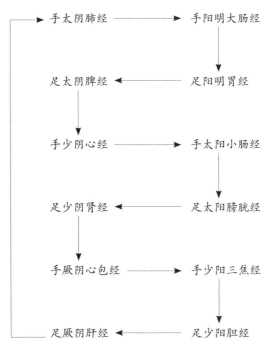

图 4-3 十二经脉气血流注次序图

六、十二经脉的循行部位

（一）手太阴肺经

起于中焦，下络大肠，还循胃口（下口幽门，上口贲门），通过膈肌，属肺，从肺系（与肺相连的气管、支气管及喉咙等）横行至胸部外上方（中府穴），出腋下，沿上肢内侧前缘下行，过肘窝，入寸口，上鱼际，直出拇指桡侧端（少商穴）。

分支：从手腕的后方（列缺穴）分出，沿掌背侧走向食指桡侧端（商阳穴），交于手阳明大肠经（图4-4）。

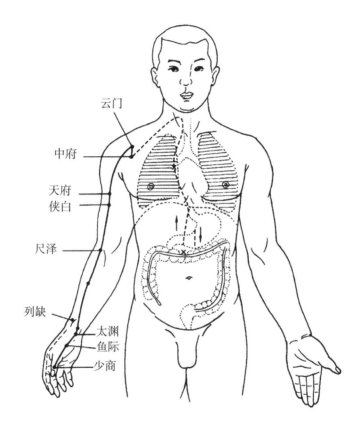

图 4-4　手太阴肺经（LU）

（二）手阳明大肠经

起于食指桡侧端（商阳穴），经过手背部行于上肢伸侧（外侧）前缘，上肩，至肩关节前缘，向后到第七颈椎棘突下（大椎穴），再向前下行入缺盆（锁骨上窝），进入胸腔络肺，向下通过膈肌下行至大肠，属大肠。

分支：从锁骨上窝上行，经颈部至面颊，入下齿中，回出夹口两旁，左右交叉于人中，至对侧鼻翼旁（迎香穴），交于足阳明胃经（图4-5）。

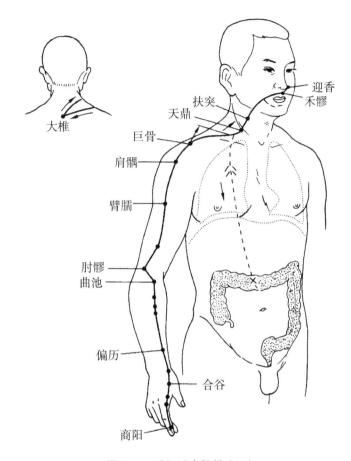

大椎

扶突
天鼎
迎香
禾髎
巨骨
肩髃
臂臑
肘髎
曲池
偏历
合谷
商阳

图 4-5 手阳明大肠经（LI）

（三）足阳明胃经

起于鼻翼旁（迎香穴），夹鼻上行，左右交会于鼻根部，旁行入目内眦，与足太阳经相交，向下沿鼻柱外侧，入上齿中，出而夹口两旁，环绕口唇，在颏唇沟承浆穴处左右相交，退回沿下颌骨后下缘到大迎穴处，沿下颌角上行过耳前，经过上关穴（客主人），沿发际，到额前。

分支：从颌下缘（大迎穴）分出，下行到人迎穴，沿喉咙向下后行至大椎，折向前行，入缺盆，深入体腔，下行穿过膈肌，属胃，络脾。

直行者：从缺盆出体表，沿乳中线下行，夹脐两旁（旁开 2 寸），下行至腹股沟处的气街（气冲穴）。

分支：从胃下口幽门处分出，沿腹腔内下行至气街，与直行之脉会合，而后沿大腿前侧下行，至膝髌，向下沿胫骨前缘行至足背，入足第二趾外侧端（厉兑穴）。

分支：从膝下三寸处（足三里穴）分出，下行入中趾外侧端。

分支：从足背（冲阳穴）分出，前行入足大趾内侧端（隐白穴），交于足太阴脾经（图 4-6）。

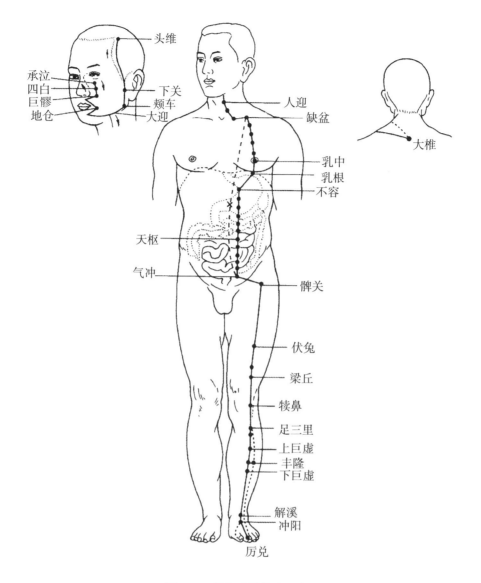

图 4-6　足阳明胃经（ST）

（四）足太阴脾经

起于足大趾内侧端（隐白穴），沿内侧赤白肉际，上行过内踝的前缘，沿小腿内侧正中线上行。至内踝尖上八寸处，交出足厥阴肝经之前，上行沿大腿内侧前缘，进入腹中，属脾，络胃。向上穿过膈肌，沿食道两旁，连舌本，散舌下。

分支：从胃别出，上行通过膈肌，注入心中，交于手少阴心经（图 4-7）。

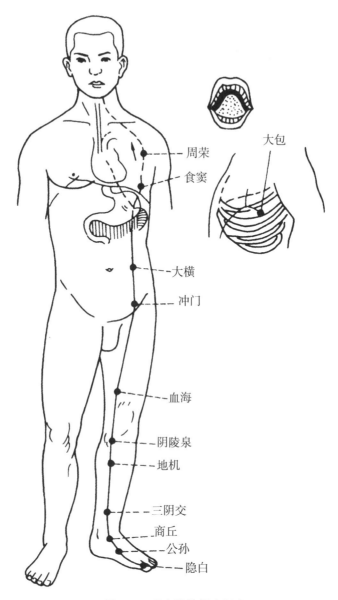

周荣

食窦

大包

大横

冲门

血海

阴陵泉

地机

三阴交

商丘

公孙

隐白

图 4-7 足太阴脾经（SP）

（五）手少阴心经

起于心中，走出后属心系（心与其他脏腑相连的脉络），向下穿过膈肌，络小肠。

分支：从心系分出，夹食道上行，连于目系（目与脑相连的脉络）。

直行者：从心系出来，退回上行经过肺，向下浅出腋下（极泉穴），沿上肢内侧后缘，过肘中，经掌后锐骨端，进入掌中，沿小指桡侧，出小指桡侧端（少冲穴），交于手太阳小肠经（图 4-8）。

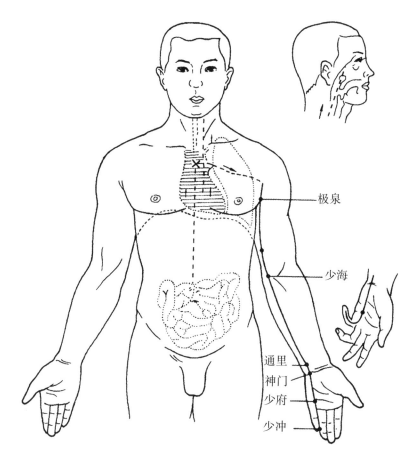

图 4-8　手少阴心经（HT）

（六）手太阳小肠经

起于小指尺侧端（少泽穴），沿手背尺侧上腕部，循上肢外侧后缘，过肘部，到肩关节后面，绕行肩胛部，交肩上后过大椎穴，再前行入缺盆，深入体腔，络心，沿食道下行，穿过膈肌，到达胃部，下行，属小肠。

分支：从缺盆出来，沿颈部上行到面颊，至目外眦后，退行进入耳中（听宫穴）。

分支：从面颊部分出，向上行于目眶下，至目内眦（睛明穴），交于足太阳膀胱经（图4-9）。

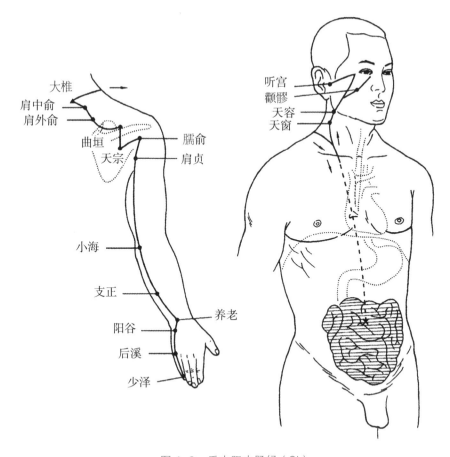

图 4-9 手太阳小肠经（SI）

（七）足太阳膀胱经

起于目内眦（睛明穴），向上到达额部，左右交会于头顶部（百会穴）。

分支：从头顶部分出，到耳上角处的头侧部。

直行者：从头顶部分出，向后行至枕骨处，进入颅腔，络脑，回出后下行到项部（天柱穴），下行交会于大椎穴，再分左右沿肩胛内侧、脊柱两旁（脊柱正中旁开 1.5 寸）下行，到达腰部（肾俞穴），进入脊柱两旁的肌肉（膂），深入体腔，络肾，属膀胱。

分支：从腰部分出，沿脊柱两旁下行，穿过臀部，从大腿后侧外缘下行至腘窝中（委中穴）。

分支：从项部（天柱穴）分出下行，经肩胛内侧，从附分穴夹脊（脊柱正中旁开 3 寸）下行至髀枢（髋关节，当环跳穴处），经大腿后侧至腘窝中，与前一支脉会合，然后下行穿过腓肠肌，出走于足外踝后，沿足背外侧缘至小趾外侧端（至阴穴），交于足少阴肾经（图 4-10）。

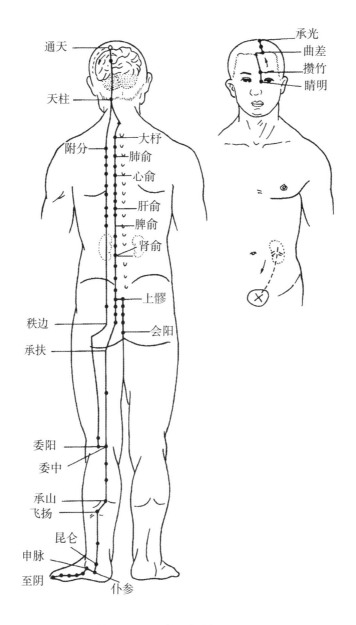

图 4-10　手太阳膀胱经（BL）

（八）足少阴肾经

起于足小趾下，斜行于足心（涌泉穴），出行于舟骨粗隆之下，沿内踝后，分出进入足跟部，向上沿小腿内侧后缘，至腘窝内侧，上股内侧后缘入脊内（长强穴），穿过脊柱至腰部，属肾，络膀胱。

直行者：从肾上行，穿过肝和膈肌，进入肺，沿喉咙，到舌根两旁。

分支：从肺中分出，络心，注入胸中，交于手厥阴心包经（图 4-11）。

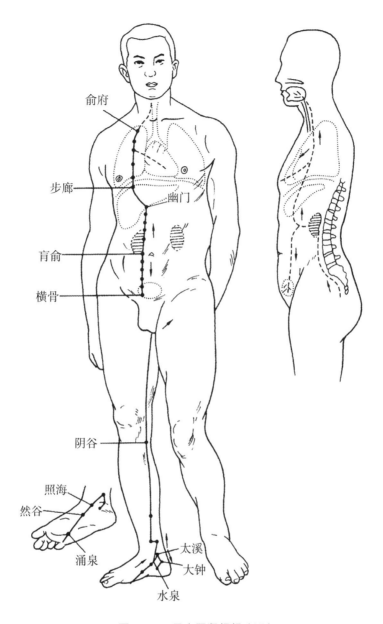

俞府

步廊

幽门

肓俞

横骨

阴谷

照海

然谷

涌泉

太溪

大钟

水泉

图 4-11　足少阴肾经经（KI）

（九）手厥阴心包经

起于胸中，出属心包络，向下穿过膈肌，依次络于上、中、下三焦。

分支：从胸中分出，沿胸浅出胁部，当腋下三寸处（天池穴），向上至腋窝下，沿

上肢内侧中线入肘，过腕部，入掌中（劳宫穴），沿中指桡侧，出中指桡侧端（中冲穴）。

分支：从掌中分出，沿无名指出尺侧端（关冲穴），交于手少阳三焦经（图 4-12）。

（十）手少阳三焦经

起于无名指尺侧端（关冲穴），向上沿无名指尺侧至手腕背面，上行前臂外侧尺、桡骨之间，过肘尖，沿上臂外侧向上至肩部，向前行入缺盆，布于膻中，散络心包，穿过膈肌，依次属上、中、下三焦。

分支：从膻中分出，上行出缺盆，至肩部，左右交会于大椎，分开上行到项部，沿耳后（翳风穴），直上出耳上角，然后屈曲向下经面颊部至目眶下。

分支：从耳后分出，进入耳中，出走耳前，经上关穴前，在面颊部与前一支相交，至目外眦（瞳子髎穴），交于足少阳胆经（图4-13）。

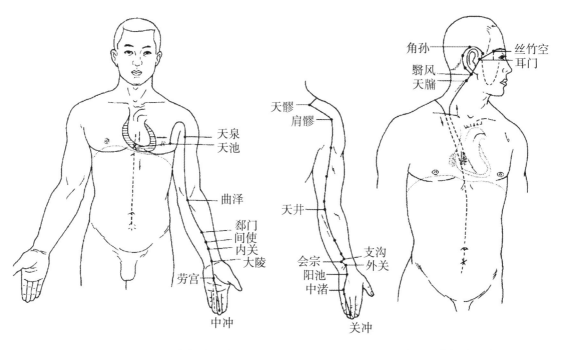

图4-12　手厥阴心包经（PC）

图4-13　手少阳三焦经（TE）

（十一）足少阳胆经

起于目外眦（瞳子髎穴），上至额角（颔厌穴），再向下到耳后（完骨穴），再折向上行，经额部至眉上（阳白穴），又向后折行至风池穴，沿颈下行至肩上，左右交会于大椎穴，分开前行入缺盆。

分支：从耳后完骨穴分出，经翳风穴进入耳中，出走于耳前，过听宫穴至目外眦后方。

分支：从目外眦分出，下行至下颌部的大迎穴处，同手少阳经分布于面颊部的支脉相合，复行至目眶下，再向下经过下颌角部，下行至颈部，经颈前人迎穴旁，与前脉会合于缺盆。然后下行进入胸腔，穿过膈肌，络肝，属胆，沿胁里浅出气街，绕毛际，横向至髋关节（环跳穴）处。

直行者：从缺盆下行至腋，沿侧胸，过季胁，下行至髋关节（环跳穴）处与前脉会合，再向下沿大腿外侧、膝关节外缘，行于腓骨前面，直下至腓骨下端（绝骨穴），浅出外踝之前，沿足背下行，出于足第四趾外侧端（窍阴穴）。

分支：从足背（临泣穴）分出，前行出足大趾外侧端，折回穿过爪甲，分布于足大趾爪甲后丛毛处，交于足厥阴肝经（图4-14）。

（十二）足厥阴肝经

起于足大趾爪甲后丛毛处，向上沿足背至内踝前一寸处（中封穴），向上沿胫骨内缘，在内踝尖上八寸处交出足太阴脾经之后，上行过膝内侧，沿大腿内侧中线进入阴毛中，绕阴器，至小腹，夹胃两旁，属肝，络胆，向上穿过膈肌，分布于胁肋部，沿喉咙的后边，向上进入鼻咽部，上行连接目系，出于额，上行与督脉会于头顶部。

分支：从目系分出，下行颊里，环绕口唇的里边。

分支：从肝分出，穿过膈肌，向上注入肺，交于手太阴肺经（图4-15）。

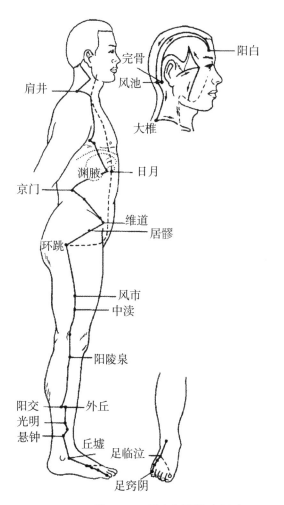

图4-14　足少阳胆经（GB）

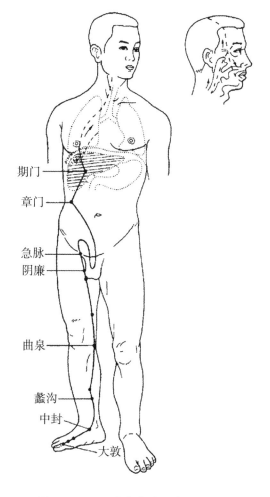

图4-15　足厥阴肝经（LR）

第三节 奇经八脉

奇经八脉，是督脉、任脉、冲脉、带脉、阴跷脉、阳跷脉、阴维脉、阳维脉的总称。奇经是与正经相对而言，由于其分布不如十二经脉那样有规律，与五脏六腑没有直接的属络关系，相互之间也没有表里关系，有别于十二正经，故曰"奇经"，又因共有八条，故曰"奇经八脉"。

一、奇经八脉的主要生理功能

奇经八脉是十二经脉之外的重要经脉，不同于十二正经，故生理功能也独具特点，主要有以下几方面。

（一）密切十二经脉的联系

奇经八脉在循行分布过程中，与十二经脉交叉相接，加强十二经脉之间的联系，补充十二经脉在循行分布上的不足，并对十二经脉的联系还起到分类组合的作用。如督脉与手足六阳经交会于大椎而称"阳脉之海"；任脉与足三阴经交会于关元穴，足三阴又接手三阴经，故称任脉为"阴脉之海"；冲脉通行上下前后，渗灌三阴三阳，有"十二经脉之海"之称；带脉约束纵行诸经，沟通腰腹部的经脉；阳维脉维络诸阳，联络所有阳经与督脉相合；阴维脉维络诸阴，联络所有阴经与任脉相会；阳跷脉、阴跷脉左右成对，分主一身左右阴阳。

（二）调节十二经脉气血

十二经脉气血满溢时，则流入奇经八脉，蓄以备用；当十二经脉气血不足时，奇经所蓄涵的气血则补充十二经脉气血，以保证人体生理功能的需要。

（三）与某些脏腑关系密切

奇经八脉与脏腑没有直接的属络关系，但在循行分布过程中与脑、髓、女子胞等奇恒之腑以及肾、心、脾等有较为密切的联系。如督脉"入颅络脑""行脊中"以及"络肾""上贯心"；任、督、冲三脉，同起于胞中，相互交通等。

二、奇经八脉的循行部位和基本功能

（一）督脉

1. 循行部位 起于胞中，下出会阴，沿脊柱内侧上行，至项后风府穴处进入颅内，络脑，并由项沿头部正中线，经头顶、额部、鼻部、上唇，到上唇系带处。分支：从脊柱里面分出，络肾。分支：从小腹内分出，直上贯脐中央，上贯心，到喉部，向上到下颌部，环绕口唇，再向上到两眼下部的中央（图4-16）。

2. 基本功能 "督"，有总督、督管、统率之意，督脉的主要生理功能如下。

（1）调节阳经气血，为"阳脉之海" 督脉行于背部正中，多处与手三阳经、足三阳经及阳维脉交会，如督脉与手三阳经、足三阳经会于大椎，与足太阳会于百会、脑户等，与阳维脉会于风府、哑门，所以督脉调节全身阳经气血，为"阳脉之海"。

（2）反映脑、髓和肾的功能 督脉有分支"络肾""上贯心"，故与肾、心也有密切关系；行于脊里，故与脑、髓有密切联系。《素问·骨空论》说："督脉为病，脊强反折。"《难经·二十九难》说："督之为病，脊强而厥。""脊强"和"厥"是髓和神的病变，皆归督脉。肾为先天之本，主生殖，所以历代医家多认为精冷不孕等生殖系统疾患与督脉有关，常以补督脉法治之。

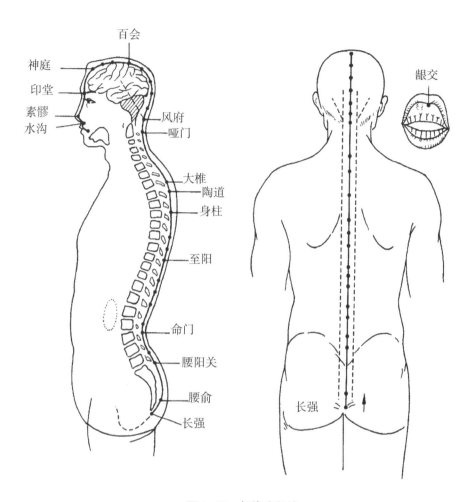

图 4-16 督脉（GV）

（二）任脉

1.循行部位 任脉起于胞中，下出会阴，经阴阜，沿腹部和胸部正中线上行，至咽喉，上行至下颌部，环绕口唇，沿面颊，分行至目眶下。分支：由胞中别出，与冲脉相并，行于脊柱前（图 4-17）。

2.基本功能 "任"，有担任、妊养之意，任脉的主要生理功能如下。

（1）调节阴经气血，为"阴脉之海"任脉能总任阴脉之间的相互联系，调节阴经

气血。任脉循行于腹面正中线，多次与足三阴经及阴维脉交会。如任脉与足三阴会于中极、关元；与足厥阴会于曲骨；与足太阴会于下脘；与手太阴会于上脘；与阴维脉会于廉泉、天突等。所以任脉能调节阴经气血，故称"阴脉之海"。

（2）任主胞胎 任脉起于胞中，与女子月经来潮及妊养功能有关。正如《太平圣惠方·卷一》所说："夫任者妊也，此是人之生养之本。"

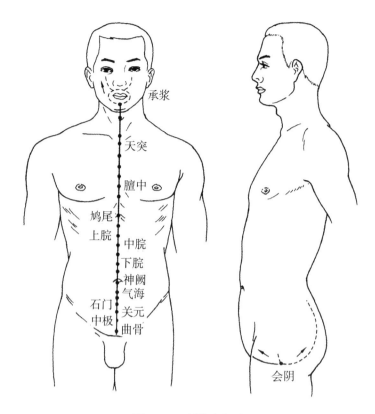

图 4-17 任脉（CV）

（三）冲脉

1. 循行部位 冲脉起于胞中，下出会阴，从气街部与足少阴经相并，夹脐上行，散布于胸中，再向上行，经喉，环绕口唇，到目眶下。其主要分支有三：一分支从少腹输注于肾下，浅出气街，沿大腿内侧进入腘窝，再沿胫骨内缘，下行到足底。另一分支从内踝后分出，向前斜入足背，进入大趾。还有一分支从胞中分出，向后与督脉相通，上行于脊柱内（图 4-18）。

2. 基本功能 "冲"，有要冲、要道的意思。《说文》："冲，通道也。"《集韵》："冲，要也。"即冲脉为十二经气血通行之要冲。冲脉的主要生理功能为：

（1）调节十二经气血 冲脉的循经上至头，下至足，后行于背，前布于胸腹，可谓贯穿全身，为一身气血之要冲。其上行者，行于脊内渗诸阳；下行者，行于下肢渗诸阴，能灌注和调节十二经脉及五脏六腑之气血，故为"十二经脉之海"（《灵枢·动输》）。

（2）与女子月经及孕育功能有关 女子月经来潮及孕育，皆以血为基础，冲脉为"血海"（《灵枢·海论》），起于胞中，因此女子月经来潮及妊娠与冲脉盛衰密切相关。冲脉、任脉气血旺盛，下注于胞中，或泻出为月经，或妊娠时以养胎，若冲脉、任脉气血不足或通行不利，则月经失调或不孕。因此，临床上治月经病及不孕症，多以调理冲任二脉为要。

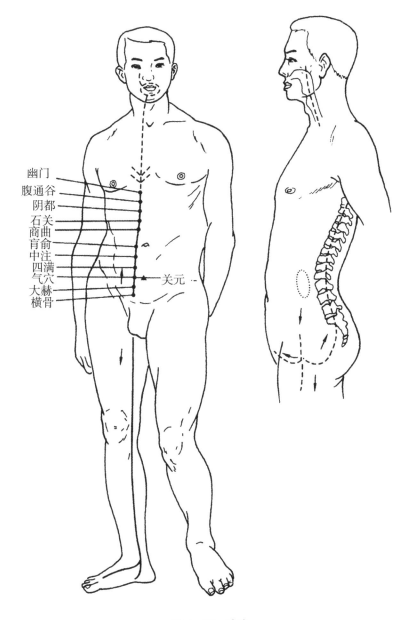

幽门
腹通谷
阴都
石关
商曲
肓俞
中注
四满
气穴
大赫
横骨

关元

图 4-18　冲脉

（四）带脉

1. 循行部位　带脉起于季胁，斜向下行到带脉穴，绕身一周，"束带而前垂"，环行于腰腹部。并于带脉穴处再向前下方沿髂骨上缘斜行到少腹（图 4-19）。

2. 基本功能　"带"，腰带、束带之意，引申为约束。《广雅》："带，束也。"带脉的主要生理功能为：

（1）约束纵行诸经　十二正经与奇经中的其余七脉均为上下纵行，唯有带脉环腰一周，有约束诸脉的作用。如《太平圣惠方·辨奇经八脉法》说："夫带者，言束也，言总束诸脉，使得调柔也。"

（2）主司妇女带下 因带脉亏虚，不能约束经脉，多见妇女带下量多，腰酸无力等症。故《傅青主女科·女科上卷》曰："夫带下俱是湿证，而以带名者，因带脉不能约束而有此病。"

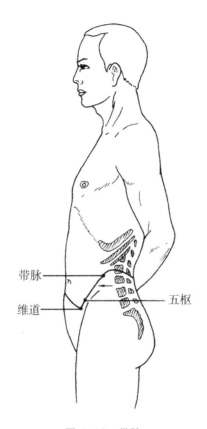

图 4-19　带脉

（五）阴跷脉和阳跷脉

1. 循行部位　阴跷脉起于内踝下足少阴肾经的照海穴，沿内踝后直上小腿、大腿内侧，经前阴，沿腹、胸进入缺盆，出行于人迎穴之前，经鼻旁，到目内眦，与手足太阳经、阳跷脉会合（图 4-20）。

阳跷脉起于外踝下足太阳膀胱经的申脉穴，沿外踝后上行，经小腿、大腿外侧，再向上经腹、胸侧面与肩部，由颈外侧上夹口角，到达目内眦，与手足太阳经、阴跷脉会合，再上行进入发际，向下到达耳后，与足少阳胆经会合于项后（图 4-21）。

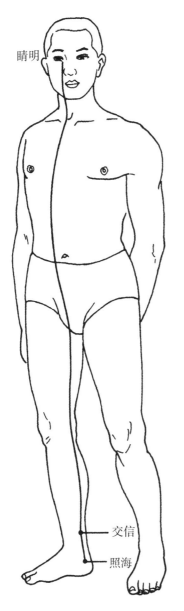

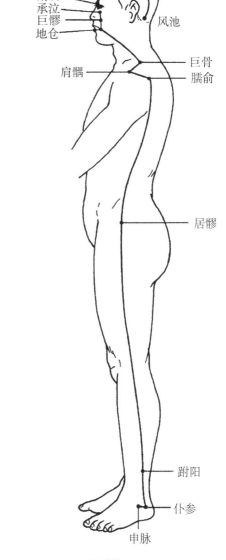

图 4-20 阴跷脉　　　　　4-21 阳跷脉

2.基本功能 "跷"，有轻捷矫健之意，跷脉的主要生理功能为：

（1）主司下肢运动 《太平圣惠方·辨奇经八脉法》说："夫跷脉者，捷疾也，言此脉是人行走之机要，动作之所由也，故曰跷脉也。"跷脉，起于足踝下，从下肢内侧、外侧分别上行头面，具有交通一身阴阳之气和调节肢体肌肉运动的功能，主要使下肢运动灵活跷捷。

（2）司眼睑开阖 阴跷脉和阳跷脉交会于目内眦，阳跷主一身左右之阳，阴跷主一身左右之阴。《灵枢·寒热病》曰："阴跷、阳跷，阴阳相交……交于目锐眦，阳气盛则瞋目，阴气盛则瞑目。"所以阴阳跷脉有司眼睑开阖的作用，跷脉有病则目不合。

（六）阴维脉和阳维脉

1. 循行部位 阴维脉起于小腿内侧足三阴经交会之处，沿下肢内侧上行，至腹部与足太阴脾经同行，到胁部与足厥阴肝经相合，然后上行至咽喉，与任脉相会（图4-22）。

阳维脉起于外踝下，与足少阳胆经并行，沿下肢外侧向上，经躯干部后外侧，从腋后上肩，经颈部、耳后，前行到额部，分布于头侧及项后，与督脉会合（图4-23）。

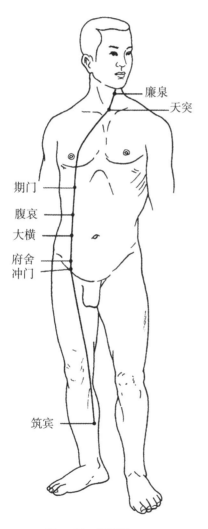

图 4-22 阴维脉

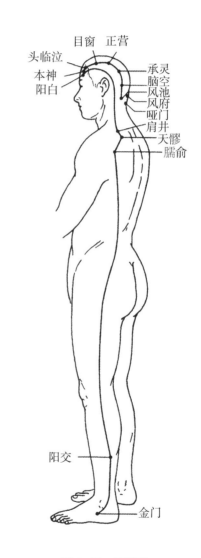

图 4-23 阳维脉

2. 基本功能 "维"，有维系、维络之意。维脉的主要生理功能是维系全身经脉。《难经集注·二十八难》说："阳维者，维络诸阳，起于诸阳会也；阴维者，维络诸阴，起于诸阴交也。"由于阴维脉在循行过程中与足三阴经相交会，然后合于任脉；阳维脉在循行过程中与手足三阳经相交，然后合于督脉。因此，阴维有维系联络全身阴经的作用；阳维有维系联络全身阳经的作用。

第四节　经别、别络、经筋、皮部

一、经别的循行与基本功能

（一）循行部位

经别，即别行的正经。十二经别，是从十二经别行分出，深入躯体深部，循行于胸腹及头部的重要支脉。多分布于肘膝、脏腑、躯干、颈项及头部。其循行分布特点，可用"离、合、出、入"来概括。

因十二经别脉气分布范围较广，到达某些十二经脉所没有到达的部位，所以在生理、病理及治疗等方面都有一定作用。

（二）基本功能

1. 加强十二经脉表里两经在体内的联系　十二经脉中，阳经与阴经表里相合，经别进一步加强了这种联系。十二经别进入体腔后，表里两经的经别是相并而行；浅出体表时，阴经经别又合入阳经经别，注入体表的阳经，加强了十二经脉分布于肢体的表里经之间的关系。十二经别进入胸腹腔后，阳经经别联系到与本经有关的脏与腑。如足少阳经别"属胆，散之肝"，足阳明经别"属胃，散之脾"等。使表里两经在体内联系更加密切。

2. 加强体表与体内、四肢与躯干的向心性联系　十二经别从十二经脉的四肢分出，进入体内后又都呈向心性运行，扩大经络的联系以及加强由外向内的信息传递。

3. 加强十二经脉与头面部的联系　十二经别中六条阳经的经别循行于头面部，六条阴经的经别亦上达头面部。如足三阴经经别在合入阳经后上达头部；手三阴经经别均经喉咙，上头面。其中手太阴经别沿喉咙合入手阳明经别；手厥阴经别浅出耳后，与手少阳经合于完骨之下；手少阴经别浅出面部后与手太阳经合于目内眦。因此加强了十二经脉与头面部的联系。

4. 扩大十二经脉的主治范围　十二经别使十二经脉的分布和联系更加广泛，从而扩大了十二经脉的主治范围。如足太阳膀胱经并不到达肛门，足太阳膀胱经的经别"别入于肛"，加强了足太阳经脉与肛门的联系，所以足太阳膀胱经的某些穴位，如承山、承筋等，可治肛门疾病。又如足阳明胃经没有分布到心，手少阴心经也没有到胃，而足阳明的经别"属于胃，散络于脾"，又"上通于心"，沟通了心与胃之间的联系。

5. 加强足三阴、足三阳经脉与心的联系　足三阴、足三阳的经别上行经过腹、胸又与心脏相联系。因此，对于分析脏腑与心的生理、病理联系有重要的意义。

二、别络的循行与基本功能

别络，是络脉的主体，是从经脉分出的支脉，多行于人体的浅表部位。别络有十五条，即十二经脉各有一条，加之任脉、督脉的别络和脾之大络。另外，若再加胃之大络，也可称为十六别络。

别络是络脉中较为重要的部分，对全身无数细小的络脉起着主导作用。从别络分出的细小络脉称为"孙络"，分布在皮肤表面的络脉称为"浮络"。

（一）循行部位

十二经脉的别络从肘膝关节以下分出后，均走向相表里的经脉，与其络相通。如此则阴经的别络络于阳经，阳经的别络络于阴经。别络循行于四肢，或上行头面，进入躯干，虽然也与脏腑有某些联络，但均没有固定的属络关系。

（二）基本功能

1.加强十二经脉表里两经在体表的联系 十二经脉的别络是从四肢肘膝以下别处，阴经的别络走向阳经，阳经的别络走向阴经，因而别络具有加强十二经脉表里两经在体表的联系的作用。

2.加强人体前、后、侧面统一联系，统率其他络脉 十二经脉的别络，其脉气汇集于十二经的"络穴"；督脉的别络散布于背部，其脉气还散于头，别走太阳；任脉的别络散布于腹部；脾之大络散布于胸胁部。故别络可加强十二经脉及任、督二脉与躯体各部的联系，尤其是加强人体前、后、侧面的联系，并统率其他络脉以渗灌气血。

3.渗灌气血以濡养全身 孙络、浮络等小络脉从别络等大的络脉分出后，呈网状扩散，密布全身。循行于经脉中的气血，通过别络的渗灌作用注入孙络、浮络，逐渐扩散到全身而起濡养作用。

三、经筋的循行与基本功能

（一）循行部位

经筋，是十二经脉之气结、聚、散、络于筋肉、关节的体系，又称"十二经筋"，受十二经脉气血的濡养和调节。

（二）基本功能

经筋多附于骨和关节，具有约束骨骼，主司关节运动的功能。经筋除附于骨骼外，还遍布于躯体和四肢的浅部，对脏腑与周身各部起到一定的保护作用。

四、皮部的循行与基本功能

（一）循行部位

皮部，是十二经脉之气在体表皮肤一定部位的反映区，故称"十二皮部"。十二经脉及其所属络脉，在体表有一定分布范围，如《素问·皮部论》所说："欲知皮部以经脉为纪者，诸经皆然。""凡十二经络脉者，皮之部也。"因此，皮部受十二经脉及其络脉气血的濡养滋润而维持正常生理功能。

（二）基本功能

皮部位于人体最浅表部位，与外界直接接触，对适应外界变化具有调节作用，并依赖布散于体表的卫气，抗御外邪。观察不同部位皮肤的色泽和形态变化，有助于诊断某些脏腑、经络的病变。在皮肤一定部位施行贴敷、艾灸、热熨、梅花针等疗法，可治疗内在脏腑的病变。

第五节　经络的功能和应用

一、经络的生理功能

经络系统具有运行气血、沟通联系、感应传导及调节等生理功能，因而是人体信息传导与调节系统。

（一）沟通联络作用

经络的沟通联络作用将人体脏腑、形体、官窍联结为有机整体。这种沟通联络作用是多方位、多层次的，主要表现为以下几个方面：

1.脏腑与体表的联系 是十二经脉内

属脏腑，外连体表，经脉对内与脏腑有特定的属络关系，对外联络筋肉、关节和皮肤。《灵枢·海论》说："夫十二经脉者，内属于腑脏，外络于肢节。"手三阴经由胸走手，手三阳经由手走头，循行于上肢内外侧；足三阳经由头走足，足三阴经由足走腹胸，循行于下肢内外侧。这种联系表现有特定性和广泛性两方面，即体表的一定部位和体内的不同脏腑之间的内外统一关系。

2. 脏腑与官窍之间的联系 通过经络的起、止、上、下、出入、属络、交、连、支、布、散等把人体的五脏六腑、四肢百骸、五官九窍等联系起来。如《灵枢·邪气藏府病形》有"十二经脉，三百六十五络，其血气皆上于面而走空窍"，以及手阳明"夹口"，足阳明经"夹口环唇"，足厥阴"环唇内"，手阳明经"夹鼻孔"，足阳明经"起于鼻，手太阳经"抵鼻"，足少阳"绕毛际"，足厥阴经"入毛中，过阴器"，冲、任、督三脉均"下出会阴"等。因此五窍为五脏之苗窍，反应脏腑经络生理功能和病理变化。

3. 脏腑之间的联系 脏与脏、脏与腑、腑与腑之间通过经络的沟通而密切联系。十二经脉或属脏络腑或属腑络脏，如手太阴经属肺络大肠，手阳明经属大肠络肺等。某些经脉除与特定脏腑联系外，还联系多个脏腑，如足少阴肾经，不但属肾络膀胱，还贯肝，入肺，络心，注胸中接心包；足厥阴肝经，除属肝络胆外，还夹胃、注肺中等。也有多条经脉同入一脏者，如手太阴经属肺、手阳明经络肺、足厥阴经注肺、足少阴经入肺、手少阴经过肺等。此外，还有经别补正经之不足，如足阳明、足少阳及足太阳的经

别都通过心。这样就构成了脏腑之间的多种联系。

4. 经脉之间的联系 经络系统之间的联系也是多层次的。十二经脉有规律地首尾衔接、流注，阴阳相贯，如环无端，并有许多交叉和交会，如手、足六条阳经与督脉会于大椎，手少阴经与足厥阴经皆连目系，手、足少阳经与手太阳经在目外眦和耳中交会，足少阳胆经和手少阳经的支脉在面部相合等；十二经脉中六阴经和六阳经之间阴阳表里相合，在内则属于脏而络于腑，或属于腑而络于脏，在外在上肢、下肢端互相交接沟通，又有十二经别、十二别络从内、外加强了表里经之间的联系；十二经脉和奇经八脉之间纵横相联，如足厥阴肝经在头顶与督脉和足太阳膀胱经交会于百会穴，足少阳胆经与阳跷脉会于项后，手足太阳经与足阳明经及阴阳跷脉会合于目内眦，足三阴经与阴维脉、冲脉均会于任脉，冲脉从气街起与足少阴经相并而上行，冲脉与任脉并于胸中，后通于督脉，任、督二脉又通会于十二经等；奇经八脉本身也有联系，如阴维、冲脉会于任脉，冲脉与任脉并于胸中，又向后与督脉相通，阳维脉与督脉会于风府穴，冲、任、督三脉同起于胞中而"一源而三歧"等。此外，还有无数络脉，从经脉分出后，网络沟通于脏腑形体官窍和经脉之间。

（二）运行气血作用

经络具有运行气血作用，经气是经络运行气血的动力，各脏腑形体官窍及经络自身，得到气血的充分濡养，则能进行正常的生命活动。故《灵枢·本脏》说："经脉者，所以行血气而营阴阳，濡筋骨，利关节者也。"《灵枢·脉度》说："阴脉荣其脏，阳

脉荣其腑，如环之无端，莫知其纪，终而复始。其流溢之气，内溉脏腑，外濡腠理。"

（三）感应传导作用

经络系统具有感应信息和传导信息的作用。经络的感应传导作用，也是通过经气实现的。通过经气对信息的感应与传递作用，各种治疗刺激及信息可以随经气到达病所，起到调整气血阴阳的作用，故《灵枢·九针十二原》强调"刺之要，气至而有效。"《黄帝内经》称为"气至"，即"得气"，表现为局部有酸、麻、胀、重、寒、热等特殊的感觉，有时还会出现沿经络循行传导的现象。

（四）调节作用

经络系统通过其沟通联络、运行气血作用、感应传导作用，调节各脏腑形体官窍的功能活动，使人体复杂的生理功能相互协调，达到阴阳动态平衡状态，并能抵御外邪的侵袭。在患病时，机体阴阳平衡遭到破坏，通过经穴配伍和针刺手法以激发经气，扶正祛邪，调畅气血，调节阴阳，使人体复归于"阴平阳秘"，达到治疗疾病的目的，故《灵枢·根结》说："用针之要，在于知调阴与阳。"《灵枢·经脉》也说："经脉者，所以决死生，处百病，调虚实，不可不通。"经络系统的调节作用是双向调节，通过激发经气能够实现"虚则补之"和"实则泻之"的治则。

二、经络学说的应用

经络学说不仅可以说明人体的生理功能，而且在阐释疾病的病理变化，指导疾病诊断与治疗等方面，均具有重要意义

（一）阐释病理变化

1. 外邪由表入里的途径 经络内属于脏腑，外布肌表，当体表受到病邪侵袭时，可通过经络由表及里，由浅入深，逐渐向里传变。《素问·缪刺论》说："夫邪之客于形也，必先舍于皮毛；留而不去，入舍于孙脉；留而不去，入舍于络脉；留而不去，入舍于经脉，内连五脏，散于肠胃。"如外邪侵袭肌表，初期见发热恶寒、头身疼痛等症状，内传于肺，出现咳嗽、胸闷、胸痛等症状，因肺经和大肠经相互络属，故可伴有腹痛、腹泻或大便燥结等大肠病变的表现。

2. 体内病变反映于外的途径 人体内的脏腑与外在形体、官窍之间，通过经络密切相连，所以脏腑病变可通过经络的传导反映于外。如足厥阴肝经绕阴器，抵小腹，布胁肋，上连目系，若肝气郁结可见胁肋及少腹胀痛，肝火上炎易见两目红赤，肝经湿热多见阴部湿疹瘙痒等。又如足阳明胃经入上齿中，手阳明大肠经入下齿中，所以胃肠积热可见齿龈肿痛；足少阳胆经行于耳中，胆火上扰可致耳暴鸣或暴聋等；足少阴肾经别入足跟中，故肾精亏虚可见足跟部绵绵作痛。

3. 脏腑病变相互传变的途径 由于脏腑之间有经脉相互联系，所以某脏腑的病变可以通过经络传到另一脏腑。如足厥阴经属肝，夹胃，故肝病可以影响到胃，又注肺中，所以肝火又可犯肺。再如手少阴心经和手太阳小肠经相互络属，故心热可移于小肠而致小便黄赤甚则尿血。足厥阴肝经和足少阳胆经相互络属，故肝气郁结或上逆，可致胆汁排泄障碍，逆于上而口苦，甚至溢于肌肤而为黄疸。

（二）指导疾病的诊断

诊断疾病时根据经脉的循行部位和所属络脏腑的生理病理特点来分析各种临床表

现，确定疾病发生在何经、何脏、何腑，并且可根据症状的性质和先后次序来判断病情的轻重及发展趋势。

1. 循经诊断　即根据疾病表现的症状和体征，结合经络循行分布及其属络脏腑进行诊断。例如两胁疼痛，多为肝胆疾病；在胸前"虚里"处疼痛，痛连左手臂及小指，则应考虑真心痛等心脏疾病。医生切、按、触摸局部能够协助诊断，足太阳膀胱经的背腧穴的反应与相应脏腑的病变有关，如中府穴压痛或肺俞穴出现压痛或结节，可以提示肺脏的疾病；阑尾穴明显压痛，多为肠痈；脾胃的俞穴有异常变化，多为脾胃病变。

2. 分经诊断　即根据病变所在部位，详细区分疾病所属经脉进行诊断。如头痛，痛在前额者，多与阳明经有关；痛在两侧者，多与少阳经有关；痛在后头及项部，多为太阳经病变；痛在巅顶，主要与厥阴经有关。又如牙痛，上牙痛，病在足阳明胃经；下牙痛，病在手阳明大肠经。经络学说在疾病诊断中还有多方面的应用，如络脉诊察，观察小儿指纹、耳壳视诊等，均以经络学说为其理论基础。

（三）指导疾病的治疗

经络学说是运用针灸、推拿及药物等治疗疾病的理论基础，广泛用于指导临床各科疾病的治疗。

1. 指导针灸推拿　针灸、推拿是以经络学说为理论基础的治病和防病的方法。运用经络理论，使用针灸、推拿等多种方式刺激经络和腧穴，以达到调理脏腑气血和扶正驱邪的目的。腧穴是经络气血转输交会之处，又是病邪侵入脏腑经络的门户，所以刺激特定腧穴，通过经气的传导作用和脏腑的反应来调整人体气血和脏腑功能，可恢复体内阴阳的相对协调平衡。

针灸处方的配穴原则，是以经络学说为指导。常用的循经取穴、十二经表里配穴、输募配穴、阴阳配穴以及某些特定的配穴法，都以经络的循行为依据。

此外，目前临床用的电针、耳针、头针、穴位注射、穴位埋线等治疗方法，均是以经络理论为指导，结合现代技术的新疗法。

2. 指导中药运用　中药口服和外用治疗疾病，以经络为通道，以气血为载体，通过经络的传输，到达病所发挥治疗作用。

临床上运用中药治疗疾病必须遵循药物归经理论。具有相同功效的药物因为归经不同所作用的部位有别，如同为泻火药，黄连泻心火，黄芩泻肺火、大肠火，柴胡泻肝胆火，木通泻小肠火，石膏泻胃火。中药还有引经药，即某药味能引导其他药作用于某经、某脏，如《汤液本草·细辛》说："太阳则羌活，少阳则细辛，阳明则白芷，厥阴则川芎、吴萸，少阳则柴胡。"

方剂是按照君、臣、佐、使的组方原则针对证候的性质而配成的中药处方。经络学说是指导方剂组成的主要理论之一。如交泰丸，由黄连、肉桂组成，仅从药性分析，黄连苦寒，主要功效是泻火解毒，清热燥湿；肉桂性味辛甘，大热，主要功效是温肾壮阳，温中祛寒。但由于黄连入心、脾、胃经，能清心以泻上亢之火，肉桂入肾、肝、脾经，配之能温肾以蒸肾阴上济，如此则肾阴升而心火降，即所谓引火归原，治疗心肾不交的病证。

【文献辑要】

1.《素问·宝命全形论》:"经气已至,慎守勿失;深浅在志,远近若一;如临深渊,手如握虎,神无营于众物。"

2.《难经·二十三难》:"经脉者,行气血,通阴阳,以荣于身者也。"

3. 明·李梴《医学入门·经络》:"经,径也,径直者为经;经之支派旁出者为络。界为十二,实处一脉。医而不知经络,犹人夜行无烛,业者不可不熟。"

4. 明·李时珍《奇经八脉考·奇经八脉总说》:"奇经凡八脉,不拘制于十二正经,无表里配合,故谓之奇。盖正经犹夫沟渠,奇经犹夫湖泽。正经之脉隆盛,则溢于奇经。"

5. 清·喻昌《医门法律·明络脉之法》:"十二经生十二络,十二络生一百八十系络,系络生一百八十缠络,缠络生三万四千孙络。自内而生出者,愈多则愈小。稍大者在俞穴肌肉间,营气为主;外廓繇是出诸皮毛,方为小络,方为卫气所主。"

【思维训练】

1. 如何理解经脉、络脉的区别与联系?

2. 十二经脉的流注次序临床如何应用?

3. 如何理解经络的功能?

4. 如何阐释经络与脏腑、气血之间的关系?

5. 请思考经络实质研究的新方法。

【参考文献】

1. 晋·皇甫谧. 针灸甲乙经 [M]. 北京:人民卫生出版社,1956.

2. 明·杨继洲. 针灸大成 [M]. 北京:人民卫生出版社,1973.

3. 王志功,吕晓迎,王苏阳,等. 基于电气信号传递特性的"经络"轨迹研究 [J]. 针灸研究,2013,38（4）:339-344.

4. 张晓平. 浅议经络本体 [J]. 中医杂志,2013,54（9）:801-802.

5. 赵琪,张佳佳,王军. 略论一氧化氮与脏腑经络之气的关系 [J]. 辽宁中医杂志,2014,41（11）:2309-2311.

6. 戚秀中,刘栋,顾瞻,等. 何为"经络"[J]. 辽宁中医药大学学报,2015,17（1）:171-173.

7. 陈玥琳. 经络电学特征的研究进展 [J]. 科技资讯,2015,（16）:255-256.

第五章

体质——人体形神的个性差异性

【学习引导】

体质学说是在中医学对人体共性规律认识的基础上，对生命个性规律研究的中医理论知识，是对生命认知的深化。体质学说是中医学个性化养生、个性化诊疗的理论基础和实践指导。要求掌握体质的概念、体质的分型和特征；了解体质的生理基础及体质学说的应用。学习中要把握三体质类型的特征和分类依据，理解不同体质"因人而养""因人而治"的一般原则，更好地理解中医学"因人制宜"的思想和有效地指导临床辨证论治。需注意体质与证的区别与联系。

【名词术语】

体质　体质学说　阴阳平和质　偏阳质　偏阴质

正如世界上没有完全相同的两片树叶，也没有完全相同的两个人。中医学在研究人体生命共性规律的基础上，还注意到每一个体，在形质、功能、心理上都有各自的特殊性，这种人群中不同个体在生理上的身心特性就是体质。体质影响着个体对外界环境的适应能力和对疾病的抵抗能力，决定着个体在发病过程中对某些致病因素的易感性，一定程度上规定着疾病过程中病情发展的倾向性等，进而影响着疾病的证候类型和个体对治疗的反应性，从而使人体在整个生命历程中，带有明显的个体特异性。因此，重视体质研究，有助于从整体上把握个体的生命特征，有利于分析和掌握疾病发生、发展和演变的规律，可以有效指导养生防病、促进康复，对于疾病的诊断、治疗也有重要意义。

第一节　体质学说概述

体质学说，是以中医理论为指导，研究正常人体体质的概念、形成、类型特征，及其对疾病发生、发展、演变过程的影响，并以此指导养生康复和对疾病进行诊断、治疗的理论知识。

一、体质的概念

体质是指人群中的不同个体，由于先天禀赋和后天获得性的不同所形成的在形态结构、生理功能和心理状态方面综合的相对稳定的生理特质。换言之，体质是人群中的个体，在其生长、发育和衰老过程中所形成的与自然和社会环境相适应的相对稳定的人体个性特征。简言之，是个体间的生理差异性。

形态结构上的差异性是个体体质特征的重要组成部分和基础条件。包括外部形态结构和内部形态结构（脏腑、经络、气血津液等）。根据中医学"有诸内，必行于诸外"的原理，内部形态结构与外观形象之间是有机的整体。外部形态结构是体质的外在表现，内部形态结构是体质的内在基础。体质特征首先表现为体表形态、体格、体型等方面的差异。

生理功能上的差异性是个体体质特征的核心内容。人体的生理功能以内部形态结构完整性为基础，也是脏腑经络及精气血津液功能协调的体现。因此，人体生理功能的差异，反映了脏腑功能的盛衰偏颇。

心理因素是体质构成概念中的重要内容。人的心理特征不仅与形态、功能有关，而且与个体的生活经历以及所处的社会文化环境有密切相关。因此，一定的形态结构与生理功能，使个体更容易表现出某种心理活动的倾向性。而长期的心理活动特征又可影响机体的生理功能和形态结构，并表现出相应的行为特征。可见，在体质构成因素中，形态、功能、心理之间有着密切的关系．

二、体质的特点

体质是先后天因素共同作用的结果。先天禀赋决定着体质的特异性和相对稳定性，每个生命的个体由于先天禀赋和后天获得性不同，体质特征因人而异。所以体质有明显的个体差异性，呈现出多样性特征。每一个体禀承了父母的遗传信息，而且这些遗传特征不会轻易改变，使得体质状态具有相对的稳定性。另外，长期不变的生活环境和相同的生活方式也是导致体质相对稳定的重要因素。

在相同或相近的时空条件下的人群，体质具有群类趋同性。同一种族或聚居在同一地域的人，因为生存环境和生活习惯相同，遗传背景和生存环境具有同一性和一致性，从而使人群的体质具有相同或类似的特点，形成了同一地域、同一人群的相近的体质特征。生活方式相近的人，也容易形成相同的体质类型。

后天获得性的不同又使体质具有动态可变性，可变性又使得体质具有了可调性。后天各种生活因素，如环境因素、营养状况、饮食习惯、运动锻炼、精神因素、年龄变化、疾病损害、针药治疗等不同的影响，使得体质具有可变性。

体质是在稳定的遗传基础上、特定的生活环境中，按时相展开的、与机体生长发育同步的不间断的生命过程。体质的特征遵循着某种类型体质固有的发展演变规律缓慢演化。这就使得体质变化具有连续可预测性。体质既是相对稳定的，又是动态可变和连续可测的，这就为实施积极的医学干预、改善体质、防病治病提供了可能。

"形神合一"是中医学的基本观点。体质差异现象全面地反映着人体在形态结构、脏腑功能、精神活动方面的基本特征。体质是个体生理特性与心理特性的综合，是对个体身心特性的概括。

第二节 体质的形成

体质秉承于先天父母，得养于后天因素。是先、后天共同作用的结果。在诸多因素的共同作用下，形成不同个体的体质特征。

一、先天禀赋

体质形成的先天因素，又称先天禀赋，是指子代出生以前所禀受的一切。主要包括两部分内容：先天之精（含有父母的遗传基因）的遗传性和胎儿在母体内孕育时的各种相关因素。家族是以婚姻和血缘关系结成的社会单位。每一个个体的诞生，都是"两神相搏，合而成形"（《灵枢·决气》）的结果。父母生殖之精的结合，是生命个体形成的物质基础。因此，父母生殖之精的盛衰和体质特征决定着子代的禀赋，影响着子代的体质倾向，从而表现出体质的差异。先天因素在体质的形成过程中，起着关键性作用，是它确定了体质的"基调"，并决定着个体体质的相对稳定性和体质的特异性特征。

二、年龄因素

就个体而言，不同的年龄阶段，体质也有不同特征性变化。在不同的年龄，人体的脏腑经络及精气血津液的生理功能都发生着相应的变化。总体而言，在生长－发育－壮盛－衰老－死亡的生命旅程中，脏腑精气由弱到强，又由盛至衰，影响着人体的生理功能和心理变化，决定着人体体质的演变。

小儿生机旺盛，称为"纯阳之体"。但其精气阴阳均未充分成熟，故又称为"稚阴稚阳"。小儿的体质特点前人概括为：脏腑娇嫩，形气未充，易虚易实，易寒易热。小儿的脏腑功能特点概括为：肝常有余、脾常不足、肾常亏虚、心火有余、肺脏娇嫩；成年人一般精气血津液充盛，脏腑功能强健，抗病力强，体质强壮；老年人由于脏腑功能的生理性衰退，形体上出现老态，心理上容易产生信心丧失、多疑、孤僻等变化。体质常表现出精气神渐衰、阴阳失调、脏腑功能减退、代谢减缓、气血郁滞、病理产物堆积、抗病力减弱等特点。其中最关键的机理是肾精亏虚、气血运行不畅。

三、性别差异

男女性别不同，体质存在明显的差异性。这种差异根源于某种天赋的固有特征，随着胚胎的发育、婴幼儿的长大、青春期的到来而日趋明显。一般而言，男性禀阳刚之气，脏腑功能较强，体魄较健壮，能胜任繁重的体力和脑力劳动，性格多外向、粗犷、心胸开阔，不拘小节；女性多禀阴柔之气，脏腑功能较弱，体形小巧，性格多内向、细腻、多愁善感，注重细节。男子以肾为先天，以精、气为本；女子以肝为先天，以血为本。男子之病，多由伤肾耗精，女子之病，多由伤肝耗血。女子有经、带、胎、产、乳等特殊生理过程，在月经期、妊娠期和产褥期、更年期体质变易性较大。男性的体质变化相对较小。

四、饮食因素

人体出生以后，要不断地摄入饮食物，吸收营养，才能维持生命。而不同的饮食物，营养成分不同，寒热温凉的性质有异，酸苦甘辛咸的五味有别，人们长期的饮食习惯和相对固定的膳食结构会影响脏腑气血阴阳的盛衰偏颇，从而形成一定趋向的体质特征。合理的膳食结构、全面充足的营养、科学的饮食行为，可增强体质。甚至可以通过调整饮食，纠正偏颇的体质转变为理想体质。相反，若饮食失宜，则会损伤脾胃，或造成气血阴阳失调，或致某些营养成分缺乏，使体质虚弱或偏颇，发生不良改变。如长期饮食摄入不够，营养不良，气血生化不足，必然使体质虚弱。而饮食过量，又会损伤脾胃，久之可形成形盛气弱的体质。长期嗜好寒凉之品，容易形成阳虚阴盛体质；而长期偏嗜温热之品，易致阳盛体质；偏嗜辛辣，易形成阴虚火旺体质；嗜食肥甘，易形成痰湿体质。

五、劳逸因素

生活起居包括劳动、锻炼、休息、作息安排等日常生活和工作情况。劳逸是影响体质的又一重要因素。适度的劳作或体育锻炼，可强壮筋骨，通利关节，畅通气机，调和气血，促进脏腑功能旺盛；适当的休息，有利于消除疲劳，恢复体力和脑力，维持人体正常的功能活动。所以，必须劳逸结合，才能有利于人体的身心健康，保持良好的体质。过度的劳作，则易于消耗气血，导致脏腑精气不足，形成虚性体质。而过度安逸，可使气血流行不畅，筋肉松弛，再加上百无聊赖，心境不佳，脏腑功能减退，易于形成痰瘀型体质；顺应自然、有规律的作息，有助于健康的维护，保持良好的体质。起居无常，昼夜颠倒的生活，会干扰正常的生命秩序，导致体质弱化。

六、情志因素

情志和调，则气机条畅，气血安和，脏腑功能协调，体质强壮；反之，长期或强烈的情志刺激，超过了人体的调节能力范围，可致脏腑气机紊乱，气血失调，精气不足，给体质造成不良影响。如长期情志不畅，精神抑郁，易形成气郁体质或瘀血体质；急躁易怒者易化火伤阴，形成阳热体质或阴虚体质。情志异常变化除了导致体质改变，还与某些疾病的发生有关。如忧愁日久，郁闷寡欢者易诱发癌症等。

七、地理因素

不同的地理环境，其自然因素结构与成分存在差异，从而决定了生活条件不同，物产不同，饮食结构各异，人们的饮食习惯、劳作方式不同。这些众多因素，直接影响着体质。一般而言，我国北方气候寒冷干燥，北方人形体多壮实高大，腠理致密，易感风、寒、燥邪，阳虚内寒体质者较多；南方温热潮湿，南方人体型多瘦弱矮小，腠理偏疏松，易感风、热、暑、湿之邪，其阴虚内热之体较多见；滨海临湖之人，多湿多痰；高原地区，多寒多瘀。居住环境寒冷潮湿，易形成阴盛体质或湿盛体质。正所谓"一方水土养一方人"。

社会环境也在一定程度上改变着人们的体质状况。社会稳定，人们能安居乐业，生活有序，体质自然较好。相反，如果社会动荡或战乱，人们颠沛流离，生活无序，温饱无保障，情志失调，必然导致体质发生不良改变。

八、治疗影响

疾病是促使体质改变的一个重要因素。疾病改变体质多是向不利方面变化。疾病主要通过损伤人体的正气而改变体质，常使体质虚弱。所以，中医学有"久病多虚"的说法。此外，疾病损害易于导致体质改变，如肺痨（肺结核）易导致阴虚体质。艾滋病易导致气虚体质。

药物都具有寒热温凉之偏性,有酸苦甘辛咸不同的味,还有升降浮沉不同的作用趋向。中医学用药物性味之偏纠正病性之偏。用之得当,可治病疗伤,优化体质。用之不当,或误治滥用,则会加重体质损害,使体质由壮变衰,由强变弱。如过用寒凉易致体质虚寒,滥用温补,又可形成阴虚内热之体。

总之体质禀受于先天,受制于后天。先、后天多种因素构成影响体质的内外环境,在诸多因素共同作用下,形成个体不同的体质特征。

第三节　体质的分类

体质是先天禀赋与后天多种因素共同作用的结果。由于体质形成因素的多样性,人类体质间的差异性是绝对的,同一性则是相对的。这种差异,既有因生存时空上存在的地域性差异、社会环境的差异而形成的群体差异,又有在相同的生存时空,但因禀赋、生活方式、行为习惯的不同而形成的个体差异;既有不同个体间横向比较时的差异,又有同一个体不同生命阶段的纵向比较时的差异。为了把握体质差异规律,有效地指导临床实践,就必须对纷繁的体质现象进行相对的分类。

一、体质的分类方法

分类研究,是认识和掌握事物规律的重要手段。体质分类,是认识个体之间体质差异性的重要内容。中医学体质的分类,是以整体观念为指导思想,以阴阳五行学说为思维方法,以藏象及精气血津液神为理论基础

而进行的。

二、常见体质类型及其特征

理想的体质应是阴阳平和之质。但是,机体的精气阴阳在正常生理状态下,总是处于动态的消长变化之中,使正常体质出现一定程度的偏颇状态。人体正常体质大致可分为阴阳平和质、偏阳质和偏阴质三种类型。

(一)阴阳平和质

阴阳平和质是功能较为协调的体质类型。是理想的体质。其成因是先天禀赋良好,后天调养得当。

体质特征为:体型匀称健壮;面色与肤色虽有五色之偏,但都明润含蓄;食欲良好,二便通调;夜眠安和;唇舌红润,脉象缓匀有神;鼻色明润,嗅觉灵敏,味觉正常,目光有神;性格开朗随和;反应灵活,思维敏捷,精力充沛,工作潜力大;自身调节和对外适应能力强。

具有这种体质特征的人,抗病能力强,不易感受外邪,较少生病。即使患病,多为表证、实证,易于治愈,康复速度快,甚至有时可以不药而愈。如果无暴力外伤、疾病损害及不良生活习惯,易获长寿。

(二)偏阳质

偏阳质是指具有亢奋、偏热、多动等特点的体质类型。

体质特征为:形体适中或偏瘦,但较结实;面色多略偏红,易呈油性皮肤;食量较大,消化吸收功能健旺,大便偏干,小便易黄;平时畏热喜冷,喜冬恶夏,或基础体温略偏高,动则易出汗,喜饮水;唇、舌偏红,苔薄易黄,脉多滑数;性格多外向,喜动好强,易急躁,自制力较差;精力旺盛,

动作敏捷，反应灵敏，性欲较强。

具有这种体质特征的人，对风、热、暑等阳邪具有易感性，受邪发病后多表现为热证、实证，并易化燥伤阴；内伤杂病多见火旺、阳亢或兼阴虚之证；皮肤易生疖疮；容易发生咽痛、便秘、眩晕、头痛、心悸、失眠及出血等病证。

（三）偏阴质

偏阴质是指具有抑制、偏寒、多静等特点的体质类型。

体质特征为：形体适中或偏胖，但容易疲劳；面色偏白而欠光泽；食量较小，消化吸收功能一般；平时畏寒喜热，喜夏恶冬，或体温偏低；唇舌偏白偏淡，脉多迟缓；性格多内向，喜静少动，或胆小易惊；精力偏弱，动作迟缓，反应较慢，性欲偏弱。

具有这种体质特征的人，对寒、湿等阴邪具有易感性，受邪发病后多表现为寒证、虚证；易发生寒邪直中内脏；内伤杂病多见阴盛、阳虚之证；冬天易生冻疮；容易发生腹泻、湿滞、水肿、痰饮、血瘀等病证。

2009年中华中医药学会正式发布了《中医体质分类与判定》标准，将体质细分为平和质、气虚质、阳虚质、阴虚质、痰湿质、湿热质、血瘀质、气郁质、特禀质等9种基本类型。可作参考。

第四节　体质学说的应用

体质学说在临床诊疗中具有重要的应用价值。中医学的诊疗特点"辨证论治"，在一定程度上来说主要是辨体质；强调的"因人制宜"，就是体质学说在临床应用方面的体现，是个体化诊疗思想的反映；另外，优化体质，是预防疾病的重要举措，而纠正偏颇体质、改善体质，要"因人而异""因人而养"。

一、体质与发病

体质决定着对致病邪气的易感性和发病的倾向性。在同样的条件下，有人病，有人不病，有人病急，有人病缓，都主要取决于体质。

（一）说明个体对某些病因的易感性

体质因素决定着个体对某些病邪的易感性、耐受性。一般而言，偏阳质者易感受风、暑、热之邪，而对寒邪具有一定的耐受性；偏阴质者易感受寒邪、湿邪，对热邪具有较强的耐受性。气虚质不耐劳倦，易感外邪。气郁质者，易被情志所伤。过敏体质者，对风邪、花粉、虾蟹等具有易感性。

不同体质的人，对某些病因的易感性也就不同。如肺气较弱的体质人群容易感受风邪；肺胃津液不足或肝肾阴不足的体质人群对暑热邪气具有易感性；脾肾阳弱的体质，容易感受寒邪；脾弱内湿体质的人群更容易感受外湿。小儿气血未充，稚阴稚阳之体，常易感受外邪或因饮食所伤而发病。

（二）阐释发病原理

体质强弱决定着发病与否。中医发病学认为，正气不足是发病的内在根据，邪胜正负是疾病产生的主要机理，而体质的强弱决定着正气的盛衰。一般而言，体质强壮者，正气旺盛，抗病力强，适应性好，邪气难以侵袭致病；体质羸弱者，正气虚弱，抵抗力差，适应能力较差，邪气易于乘虚侵袭而发病。

体质类型决定着发病的倾向性。一般而

言，小儿脏腑娇嫩，易患咳喘、腹泻、食积等；年高之人，脏腑精气多虚，气化功能减弱，易产生痰饮、瘀血等病理产物，易患痰饮、咳喘、眩晕、心悸、消渴等病；肥人或痰湿体质者，易患中风、眩晕、消渴；瘦人或阴虚之体，易罹肺痨、咳嗽诸疾；阳弱阴盛体质者易发展成脾肾阳虚证。中医学强调形神一体观，认为体质影响着人体对外界刺激的反应性、耐受性及情感过程，致使情志症状的产生有一定的选择性和倾向性。

体质影响着既病之后的发病情况。发病类型取决于邪正交争的状况。因体质的差异，表现为卒发，或缓发，或伏而后发，或时而复发，且发病后的临床证候类型也因人而异。如都是风邪伤人，发病后为什么会有寒热、热中、寒中、疠风、偏枯等病证的不同，根源是体质不同。

内伤杂病的发病亦与体质密切相关。如平和质的人，性格开朗，自我调解能力强，遇事后能进行有效调整，一般不容易引起心身失调而影响健康。而体质有偏颇的人，特别是气郁质的人，敏感多疑，自我调节能力较差，容易产生紧张、焦虑、烦躁、抑郁、悲伤等不良情绪，若不能及时消除，就可导致疾病的产生。可见，体质还影响着个体对社会环境的适应能力，体质的特殊状态是内伤情志病变发生的关键性因素。

二、体质与证候

体质不同，还决定着机体对病邪的反应性不同，表现于外的症状和体征不同、证候不同。可以说，体质是证候产生的内在因素。

（一）体质因素决定病机的从化

所谓从化，是指病证的性质随体质阴阳而变化，如从阳而化热、从阴而化寒等。因为体质类型不同，对病邪的反应性不同，使得病证性质从体质而发生的转化。如同为风寒伤人致病，偏阴质者得之易从阴化寒；偏阳质者得之易从阳化热。从化的一般规律是：素体阳亢或阴虚者，功能活动相对亢奋，受邪后多从阳热化；素体阴盛或阳虚者，功能活动相对低下，受邪后多从阴寒化；素体津亏血耗者，易致邪从燥化；气虚湿盛者，受邪后多从湿化。

（二）体质因素决定证的异同

体质决定疾病的证候类型，体质是辨证的基础。首先，感受相同的致病因素或患同一种疾病，因个体体质的差异，机体的反应性不同，可表现出不同的证候类型，即出现同病异证；异病同证的产生也与体质密切相关。虽然感受病邪不同或所患疾病不同，而体质类型相同时，常常可表现出相同或类似的证候。如偏阳热体质者，虽然罹患咳嗽、失眠、月经过多等不同的疾病，但都可能出现恶热、心烦、口渴、舌红、脉数等热性证候。所以说，同病异证与异病同证，主要是以体质的异同为生理基础，证候的特征中包含着体质的特征，体质是证候形成的内在基础。

（三）体质因素决定疾病的传变

传变是疾病在机体脏腑经络组织中病位的转移和性质的变化。疾病传变与否，主要取决于体质。体质主要从两个方面对疾病的传变产生影响。其一是通过正气的强弱影响传变。体质强壮者，正气充足，抗邪能力较强，发病后，能积极起来与邪气抗争，阻止病邪的深入。所以，病势虽急，但不易传变，病程也较短暂。体质虚弱者，抗邪能力较弱，病邪容易深入，病情多变，易发生重证或危证；若在正虚邪退的疾病后期，精气阴阳大量消耗，体质虚弱，自我修复能力不足，身体康复速度较慢；体质较弱者，若罹患某些慢性病，邪正斗争难以出现激烈反应，则病势较缓，病程缠绵，难以康复。其二是通过决定病邪的"从化"而影响传变。如素体阳盛阴虚者，感邪多从阳化热，疾病多向实热或虚热方面演变；素体阴盛阳虚者，则邪多从阴化寒，疾病多向实寒或虚寒方面转化。

可见，体质影响着证的形成，还制约着证的传变与转归。体质与证密切相关。

三、体质与治疗

个体体质的不同，决定了机体的反应性不同，证候不同，针对证候而设的治法和方药当然也就不同。因而注重体质的诊察和治疗就成了辨证论治的重要环节。通常所说的"因人制宜"，其核心就是区别体质而治疗。

（一）区别体质特征而施治

因为体质是证形成的内在基础，针对证的治疗，实际上一定程度上是针对体质内在偏颇状态的调整。所以治疗的各个环节中，都要考虑到患者的体质，以患者的体质状态作为立法处方用药的重要依据。如同为感冒病，都是风寒表实证，具体治疗用药时，还需因人而异：偏阳质者虽表现为风寒证，但易化热，所以，用药不必过热过偏，以免迅速入里化热；而阳虚偏阴质者，当温阳解表；而气虚质者，又当益气解表。

一般而言，偏阳质者，多发实热证，当慎用温热伤阴之剂；偏阴质者，多发实寒证，当慎用寒凉伤阳之药。针刺治疗也要依据病人体质施以补泻之法：体质强壮者，多发为实证，多用泻法；体质虚弱者，多发为虚证，多用补法。

（二）根据体质特征注意针药宜忌

体质有寒热虚实之异，药物有性味偏颇，针灸也有补泻手法的不同，因此治疗时就要明辨体质对针药的宜忌。另一方面，体质不同，机体对药物和治疗手法的敏感度、耐受性不同，所以，还需根据不同的体质，把握用药及针灸的"度"，以达到治病不伤正的目的。

1. 药物性味的选择 一般来说，阴阳平和质者应视病情权衡寒热补泻，忌妄攻蛮补，以维护阴阳平衡；体质偏阳者宜用清润、甘寒、咸寒、酸寒，忌辛热温散；体质偏阴者宜温热补阳，忌用苦寒泻火；素体气虚者宜补气培元，忌耗散克伐；气郁质宜疏肝理气，忌用燥热收涩；痰湿质宜健脾芳香化湿，忌阴柔滋补；湿热质者宜清热利湿，忌厚味滋腻；瘀血质者，宜疏利气血，忌固涩收敛等。

2. 用药剂量的调整 体质不同，对药物的反应性、耐受性不同，治疗时应该根据体质差异确定方药的剂量和选择药物。一般说来，年轻体质强壮者，对药物耐受性强，剂量宜大，用药可峻猛；体质瘦弱者，对药物耐受性差，剂量宜小，药性宜平和；小儿、老人只能耐受较小剂量。

3. 针灸操作的宜忌 体质不同，针灸治疗后的疼痛反应和得气反应有较大差异。一般体质强壮者，患病多为实证，多用泻法，对针石、火焫的耐受性强，刺激量可较大，以获良效；体质弱者，多为虚证，常用补法，对针刺的耐受性差，刺激量不能过强，否则易发生晕针；肥胖体质者，气血多迟涩，对针刺反应较迟钝，刺激量宜大，进针宜深，患病多为阴证，常用温针；瘦长体型者气血滑利，对针刺反应较敏感，刺激量相应宜小，进针宜浅，患病易形成阴虚或内热证，少用温灸。

（三）兼顾体质特征重视善后调理

疾病初愈或恢复期时，可配合药物、食饵、精神心理和生活起居等善后调理促其康复。这些措施的选择应用，都要兼顾患者的体质特征。如体质偏阳者大病初愈，饮食宜清润，慎食狗肉、羊肉、桂圆等温热及辛辣之味；体质偏阴者大病初愈，可配食一些温性食物，慎食龟鳖、熟地等滋腻之物和五味子、诃子、乌梅等酸涩收敛之品。痰湿质者应多食健脾渗湿的山药、莲子、薏仁等，避免过食肥甘。

四、指导养生

中医学的养生方法，贯穿于衣食住行的各个方面，无论在哪一方面的调摄，都需根据各自不同的体质特征，选择相应的措施和方法，"因人而养"。体质养生，是在中医理论的指导下，针对不同的体质，通过合理的精神调摄、饮食调养、起居调护、形体锻炼等，改善体质，增进健康，预防疾病的一种养生方式。

如在食疗方面，体质偏阳者，进食宜凉润而忌辛热；体质偏寒者，进食宜温而忌寒；形体肥胖者多痰湿，食宜清淡而忌肥甘；阴虚之体，饮食宜甘润生津之品，忌辛辣香燥之品；阳虚之体宜多食温补之品。在

精神调摄方面，也要根据个体体质特征，采用各种心理调节方法，维持和增进心理健康。如气郁质者，精神多抑郁不爽，神情多愁闷不乐，性格多孤僻内向，多愁善感，故应注意情感上的疏导，积极参与有益的社会活动，提高生活和工作的热情，学会与人交往，培养广泛的兴趣爱好，不苛求别人，赢得外界的认同和友谊等。气虚质者，多性格内向，情绪不稳定，胆小缺乏自信，应培养豁达乐观的生活态度，劳逸结合，避免过度紧张和劳累，保持平和稳定的心态。

【文献辑要】

1.《素问·征四失论》："不适贫富贵贱之居，坐之薄厚，形之寒温，不适饮食之宜，不别人之勇怯，不知比类，足以自乱，不足以自明，此治之三失也。"

2.《灵枢·阴阳二十五人》："土形之人，比于上宫，似于上古黄帝。其为人黄色圆面、大头、美肩背、大腹、美股胫、小手足、多肉、上下相称，行安地，举足浮，安心，好利人，不喜权势，善附人也。能秋冬，不能春夏，春夏感而病生，足太阴，敦敦然。"

3.明·张介宾《景岳全书·杂证谟》："盖人自有生以后，惟赖后天精气以为立命之本，故精强神亦强，神强必多寿；精虚气亦虚，气虚必多夭。其有先天所禀原不甚厚者，但知自珍，而培以后天，则无不获寿。设禀赋本薄，而且恣情纵欲，再伐后天，则必成虚损，此而伤生，咎将谁委？"

4.清·陈复正《幼幼集成·胎病论》："子于父母，一体而分，而禀受不可不查。如禀肺气为皮毛，肺气不足，则皮薄怯寒，

毛发不生；禀心气为血脉，心气不足，则面不华色，面无光彩；受脾气为肉，脾气不足，则肌肉不生，手足如削；受肝气为筋，肝气不足，则筋不束骨，机关不利；受肾气为骨，肾气不足，则骨节软弱，久不能行。此皆胎禀之病，随其脏气而求之。"

5. 清·叶桂《外感温热篇》："吾吴湿邪害人最广，如面色白者，须顾护其阳气，湿胜者阳微也，法应清凉，然到十分之六七，即不可过于寒凉……面色苍者，须要顾其津液，清凉到十分之六七，往往热减身寒者，不可就云虚寒而投补剂。"

【思维训练】

1. 优化体质从哪些方面入手，具体怎么做？

2. 基于体质地域因素影响的湿证调理思考。

3. 基于体质先天禀赋因素的优生优育思考。

4. 基于体质辨证的防病治病思考。

5. 基于体质特征理论的针药使用思考。

【参考文献】

1. 王琦. 中医体质学［M］. 北京：人民卫生出版社，2005.

2. 匡调元. 人体体质学—中医学个性化诊疗原理［M］. 上海：上海科学技术出版社，2003.

3. 王琦，朱燕波. 中国一般人群中医体质流行病学调查：基于全国 9 省市 21948 例流行病学调查数据 [J]. 中华中医药杂志，2009，24（1）：7–12.

4. 高博，孙广仁. 浅谈体质在异病同证形成中的基础性作用 [J]. 实用中医药杂志，2009，25（3）：188–189.

5. 朱燕波，王琦，邓棋卫，等. 中医体质类型与高血压的相关性研究 [J]. 中西医结合报，2010，8（1）：40–45.

6. 陈小野，张字鹏，张晓娟，等 .4 种小鼠的寒、热体质研究 [J]. 现代中西医结合杂志，2005，14（16）：2107–2110.

第六章

病因——百病始生的基本原因

【学习引导】

中医学运用"取象比类""辨证求因"等思维方法，认识了外感、内伤、病理产物性病因及其他病因的性质、致病特点和病症特点。本章要求掌握六淫、疠气、七情内伤、痰饮、瘀血的概念及致病特点。熟悉饮食失宜、劳逸失度的类型与疾病的关系；结石、毒邪的概念、形成原因和致病特点。了解外伤、诸虫、药邪、医过和先天因素等致病特点及中医探求病因的方法。认识中医病因学应注重从宏观、整体、辨证、动态的特点出发，并与临床实践密切结合，发挥其指导作用。

【名词术语】

病因　病因学说　审证求因　三因学说　邪气　阳邪　阴邪　外感病　六淫　风邪　风性开泄　风易伤阳位　风为百病之长　风性主动　风善行数变　寒邪　寒易伤阳　寒性凝滞　寒性收引　暑邪　暑性炎热　暑性升散　暑易夹湿　暑易扰心　湿邪　湿阻气机　湿性重浊　湿性黏滞　湿性趋下　燥邪　凉燥　温燥　燥性干涩　燥易伤肺　火邪　热邪　火性炎上　火耗气伤阴　火易生风动血　火易扰心　疠气　瘟毒　内伤　七情内伤　恐伤肾　悲伤肺　思伤脾　喜伤心　怒伤肝　饮食所伤　五味偏嗜　过劳　痰饮　瘀血　结石　毒邪

病因，指疾病发生的原因。凡能破坏人体相对平衡状态而导致疾病的原因，即是病因，又称致病因素、病原、病邪等。中医病因学说，是研究各种病因的概念、形成、性质、致病特点及其相应病证临床表现的理论，是中医学理论体系的重要组成部分。不同的医学理论体系对病因的认识存在较大的差异，中医病因理论具有鲜明的中医学特色。

中医病因学的特点主要表现在几个方面：一是体现了整体观的思想，强调人与自然环境及社会环境的统一性，如认为六淫是自然界气候变化异常（邪气）与人体抵抗力（正气）下降两种因素共同作用下而形成的病因。二是采用类比的方法来认识病因。中医学认识病因多采用"取象比类"的思维方法，把疾病的症状、体征与自然界某些事物现象进行联系比较，并加以概括和分类，以此来认识各种病因的性质和致病特点。例如把游走不定、变化多端的临床表现类比自然界风动的特点，故将其病因归为风邪；把重浊、趋下的临床表现类比自然界湿的特点，故将其病因归为湿邪等等。同时，中医学认为"病起过用""过则为病"。如风寒暑湿燥火六气、喜怒忧思悲恐惊七情以及饮食劳逸，在正常情况下并不导致人体发病，然其太过时则会成为致病因素使人发病。

中医学在探求病因时主要采用两种方法：一是询问病史，即直接地向患者询问是否感受外邪、有无情志变化等导致人体生病的因素存在。这种方法简便易行，但实际应用时常受到较多因素的限制或干扰。如在儿科临床上通常就难以通过问诊的方式获得详细的病因信息。二是审证求因，即以疾病的临床表现为依据，通过对疾病症状和体征的综合分析来推求致病因素，这种方法又叫作"辨证求因"。如根据患者出现脘腹胀痛、嗳腐吞酸、厌食、呕吐、腹泻，就可判断为食积；出现局部刺痛、舌有紫斑，就可判断为瘀血。由于病因的性质和致病特点不同，以及人体对致病因素的反应各异，所以表现出来的症状和体征也不尽相同。因此，根据疾病反映出来的临床表现完全能够推求出病因，从而为临床治疗提供理论依据。这种由果析因的"审证求因"法是中医探究病因的主要方法。

中医病因理论经历了一个不断发展的过程，历代医家对于病因的分类方法也多有不同。早在春秋战国时期，秦国名医医和就提出阴、阳、风、雨、晦、明等六气病因理论，并归纳为阴淫寒疾，阳淫热疾，风淫末疾，雨淫腹疾，晦淫惑疾，明淫心疾等。《黄帝内经》中则将病因按阴阳和三部分类。如《素问·调经论》说："夫邪之生也，或生于阴，或生于阳。其生于阳者，得之风、雨、寒、暑；其生于阴者，得之饮食居处，阴阳喜怒。"指出自外而来，先侵犯体表而发病的属于阳邪；起因于内，影响内脏而发病的属于阴邪。《灵枢·百病始生》说："喜怒不节则伤脏，脏伤则病起于阴也；清湿袭虚，则病起于下；风雨袭虚，则病起于上，是谓三部。"认为风雨之邪易伤人上部，寒湿之邪易伤人下部，而情志因素则易伤人内脏。至东汉张仲景《金匮要略·脏腑经络先后病脉证》将病因与发病途径结合起来分为三类："一者，经络受邪入脏腑，为内所因也；二者，四肢九窍，血脉相传，壅塞不通，为外皮肤所中也；三者，房室、金刃、虫兽所伤。以此详之，病由都尽。"晋·葛洪《肘后备急方·三因论》则认为疾病的发生："一为内疾，二为外发，三为它犯。"隋·巢元方《诸病源候论》首次提出了具有传染性的"乖戾之气"。宋·陈无择在前人病因分类的基础上，进一步明确提出外因、内因、不内外因的"三因学说"，即六淫侵袭为外因，七情所伤为内因，饮食劳倦、跌仆金刃以及虫兽所伤为不内外因。这一方法对后世病因的分类具有重要影响，现代中医学病因的分类，也是在此基础上加以补充和发展。增加了疠气、痰饮、瘀血、先天因素、医过、药邪、毒邪等内容。一般认为六淫、疠气归属于外感病因，七情、饮食失宜、劳逸过度归属于内伤病因，痰饮、瘀血、结石属于病理产物性病因，外伤、寄生虫、药邪因素、先天因素、毒邪归属于其他因素。

第一节　六　淫

六淫是最为常见的外感病因。在自然界气候发生异常变化时，加上人体抵抗力下降，常常可以导致人体罹患一些外感性疾病。

一、六淫的概念及共同致病特点

（一）六淫的基本概念

"六"是数词，指六种不同的邪气；"淫"是太过之意。六淫，是指风、寒、暑、湿、燥、火（热）六种外感病邪的总称。风、寒、暑、湿、燥、火是自然界六种常见的气候变化，是自然界万物生长化收藏和人类赖以生存的必要条件，正常情况下称之为"六气"。人类长期生活在四季变换、六气交互更替的环境中，从而对其产生了一定的适应能力。因此，六气的正常变化一般不会致病。如果六气变化出现异常，超过了人体的适应能力，或者由于人体的正气不足，抵抗力下降，以至于不能适应气候变化而发生疾病时，六气则成为致病的外在因素而称之为"六淫"。也常称之为"六邪"。

自然界六种气候变化的异常与否是相对的。因此，六淫也是一个相对的概念。这种相对性表现在两个方面：一是某个时期的六气变化与该地区常年同期气候变化相比，或太过，或不及，或非其时有其气，如冬应寒而暖，或夏应热而寒等，或气候变化过于剧烈急骤，如严寒酷热，或暴冷暴热等。此时六气淫胜，变为六淫而侵人发病。二是气候变化作为致病条件，主要是与人体正气的强弱及调节适应能力相对而言的。若气候剧变，正气充盛者可自我调节而不病，正气虚弱之人则可能发病；气候正常，个体正气不足，仍可发病，这时对于病人而言，六气即成为致病邪气，所致病证也属六淫致病范畴。

（二）六淫的共同致病特点

六淫作为常见的外感病因，侵犯人体后具有一些共同的致病特点，主要表现在以下几个方面：

1. 外感性　六淫病邪侵犯人体的途径主要有二：一是从肌表而入，二是从口鼻而入。一般而言，风寒湿邪易犯人体肌表；温热燥邪易自口鼻而入患肺。但也有两条途径同时受邪者。如风寒之邪同时侵患肺卫，既有恶寒、发热、一身疼痛等寒郁卫表的症状，又可见咳嗽、咯痰、咽喉痒痛等风寒束肺的症状。由于六淫病邪均自外而内入侵人体，故均属于外感病因的范畴，所致疾病也称之为"外感病"。

2. 季节性　六淫为六气的太过或不及，因此六淫致病也常具有明显的季节性。如春季主气为风而多见风病；夏季主气为暑热而多见暑病；长夏主气为湿而多见湿病；秋季主气为燥而多见燥病；冬季主气为寒而多见寒病。由于六淫致病与四时气候变化密切相关，故又称之为"时令病"。但由于气候异常变化是相对的，加上一些人为的因素，使得六淫邪气在非其主令节气也可出现而致病。如夏季也可因人们贪凉喜冷而见寒病；而冬季也可见热病。

3. 地域性　六淫致病与生活和工作地域的环境状态密切相关。由于中国幅员辽阔，不同地域的气候条件存在较大差异，致使六淫致病带有明显的地域特点。如东北多寒病、西北多燥病、东南多湿热为病、西南地区则多寒湿为病；长期居住潮湿环境者多湿病；高温环境作业者，则多发燥热或火邪为病等。

4. 相兼性　六淫之邪既可单独伤人致病，又可两种以上兼夹侵犯人体而为病。如风寒感冒、暑湿感冒、湿热泄泻、风寒湿痹等。如《素问·痹论》说："风寒湿三气杂至，合而为痹也。其风气胜者为行痹，寒气胜者为痛痹，湿气胜者为着痹也。"临床上六淫相兼为病往往较单独致病更为常见。

从西医学的角度来看，六淫致病本质上是在气候因素变化条件下，人体内环境的变化与外部环境中生物（细菌、病毒等）、物理、化学等多种因素变化共同作用的结果。

二、六淫各自的性质和致病特点

风、寒、暑、湿、燥、火（热）等六种外感病因既有共同的致病特点，又有各自的性质和致病特征。中医学通常采用取象比类（类比）和推演络绎（演绎）的思维方法来归纳总结它们各自的特性。即以自然界的气象和物象与人体临床症状及体征进行对比归类，并且经过临床反复实践的验证，不断推演、归纳、总结。因此，对于六淫病因的概念常常是以其临床性质与致病特点来定义。

（一）风邪

1. 风邪的基本概念　凡侵袭人体致病后其临床症状具有善动不居、轻扬开泄等特性的外邪，称为风邪。风为春季的主气，若风气太过，侵犯人体而致病，则为风邪。风虽为春季的主气，但常年均有风的存在。因此风邪为病，也是四季常有，但以春季为多见。风邪来去迅速，变幻无常，善动不居；其性轻扬开泄、动摇不定，且无孔不入，常常是其他病邪入侵人体的先导。风邪侵袭人体多从皮毛而入，引起外风病证，是外感病极为重要的致病因素，故称为"百病之长"。

2. 风邪的性质和致病特点

（1）风为阳邪，其性开泄，易袭阳位　风邪善动不居，具有轻扬、开泄、升发、向上的特性，故属于阳邪。开泄，是指

风邪容易使皮毛腠理宣泄舒张而汗出异常。因此，风邪入侵，常伤及人体的上部（头、面）、阳经和肌表，使皮毛腠理开泄，出现头痛、汗出、恶风等症。故《素问·太阴阳明论》说："伤于风者，上先受之。"

（2）风性善行而数变　"善行"，指风性善动不居，游走不定。临床上风邪致病具有病位游移、症无定处的特征。如风寒湿三气兼夹入侵而引起的痹证，若见关节呈游走性疼痛，痛无定处，则属于风邪偏盛的表现，称为"行痹"或"风痹"。"数变"，指风邪致病变幻无常，发病迅速。如瘾疹（荨麻疹）就表现为皮肤瘙痒时作时止，疹块发无定处，此起彼伏，时隐时现等特征。同时，以风邪为先导的外感病，一般发病急，传变也较快。如风中于头面所致的面瘫，可突发口眼㖞斜；小儿风水证，起病仅有表证，但短时间内即可现头面一身俱肿、小便短少等变化。故《素问·风论》说："风者，善行而数变。"

（3）风性主动　"动"，指风邪致病临床可见动摇不定特征的症状表现。风邪入侵，常出现颜面肌肉抽掣，或眩晕、震颤、颈项强直等症状。如风邪入侵面部经络，可出现口眼㖞斜，面部肌肉麻木、震颤；若金刃外伤，复感风毒之邪，则可出现四肢抽搐、角弓反张等症，这些均属于风性主动的临床表现。故《素问·阴阳应象大论》说："风胜则动。"

（4）风为百病之长　长，在此有多、始、先导等含义。风为百病之长，一是指在六淫邪气中风邪与其他邪气相兼而侵袭人体，为其他邪气致病的先导。由于风邪四季皆有，且其性开泄而又善动不居，寒、湿、

暑、燥、热等诸邪，常依附于风邪而侵犯人体，从而形成外感风寒、风湿、风热、风燥等证。二是指风邪侵袭人体致病最为常见，在外感六淫病因中发病率最高。风邪四季常有，故发病机会多；因风性开泄，善走窜，人体上下，表里内外均可遍及，可侵害不同的脏腑组织，从而发生多种病证。因此，古人常将风邪作为外感致病因素的总称。故《素问·骨空论》说："风者，百病之始也。"

（二）寒邪

1. 寒邪的基本概念　凡侵袭人体致病后临床症状具有寒冷、凝结、收引等特性的外邪，称为寒邪。

寒气为冬季之主气。若寒冷太过，侵袭人体致病则为寒邪。寒邪致病常见于冬季。但也可见于其他季节，如气温骤降、涉水淋雨、汗出当风、贪凉喜冷，也常常是感受寒邪的重要原因。当今社会，由于空调、风扇、冰箱等制冷设备在生产生活中的广泛使用，寒邪也成为夏季的一种重要致病邪气。外寒侵袭人体发病有二种：一是寒邪客于肌表，郁遏卫阳，称为"伤寒"；二是寒邪直中于里，损伤人体内在脏腑阳气，称为"中寒"。

2. 寒邪的性质和致病特点

（1）寒为阴邪，易伤阳气　寒与热相对，属阴，故为阴邪。寒邪侵袭人体后，机体的阳气奋起抗邪以抵御寒邪的侵害。但若寒邪过盛，则可导致机体的阳气难以抵抗寒邪，反为寒邪所损伤。因此，感受寒邪，最易损伤人体的阳气。寒邪侵袭人体，可通过肌表郁遏卫阳而致实寒证，也可直中于脏腑，损伤脾肾阳气而致里虚寒证。如外寒侵袭肌表，卫阳被遏，临床可见恶寒、发

热、无汗、头身痛、鼻塞、流清涕、脉浮紧等症；寒邪直中脾胃，脾阳受损，可见脘腹冷痛、呕吐、腹泻等症；若心肾阳虚，寒邪直中于少阴，则可见恶寒蜷卧、手足厥冷、下利清谷、小便清长、精神萎靡、脉微细等症。

（2）寒性凝滞　凝滞，即凝结阻滞。在自然界中，寒冷的冬天常可见江河冰封而断流。寒邪侵袭人体，也常可导致气血津液运行迟缓凝结不通、经脉阻滞。究其原因乃人身气血津液的运行全赖一身阳气的温煦与推动。寒为阴邪，侵袭人体后易损伤阳气，以致阳气温煦与推动功能减弱，从而使经脉气血运行不畅，甚或凝结阻滞不通，不通则痛。因此，寒性凝滞的临床表现特征为疼痛，其疼痛的症状有两大特点：一是有明显的受寒因素；二是其痛得温则减，遇寒增剧。此外，由于寒邪侵犯的部位不同而疼痛部位也有差异。如寒邪客于肌表经络，致使气血凝滞不通，则头身肢体关节疼痛，以关节冷痛为主要临床特点的痹证多为寒邪入侵所致，因此称为"寒痹"或"痛痹"；寒邪直中胃肠，则可见脘腹剧痛；寒邪客于肝经，可见少腹或阴部冷痛等。若寒遏阳气，温煦蒸化失司，则津液凝结而为痰饮。

（3）寒性收引　"收引"，有收缩牵引之意，自然界中有"热胀冷缩"的物理现象。寒邪侵袭人体后，可使气机收敛，腠理、经络、筋脉收缩而挛急。如寒邪侵及肌表，毛窍腠理闭塞，卫阳被郁不得宣泄，可见恶寒、发热、无汗等；寒客血脉，则气血凝滞，血脉挛缩，可见头身疼痛，脉紧；寒客经络关节，则经脉收缩拘急，甚则挛急作痛，屈伸不利，或冷厥不仁等。

（三）湿邪

1.湿邪的基本概念 凡侵袭人体致病后临床症状具有重浊、黏滞、趋下特性的外邪，称为湿邪。

湿为长夏的主气。长夏是指从农历夏至至处暑等5个节气，时值夏秋之交，阳热尚盛，雨水且多，热蒸水腾，潮湿充斥，为一年中湿气最盛的季节。若湿气淫胜，伤人致病，则为湿邪。湿邪为病，长夏居多，但四季均可发生。在我国南方每年5、6月份的"梅雨"季节，雨水充沛，也是湿邪泛滥的季节。湿邪侵袭所致的病证，称为外湿病证。外湿病证，多由气候潮湿、涉水淋雨、居处潮湿、水中作业等环境中感受湿邪所致。

2.湿邪的性质和致病特点

（1）湿为阴邪，易伤阳气，阻遏气机 湿是由水所变化而来，为重浊有质之邪，故属阴邪。湿邪侵袭人体，与机体阳气相互抗争，从而导致阳气耗伤。脾在五行属土，与湿同类，其功能又主运化水液，喜燥而恶湿。因同类而相求，湿邪侵袭，常易困脾，致脾阳不振，运化无权，从而使水湿内生、停聚，临床可见泄泻、水肿、尿少等症。因湿为重浊有质之邪，故侵袭人体最易留滞于脏腑经络，阻遏气机，使脏腑气机升降失常，经络运行不畅。如湿阻胸膈，气机不畅则胸膈满闷；湿阻中焦，脾胃气机升降失常，纳运失司，则脘痞腹胀，食欲减退；湿停下焦，肾与膀胱气机不利，则小腹胀满、小便淋涩不畅。

（2）湿性重浊 "重"，即沉重、重着，指湿邪致病，临床出现以沉重感为特征的症状，如头身困重、四肢酸软沉重、关节屈伸不利等。若湿邪外袭肌表，困遏阳气，致清阳不升，则头重如布裹，如《素问·生气通天论》说："因于湿，首如裹。"湿邪阻滞经络关节，阳气不得布达，则可见肌肤不仁、关节疼痛重着等，称之为"湿痹"或"着痹"。"浊"，即秽浊不清，指湿邪为患，易呈现分泌物和排泄物秽浊不清的现象。如湿浊在上则面垢、眵多；湿浊下注，则大便溏泄、下痢脓血、小便浑浊、妇女白带过多；湿邪浸淫肌肤，则可见湿疹浸淫流水等。

（3）湿性黏滞 "黏"，即黏腻；"滞"，即停滞。湿邪致病，其黏滞之性主要表现在两个方面：一是指湿邪为病后其临床症状多表现为黏滞而不爽，如排泄物和分泌物多滞涩不畅，泻痢时的大便排泄不爽，淋证的小便淋沥不畅，咳嗽时咯痰黏稠，以及口黏、口甘和舌苔厚而滑腻等。二是指湿邪为病，病势绵长，缠绵难去。因湿性黏滞，阻滞气机，气不行则湿不化，胶着难解，且湿邪易与风、寒、暑、热等邪气相兼为病，致使病情复杂难治。如风湿、寒湿、湿温、湿疹、湿痹（着痹）等，皆因其湿难除而不易速愈，或反复发作。故吴瑭《温病条辨·上焦篇》说："其性氤氲黏腻，非若寒邪之一汗即解，温热之一凉即退，故难速已。"

（4）湿性趋下，易袭阴位 在六淫邪气中，唯湿邪类水有质而重浊，有趋下之势。人体腰以下部位往往容易感受湿邪侵袭而致病。如湿疹、水肿等症状常以下肢较为多见，故《素问·太阴阳明论》说："伤于湿者，下先受之。"

（四）燥邪

1.燥邪的基本概念 凡侵袭人体致病后其临床症状具有干燥、收敛等特性的外邪，称为燥邪。

燥为秋季的主气。秋季阳气收敛，其气清肃，气候干燥，失于滋润，自然界呈现一派肃杀之景象。燥气太过，侵袭人体致病，则为燥邪。燥邪伤人，多自口鼻而入，首犯肺卫，发为外燥病证。初秋禀夏末之余热，加之久晴无雨，秋阳以曝，燥与热合，侵犯人体，发为温燥；深秋则禀初冬之寒气，寒与燥相合，侵犯人体，则发为凉燥。

2. 燥邪的性质和致病特点

（1）燥性干涩，易伤津液　"燥胜则干"，燥邪侵犯人体，最易损伤体内津液，出现各种干燥、涩滞的症状，如眼干鼻涩、口渴咽干，皮肤干涩脱屑，甚则皲裂，毛发枯槁，小便短少，大便干结等。

（2）燥易伤肺　肺主气、司呼吸，与自然界大气直接相通，且肺在体合皮，开窍于鼻，加之肺为娇脏，喜清润而恶燥。而燥邪多从口鼻而入，故最易损伤肺津，从而影响肺气之宣降，出现咳喘等症，甚或燥伤肺络，出现干咳少痰，或痰中带血，甚则喘息胸痛等。由于肺与大肠相表里，肺津耗伤，致脏病传腑，肠燥津枯，传导失司，临床可见大便干涩不畅等症状。

（五）暑邪

1. 暑邪的基本概念　凡于夏至之后，立秋以前侵袭人体而发病，临床表现具有炎热、升散等特性的外邪，称为暑邪。暑乃夏季的主气，为火热之气所化，暑气太过，伤人致病，则为暑邪。暑邪致病，具有明显的季节性，主要发生于夏至以后至立秋之前。故《素问·热论》说："先夏至日者为病温，后夏至日者为病暑。"暑邪致病，有伤暑和中暑之分。起病缓，病情轻者为"伤暑"；

发病急，病情重者，为"中暑"。

2. 暑邪的性质和致病特点

（1）暑为阳邪，其性炎热　暑为盛夏火热之气所化，因此，暑邪与火热同属阳邪。暑邪侵袭人体后也多表现为一系列阳热症状，如高热、神昏、烦躁、面红、脉洪大等。

（2）暑性升散，易扰神伤津耗气　"升"，即升发、向上。暑邪侵犯人体，常易上扰心神，侵犯头目，临床上出现心胸烦闷不宁、头昏脑涨、目眩、面赤等症状。"散"，指暑邪侵犯人体，可致腠理开泄而多汗，故《素问·举痛论》说："炅则气泄。"汗出过多，不仅伤津，而且耗气，故临床除见口渴喜饮、尿赤短少等津伤之症外，可见气短、乏力等气虚症状。

（3）暑多夹湿　暑季与长夏季节交错，不仅气候炎热，且潮湿多雨，湿热蕴蒸，弥漫天地，故暑邪致病，多与湿邪相兼为患。其临床表现除发热、烦渴等暑热症状外，常兼见四肢困倦、胸闷呕恶、大便溏泄不爽等湿滞症状。

（六）火（热）邪

1. 火（热）邪的基本概念　凡侵袭人体致病后临床症状具有炎热、升腾等特性的外邪，称为火（热）之邪。

火（热）之气旺于夏季，但并不像暑那样具有明显的季节性，也不受季节气候的限制，故火（热）之气太过，变为火热之邪，伤人致病，一年四季均可发生。火（热）之邪侵袭人体所致的病证，称为外感热病或外火证。

火与热同类而异名，本质皆为阳热偏盛，都属外感六淫邪气，致病也基本相同。

火邪与热邪的主要区别是热性弥散而火性结聚。热邪致病，临床多表现为全身性弥漫性发热征象；火邪致病，临床多表现为某些局部症状，如肌肤局部红、肿、热、痛，或口舌生疮，或目赤肿痛等。

另外，与火热之邪同类的尚有温邪。温邪是温热病的致病因素，一般只在温病学范畴中应用。

2. 火热之邪的性质和致病特点

（1）火（热）为阳邪，其性炎上 火热之性燔灼、升腾，故为阳邪。火热之邪侵袭人体，主要特点是阳偏盛的病机变化，为阳盛而阴未虚的实热证，临床上多见高热、恶热、烦渴、汗出、脉洪数等症状。火性趋上，指火热之邪易侵害人体上部，故火热病的临床症状也多发生在人体上部，尤以头面部为多。如目赤肿痛、咽喉肿痛、口舌生疮糜烂、牙龈肿痛、耳内肿痛或流脓等。

（2）火（热）易扰心神 火（热）之邪在五行属性上与心同类，故火热之邪侵袭人体，常易影响心主藏神功能失常，轻者心神不宁而心烦、失眠；重者可心神错乱，出现狂躁不安，或神志昏迷、谵语等症。故《素问·至真要大论》说："诸热瞀瘈，皆属于火。""诸躁狂越，皆属于火。"

（3）火（热）易伤津耗气 火（热）之邪侵袭人体，一方面逼迫津液外泄，致使气随津泄；另一方面则火（热）之邪煎熬津液，直接耗伤人体的阴。故火热之邪致病，临床表现除热象显著外，往往伴有口渴喜冷饮，咽干舌燥，小便短赤，大便秘结等津液亏损的征象，还可见体倦乏力、少气懒言等气虚症状，重则可致全身津气脱失。

（4）火（热）易生风动血 "生风"，是指火热之邪侵犯人体，燔灼肝经，耗竭津液，致使筋脉失于润养，临床常可出现四肢抽搐、两目上视、角弓反张等"热极生风"的症状。"动血"，指火（热）传入血分，逼迫血液妄行，轻则使血行加速，重则可灼伤脉络，血不循常道，溢于脉外，引起各种出血证。如吐血、衄血、便血、尿血、皮肤发斑、妇女月经过多、崩漏等。

（5）火邪易致疮疡 火邪入于血分，常聚于局部，腐蚀血肉，发为痈肿疮疡。《灵枢·痈疽》说："大热不止，热胜则肉腐，肉腐则为脓，故命曰痈。"由火毒壅聚所致之痈疡，其临床表现以疮疡局部红肿热痛为特征。

第二节 疠 气

疠气是有别于六淫的一类具有强烈传染性的外感病邪。在自然环境变化异常时，疠气易于流行，侵袭人体发为疫疠病。

一、疠气的基本概念

疠气，指一类具有强烈致病性和传染性的外感病邪。在中医历代文献中，疠气又称为"戾气""疫气""疫毒""毒气""异气""乖戾之气"等。明·吴有性《温疫论·原序》说："夫瘟疫之为病，非风非寒非暑非湿，乃天地间别有一种异气所感。"明确指出疠气是一类有别于六淫而具有强烈传染性的外感病邪。

疠气可以通过空气传染，经口鼻侵入人体而致病；也可因饮食因素、蚊虫叮咬、虫兽咬伤、皮肤接触或性传播和血液传播等途径传染而发病。

疠气侵袭人体，导致多种疫疠病，又称疫病、瘟病，或瘟疫病。如流感、烂喉丹痧（猩红热）、痄腮（腮腺炎）、霍乱、鼠疫、疫毒痢、白喉、肠伤寒，以及疫黄（急性传染性肝炎）、流行性出血热、爱滋病（AIDS）、传染性急性呼吸道综合征（SARS）、禽流感等，都属于疫病的范畴。

二、疠气的致病特点

（一）发病急骤，病情危笃

疠气与六淫均为外感病邪，疠气致病性更强，侵袭人体后起病急骤，来势凶猛，病情发展迅速，变化多端，病情险恶。在发病过程中常出现高热、神昏、生风、动血、剧烈吐泻等危重症状。疫疠病甚至一发病便进入危重状态，如吴有性在《温疫论·杂气论》所说："缓者朝发夕死，急者顷刻而亡。"

（二）传染性强，易于流行

疠气具有强烈的传染性和广泛的流行性，可通过直接接触、空气、食物等多种途径在人群中传播。处于疠气流行地域的人群，无论男女老幼，体质强弱，一旦接触，大多都可能发病。由于疠气致病性的差异，在发病形式方面，疫疠病既可表现为大面积流行，也可散在发生。

（三）一气一病，症状相似

疠气侵犯人体，发为何病，具有一定的特异性，其病位也具有一定选择性。同一种疠气侵袭不同人体后致病，在病位、临床表现及病情发展规律上大体相同。而每一种疠气所致之疫病，均有各自的临床特点和传变规律，所谓"一气一病"。如霍乱，临床表现多以剧烈的呕吐、泄泻为主要特点，病位在胃肠；痄腮，无论男女，大多都表现为

耳下腮部肿胀。可见不同疠气对于人体不同脏腑或躯体部位具有特异的亲和性，某种疠气可专门侵犯某脏腑、经络或某一部位而发病。

三、影响疠气产生的因素

影响疠气产生的因素主要包括气候因素、环境因素、预防隔离和社会因素等。

气候因素：自然气候的反常变化是疠气发生的常见因素。如长期干旱、高温、寒冷、雨水洪涝等，均可滋生疠气而导致疾病的发生与流行。如流感、SARS等病的大流行多与此类因素有关。

环境因素：环境卫生不良，如水源、空气污染等，均可滋生疠气。食物污染、饮食不当也可引起疫病发生。如霍乱、痢疾等病，即是疠气通过饮食污染进入胃肠道而发病。

预防隔离：由于疠气具有强烈的传染性，无论男女长幼，触之者皆易发病。因此，一旦发现疫情，当及时将患者隔离，若预防隔离工作不力，往往会使疫病传染流行。故清代医家刘奎《松峰说疫》告诫说："凡有疫之家，不得以衣服、饮食、器皿送于无疫之家，而无疫之家亦不得受有疫之家之衣服、饮食、器皿。"

社会因素：社会因素也是疠气的发生与疫病流行的重要因素。如战乱不停，社会动荡不安，百姓流离失所，正常的生活与卫生服务得不到保障；或者工作环境恶劣，生活极度贫困。均可导致疫病不断发生和流行。若国家安定，人们安居乐业，采取一系列积极有效的防疫和治疗措施，疫疠便能得到有效的控制。

第三节　七情内伤

七情内伤，是指由于情志异常变化引起气机紊乱，损伤脏腑功能，从而导致或诱发心身疾病的一类内伤病因。

一、七情内伤的基本概念

七情，是指人体产生喜、怒、忧、思、悲、恐、惊等七种情志活动，是人体对内外界环境变化产生的心理活动，属人类普遍存在的情绪、情感，一般情况下不会导致或诱发疾病。

七情内伤，是指喜、怒、忧、思、悲、恐、惊等七种情志活动异常状态，能引起或诱发心身疾病。七情变化异常，太过或不及，超越了人体心理的适应和调节能力，导致脏腑功能失常，气机失调，或人体正气不足，脏腑精气虚衰，对情志刺激的适应和调节能力低下，情志变化成为病因，而引起或诱发疾病，称之为"七情内伤"。

二、七情与脏腑的关系

情志活动是脏腑精气对外界环境因素刺激所产生的应答表现，人体内在脏腑精气是情志活动产生的物质基础。《素问·阴阳应象大论》说："人有五脏化五气，以生喜怒悲忧恐。"五脏精气阴阳的虚实变化及运行状态，可导致情志的异常变化。如《灵枢·本神》说："肝气虚则恐，实则怒……心气虚则悲，实则笑不休。"《素问·调经论》说："血有余则怒，不足则恐。"

反之，情志变化过激或持续不解，又可影响脏腑精气阴阳的运行状态及功能发挥。

如过怒伤肝、过喜伤心、思虑过度伤脾、恐惧过度伤肾等。心藏神，为五脏六腑之大主，主宰和调控着人体的一切生理功能和心理活动。外部环境中各种刺激因素作用于人体，影响心神而产生相应的情志活动，从而导致相应脏腑的功能状态与精气的运行变化。肝主疏泄，调畅气机，调节气血运行，在调畅情志活动方面，发挥着重要作用。脾为后天之本，气血生化之源，藏意而主思，为情志活动提供物质基础。故情志内伤，多见于心、肝、脾等脏。

三、七情内伤的致病特点

情志活动是由于人体外环境的刺激所引起，七情内伤的致病性与外界刺激的强度与持续时间密切相关；同时机体五脏精气的盛衰，对情志刺激的耐受力及自身的调节能力也有一定影响。七情内伤的致病形式主要表现在两方面：一是导致或诱发多种疾病；二是加重原有疾病的病情。

（一）直接伤及内脏

七情内伤，往往直接伤及脏腑。由于心主藏神而为五脏六腑之大主，故七情内伤，常首先伤及心神，继而引起相应脏腑精、气、血的运行失常，功能失调。

1. 七情首先影响心神　心为"君主之官"，为五脏六腑之大主，主血脉而藏神。七情太过，常先伤及心神。如《类经·疾病类·情志九气》所说："情志之伤，虽五脏各有所属，然求其所由，则无不从心而发。"

2. 七情损伤相应之脏　五脏配五志，七情过激可损伤相应的脏腑。心在志为喜，过喜则伤心；肝在志为怒，过怒则伤肝；脾在志为思，过度思虑则伤脾；肺在志为悲，过悲则伤肺；肾在志为恐，过恐则伤肾。

3.数情交织，多伤心肝脾 七情内伤，既可因单一情志过激伤人，也可由两种或多种情志交织伤人，且临床上往往以多情交织致病为常见。如喜忧、悲愤、惊恐等。多情交织，多易伤及多个脏腑。如悲愤交加，既可伤肝，又能伤肺；喜忧参半，影响心肺；惊恐不已，累及心肾等。心主藏神，又主血脉；肝主藏血，又主疏泄气机、调畅情志；脾为气血生化之源；心、肝、脾三脏在人体生理活动和心理活动中发挥着重要作用。情志内伤，也最易损伤心、肝、脾三脏。过于惊喜易伤心，可致心神不宁，出现心悸、失眠、健忘，甚则精神失常等症；郁怒太过则伤肝，肝气郁结，可见两胁胀痛、胸闷太息、咽中如有物梗阻、月经后期等症，甚则可见痛经、闭经、癥瘕，并可累及脾胃，出现食欲不振等症；忧思不解易伤脾，脾失健运，可见食欲不振、脘腹胀满、大便溏泄等症。

4.易损伤潜病之脏腑 潜病，是指曾经发生但目前已无明显临床表现，在某些诱因的作用下常易复发的病证。潜病之脏腑是指潜病对应的病位所属脏腑。七情内伤不仅多损伤心、肝、脾三脏，而且还易于损伤潜病之脏腑。如曾患胸痹、真心痛、飧泄、头痛等病证的患者，虽临床症状已经消失，但遇有情志刺激，最易首先出现原有所患病证的临床症状。遇有情志刺激，胸痹患者易首先出现胸闷、胸痛等症状；真心痛患者则易出现心前区疼痛，甚至两臂内痛；飧泄患者易首先出现腹痛、腹泻等症状；头痛者则易先发偏头痛等症状。

（二）影响脏腑气机

脏腑之气的运动变化与情志活动之间互为因果关系，一方面情志活动是以脏腑之气的运动变化为前提和基础。另一方面，情志变化反过来会影响脏腑之气的升降出入运动，导致脏腑气机升降失常而出现相应的临床表现。如《素问·举痛论》说："百病生于气也，怒则气上，喜则气缓，悲则气消，恐则气下，惊则气乱，思则气结。"

怒则气上：是指大怒则导致肝气上逆，甚则血随气逆，并走于上的病机变化。临床主要表现为头胀头痛，面红目赤，呕血，甚则昏厥卒倒；若兼发肝气横逆，可兼见腹痛、腹泻等症。

喜则气缓：是指过喜可导致心气涣散不收，严重者可致心气暴脱或神不守舍的病机变化。临床可见精神不能集中，甚则神志失常，狂乱，或见心气暴脱的大汗淋漓、气息微弱、脉微欲绝等症。

悲则气消：是指过度悲伤可以导致肺气耗伤，宣降失常的病机变化。临床常见意志消沉、精神不振、气短胸闷、乏力懒言等症。

恐则气下：是指恐惧太过可使肾气不固，气陷于下的病机变化。临床可见二便失禁，甚则遗精等症。《灵枢·本神》说："恐惧不解则伤精，精伤则骨痠痿厥，精时自下。"

惊则气乱：是指猝然受惊，导致心神不定，气机逆乱的病机变化。临床可见惊悸不安，慌乱失措，甚则神志错乱。《素问·举痛论》说："惊则心无所倚，神无所归，虑无所定，故气乱矣。"

思则气结：是指过度思虑导致脾气运转

失司，气机郁结，运化失职的病机变化。临床可见不思饮食、腹胀纳呆、便秘或便溏等症状。

七情内伤导致脏腑气机失调，进而影响精、血、津液的正常运行、输布与排泄，出现气滞、血瘀、痰阻等病机变化。使临床病证表现复杂化和多样化特征。

（三）情志波动影响病情

情志因素对病情的影响主要表现在两个方面：一是积极乐观，良性的情志状态有利于疾病康复；二是过度或不良的情志刺激，会诱发疾病或加重病情。如胸痹、真心痛、眩晕、积聚等在七情过激的情况下常导致病情加重或恶化。因此，对于罹患各种心身疾病的患者在临床治疗与康复过程中都应该保持积极乐观的心态，避免负面不良情绪的影响。

第四节　饮食失宜

饮食是人类赖以生存和维持健康的物质基础，是人体后天生命活动所需精微物质的重要来源。食饮有节，结构合理，五味调和，使五脏得养，则身体康健。"使一饮一食，入于胃中，随消随化，则无留滞为患。"（宋·严用和《济生方》）。反之，饮食失宜，损伤脾胃，导致后天水谷精气生化失常，五脏六腑失养，功能失调，从而引起诸多疾病。因此，饮食失宜是内伤病的主要致病因素。

饮食失宜主要分为三种类型：饮食不节、饮食不洁及饮食偏嗜。

一、饮食不节

健康合理的饮食方式应该是搭配合理，营养均衡，饥饱适度。无论过饥过饱，或饥饱无常，均可损伤脾胃，导致疾病的发生。

（一）过饥

过饥，指食物摄取不足，如饥而不得食，或有意识限制饮食，或因脾胃虚弱而食欲减退，纳食减少，或因情志因素影响脾胃纳运而饮食减少，或不能按时饮食等。长期摄食不足，营养缺乏，气血生化减少，一方面可致气血亏虚而脏腑组织失养，功能活动衰退，全身虚弱；另一方面又可因正气不足，抗病力弱，招致外邪入侵，继发其他疾病。此外，长期摄食过少，胃腑失于水谷滋养，也可损伤胃气而致胃部不适或胃脘疼痛等；如果主观有意过度控制饮食，则可发展成厌食等较为严重的身心疾病。在儿童时期，如果饮食过少可致营养不良，影响其正常的生长发育。

（二）过饱

过饱，指饮食超量，或暴饮暴食，或中气虚弱而强食，超出了脾胃受纳与运化的能力而致病。轻者表现为饮食积滞不化，以致"宿食"内停，临床可见脘腹胀满疼痛，嗳腐吞酸，呕吐泄泻，厌食纳呆等症状，故《素问·痹论》说："饮食自倍，肠胃乃伤。"长期过饱饮食，久伤脾胃，易聚湿生痰而变生它病；或营养过剩，而发展为消渴、肥胖、甚或中风等病证。如《素问·生气通天论》说："因而饱食，筋脉横解，肠澼为痔""膏粱之变，足生大丁（疔）"等。此外，若饮食无规律，饥饱无常等，也易导致脾胃损伤；大病初愈阶段，邪未尽除，正气未复，若饮食不当，如暴食、过于滋腻，或过早进补等，还可引起疾病复发；小儿喂养过量，则易致消化不良，久之还可酿成"疳积"等病证。

二、饮食不洁

饮食不洁，是指进食不洁净或过期变质的食物而导致疾病的发生。所致病变的主要表现为：胃肠功能紊乱、肠道传染病、寄生虫病及食物中毒等，临床多以胃肠症状多见。如进食腐败变质食物，则胃肠功能紊乱，出现脘腹疼痛、恶心呕吐、肠鸣腹泻或痢疾等。进食被疫毒污染的食物，可发生某些传染性疾病。进食被寄生虫污染的食物，则可导致各种寄生虫病，如蛔虫病、蛲虫病等，常表现有腹痛时作、嗜食异物、面黄肌瘦等。如果进食或误食被毒物污染或有毒性的食物，则会发生食物中毒，轻则脘腹疼痛，呕吐腹泻；重则毒气攻心，神志昏迷，甚至导致死亡。

三、饮食偏嗜

饮食偏嗜，是指由于某些特殊的饮食习惯，或特别喜好某种性味的食物，或专食某类食物而导致某些疾病的发生。久之可导致人体阴阳失调，损伤脾胃功能，或导致某些营养物质缺乏而引起疾病发生。饮食偏嗜主要分为三类：寒热偏嗜、五味偏嗜及食类偏嗜等。

（一）寒热偏嗜

正确的饮食习惯应该寒热适中。若长期偏嗜寒热饮食，容易导致人体阴阳失调，脏腑功能失常而发生病变。如偏食生冷寒凉之品，久则易于耗伤脾胃阳气，导致寒湿内生；若偏嗜辛温燥热饮食，又可使肠胃积热，或酿成痔疮等；若嗜酒成癖，久易聚湿、生痰、化热而致病，甚至变生癥积。

（二）五味偏嗜

五味，指酸、苦、甘、辛、咸，不同性味的食物对五脏的亲和性各异，五味分别入五脏。《素问·至真要大论》说："夫五味入胃，各归所喜，故酸先入肝，苦先入心，甘先入脾，辛先入肺，咸先入肾。"如果长期嗜好某种性味的食物，就会导致该脏的脏气偏盛，功能活动失调而发生多种病变。五味偏嗜，既可引起本脏功能失调，也可因脏气偏盛，以致脏腑之间平衡关系失调而致他脏的病理改变。《素问·五藏生成》说："多食咸，则脉凝泣而变色；多食苦，则皮槁而毛拔；多食辛，则筋急而爪枯；多食酸，则肉胝皱而唇揭；多食甘，则骨痛而发落。"即指五味偏嗜，脏气偏盛，导致"伤己所胜"的病理变化。

（三）食类偏嗜

食类偏嗜，是指对某种或某类食品具有特殊的偏好，或厌恶某类食物而不食。久而久之可导致膳食结构失衡而引起不同的疾病发生。如佝偻、夜盲等。如长期喜食肥甘厚味，则可聚湿生痰、化热，导致肥胖、眩晕、中风、胸痹、消渴等病变。

第五节 劳逸失度

劳逸结合，张弛有度，是维持人体身心健康的必要条件。如果劳逸失度，长时间过度劳累，或过度安逸，都不利于健康，导致脏腑经络及精、气、血、津液、神的失常而引发疾病。劳逸失度主要分为两方面：过劳与过逸。

一、过劳

过劳，即过度劳累，也称劳倦所伤。根据方式不同又可分为：劳力过度、劳神过度和房劳过度等三个方面。

（一）劳力过度

劳力过度，又称"形劳"，指从事体力劳动的时间过长或强度过大，或运动损伤，致使形体与内在脏腑精气损伤而致病；或者是病后体虚，勉强劳作而致病。

劳力过度而致病，其病变特点主要表现在两个方面：一是过度劳力而耗气，损伤内脏的精气，导致脏气虚少，功能减退。五脏之中，肺为气之主，脾为生气之源，故劳力过度尤易耗伤肺脾之气。临床可见少气懒言，体倦神疲，喘息汗出等症。二是过度劳力而致形体损伤，即劳伤筋骨。体力劳动，主要是筋骨、关节、肌肉的运动，如果长时间用力太过，则易致形体组织损伤致病。如《素问·宣明五气》说："久立伤骨，久行伤筋。"

（二）劳神过度

劳神过度，又称"心劳"，是指长期思虑劳神而致病。血是神志活动的重要物质基础，心主血脉而藏神，脾为气血化源而主思，肝藏血而主疏泄。因此，长期思虑过度，则易耗伤气血，损及心、肝、脾三脏，临床出现心悸、健忘、失眠、多梦、精神恍惚及纳少、腹胀、便溏、消瘦等心脾两虚、肝血不足等症状。

（三）房劳过度

房劳过度，是指房事不节，或手淫恶习，或妇女早孕多育等，耗伤肾精而致病。肾主藏精，为封藏之本，肾精宜藏而不宜过度耗泄。若房事不节则肾精、肾气过度耗伤，临床可见腰膝酸软、眩晕耳鸣、精神萎靡、性功能减退等。妇女早孕多育，亏耗精血，累及冲任及胞宫，易致月经失调，带下过多等妇科疾病。此外，房劳过度也是导致早衰的重要原因。

二、过逸

过逸，即过度安逸，包括体力过逸和脑力过逸等。人体每天需要适当的活动，气血才能流畅，阳气才得以振奋。若较长时间志闲少动，或者久坐久卧等，导致使气血运行失常，脏腑经络功能失调而出现各种病理变化。

过度安逸的致病特点主要表现在两个方面：一是安逸少动，气机不畅。如果长期运动偏少，则人体气机失于畅达，可以导致脾胃等脏腑的功能活动呆滞不振，出现食少、胸闷、腹胀等；经气闭塞不通，出现四肢困倦、肌肉软弱或发胖臃肿等。久则进一步影响血液运行和津液代谢，形成气滞、血瘀、痰阻等病变。二是阳气不振，正气虚弱。过度安逸，或长期卧床，阳气失于振奋，以致脏腑经络功能减退，体质虚弱，正气不足，抵抗力下降等。故过逸致病，常见动则心悸、气喘、汗出等，或抗邪无力，易感外邪致病。如《素问·宣明五气》说："久卧伤气，久坐伤肉。"

第六节　病理产物性病因

病理产物性病因，是指在某些疾病的过程中，由于气、血、津液的运行失常及脏腑功能失调，形成痰饮、瘀血、结石等病理产物，进一步影响脏腑功能及气血的运行，引起新的疾病或加重原有病情的继发性病因。

一、痰饮

痰饮是人体水液代谢障碍所形成的病理产物，一般以质地较稠浊的称为痰，清稀的称为饮。痰又可分为有形之痰和无形之痰。有形之痰，视之可见、闻之有声、触之可及，如咳嗽吐痰、喉中痰鸣等，或肌肤痰核。无形之痰，只见其征，不见其形，辨证求因，如眩晕、梅核气等。由此可知，中医学对"痰"的认识，主要是以临床表现为依据进行分析。饮，多留积于人体脏腑形体的间隙或疏松部位。因其所停留的部位不同而表现各异，《金匮要略·痰饮咳嗽病脉证治》将其分为"痰饮""悬饮""溢饮""支饮"等类型。

（一）痰饮的形成

痰饮的形成原因很多，无论是外感六淫，或是七情内伤、饮食所伤等内伤病因，皆可导致脏腑功能失调，气化不利，津液的输布排泄障碍，痰饮内停。由于肺、脾、肾、肝及三焦等对津液代谢起着重要作用，故痰饮的形成，多与肺、脾、肾、肝及三焦的功能失常密切相关。如肺失宣降，津液不布，水道不利，则聚水而生痰饮；脾失健运，水湿内生，精微不归正化，凝聚生痰；肾阳不足，水液不得蒸化，也可停而化生痰饮；肝失疏泄，气机郁滞，津液停积，而为痰为饮；三焦水道不利，津液失布，亦能聚水生痰。

（二）痰饮的致病特点

痰饮是水液代谢失常而停留于体内的病理产物性病因，随气升降流行，全身表里上下，无处不到，无处不有，故痰饮所致的临床病证也非常广泛。痰饮的致病特点，主要包括以下几个方面。

1. 阻滞气血运行　痰饮为有形之邪，或停滞于经脉，或留滞于脏腑，阻滞气机运转，妨碍血液运行。若痰饮流注于经络，则致经络气机阻滞，气血运行不畅，出现肢体麻木、屈伸不利，甚至半身不遂，或形成瘰疬痰核、阴疽流注等。若痰饮留滞于脏腑，则阻滞脏腑气机，使脏腑气机升降失常。如痰饮阻肺，肺气失于宣降，则见胸闷气喘、咳嗽吐痰等；痰饮停胃，胃气失于和降，则见恶心呕吐等；痰浊痹阻心脉，血气运行不畅，可见胸闷心痛等。

2. 影响水液代谢　痰饮是人体水液代谢失常的病理产物，而痰饮形成之后，反过来又可作为一种继发性病因作用于人体，阻滞肺、脾、肾、肝及三焦等脏腑气机的升降出入，从而进一步影响水液代谢障碍。如痰湿困脾，脾气不升，可致水湿不运；痰饮阻肺，肺气宣降失职，可致津液不布；痰饮停滞下焦，影响肾气的蒸化，可致水饮停蓄。

3. 易于蒙蔽心神　痰饮为有形重浊之物，而心神性清净。故痰浊为病，随气上逆，尤易蒙蔽清窍，扰乱心神，出现头晕目眩，精神不振，失眠多梦，健忘痴呆等；痰郁日久，夹热化火，上扰心神，还可见癫狂、厥证、痫证等。

4. 致病广泛，变幻多端　痰饮内停，随气流行，内而脏腑，外而经络、四肢百骸、肌肤腠理，无处不到。由于其发病部位不一，致病广泛，且易与其他邪气相兼为病，因而在临床上形成的病证种类繁多，变幻多端，临床症状表现十分复杂，故有"百病多由痰作祟""怪病多痰"的说法。痰饮停滞于体内，其病变的发展，可伤阳化寒，可郁而化火，可化燥伤阴，可夹风、夹热、兼瘀、兼虚，可上犯清窍，可下注足膝，且病势缠绵，病程较长。

二、瘀血

瘀血是指体内血液停积或血行迟缓而形成的病理产物性病因，又有"恶血""坏血""蓄血""衃血""死血""败血""污血"等别称，包括体内瘀积的离经之血，或因血液运行不畅，停滞于经脉或脏腑的血液。瘀血既是疾病过程中所形成的病理产物，又是具有致病作用的继发性病因。

（一）瘀血的形成

血液在脉内的正常运行，无论是外感或内伤病因，凡能影响血液正常运行，引起血液运行不畅，或致血离经脉而瘀积的内外因素，均可导致瘀血的形成。

1. 血出致瘀　离经之血，留积体内，未能及时消散，则成瘀血。多见于各种外伤，如跌打损伤、金刃所伤、手术创伤等，致使脉管破损而出血，成为离经之血；或气虚不摄，血不循经；或热伤血络，逸于脉外等。

2. 气滞致瘀　血行有赖于气的推动之力，气滞则血瘀。若情志郁结，气机不畅，或痰饮积滞，阻滞气机，壅遏血脉，皆可导致血液运行不畅，形成瘀血。

3. 因虚致瘀　气虚无力推动血液运行，血液运行迟缓而致血液瘀滞，形成瘀血；或气虚固摄无权，血逸脉外而致瘀。

4. 血寒致瘀　寒性凝滞，血得热则行，得寒则凝。外感寒邪，入于血脉，或阳气亏虚，失于温煦，血脉挛缩，血行迟缓，血液凝滞，而为瘀血。

5. 血热致瘀　无论是外感或是内生火热之邪，侵入血脉，一方面血热互结，煎灼津液，致使血液黏稠而运行不畅而致瘀；亦可因热伤血络，迫血妄行而血出致瘀。

6. 津亏致瘀　津血同源，若因大汗，或热病损伤，或烧烫伤等各种因素致津液亏损，则血脉不充，血液黏稠运行迟缓而致瘀。

（二）瘀血的致病特点

瘀血停积体内，不仅失去血液正常的濡养作用，而且成为继发性的病因，导致新的病证发生。瘀血的致病特点主要表现在以下几个方面。

1. 易于阻滞气机　瘀血是一种有形之邪，停留于体内，必然影响气的正常运行，壅遏气机。而"气为血之帅，血为气之母"，气血之间在功能上互为因果的关系，决定瘀血与气滞在病机发展上的恶性循环，血瘀引起气滞，气滞又进一步加重瘀血。如外伤导致的血出致瘀，可见受伤部位气机郁滞，表现为局部肿胀、青紫、疼痛等症。

2. 影响血脉运行　血脉通利是血液正常运行的必要条件。瘀血一旦形成，无论停留于脉内或是脉外，都将影响血脉的通利及心、肝、脾、肺等相关脏腑功能而进一步影响血液运行而加重瘀血。如瘀血阻滞于心，心脉痹阻，气血运行不畅，可致胸痹、心痛，若得不到及时有效的治疗，其胸闷、胸痛等症状可日渐加重。

3. 影响新血生成　瘀血停滞于血脉内外，血液不能正常的濡养人体。体内脏腑得不到血液的濡养，功能失常，因而影响新血的生化。所谓"瘀血不去，新血不生"。故久瘀之人，常可表现出面目黧黑、肌肤甲错、毛发枯槁等临床表现。

4.病位固定，病证繁多 瘀血形成后，在体内停留的部位也非常广泛，且难以及时消散。瘀血阻滞的部位不同，形成原因各异，兼邪不同，其病理表现也就不同。如瘀阻于心，血行不畅则胸闷心痛；瘀阻于肺，则宣降失调，或致脉络破损，可见胸痛、气促、咯血；瘀阻于肝，气机郁滞，血海不畅，经脉瘀滞，可见胁痛、癥积肿块；瘀阻胞宫，经行不畅，可见痛经、闭经、经色紫暗有块；瘀阻于肢体肌肤，可见肿痛青紫等。另一方面，瘀血是一种有形之物，在体内停留的部位相对固定，在临床上的症状也常表现为固定不移，如局部刺痛、固定不移，或癥积肿块形成而久不消散等。

（三）瘀血致病的症状特点

瘀血致病的主要临床症状特点：

1.疼痛 一般表现为刺痛，痛处固定不移，拒按，夜间痛势尤甚。

2.肿块 瘀血积于皮下或体内则可见肿块，肿块部位多固定不移。若在体表则可见局部青紫，肿胀；若在体腔内则扪之质硬，坚固难移。

3.出血 部分瘀血为可见出血之象，通常出血量少而不畅，血色紫暗或夹有瘀血块。

4.发绀 面色紫暗口唇、爪甲青紫等。

5.舌象 舌质紫暗或舌有瘀斑、瘀点等。

6.脉象 涩脉，或结、代脉等。

三、结石

结石，是指体内某些部位出现的砂石样病理产物性病因。常见的结石有泥砂样、圆形或不规则形状等。一般而言，若结石的体积较小，可自行排出；若体积较大，则难于排出，而留滞为病。

（一）结石的形成

结石的形成的原因较为复杂，有些机理目前尚不清楚。比较常见的因素有：

1.饮食不当 饮食失宜，嗜食肥甘及酒热之物，损伤脾胃，蕴生湿热，热灼津液成石，内结于胆而成胆结石；或湿热下注，蕴结于下焦，日久可形成肾结石或膀胱结石。若长期嗜食柿、山楂等，易影响胃的受纳和通降，形成胃结石。此外，饮用水中含有过量的矿物及杂质等，也是促使结石形成的重要原因。

2.情志内伤 长期情志失和，所愿不遂，肝气郁结，疏泄失职，影响胆汁正常排泄，日久而形成肝、胆结石。

3.服药不当 长期过量服用某些含钙、镁、铋、磷较高药物，在体内代谢失常，或脏腑功能失调，致使药物沉积于体内某些部位而形成结石。

4.体质差异 先天禀赋体质差异，对某些食物或药物的代谢异常，形成结石沉积于体内。

5.久病损伤 由于某些慢性病迁延不愈，邪气久积，影响脏腑功能气化，代谢迟缓，导致某些物质留滞而形成结石。如慢性肝胆疾病日久，肝气郁结，气机不畅，致使胆汁排泄不畅，久而沉积为肝胆结石。

（二）结石的致病特点

1.多发于肝、肾、胆、胃、膀胱等脏腑 肝主疏泄，调节胆汁的生成和排泄；肾主水，蒸腾气化津液，调节尿液的生成和排泄；且肝与胆、肾与膀胱直接连通，故肝胆、肾膀胱功能失调易生成结石。胃主通降而中空，受纳饮食；饮食失宜，可结块停积于胃。故结石为病，多为肝、胆结石，肾、膀胱结石和胃结石。

2.病程较长，病情轻重不一　湿热内蕴为结石最常见的病因，湿热日久，炼液为石，是一个长期的过程，故大多数结石的形成过程缓而漫长。由于结石的大小不等，停留部位不同，故临床症状表现也差异很大。一般来说，结石小，病情较轻，有的甚至无任何症状；结石过大，则病情较重，症状明显，发作频繁。

3.阻滞气机，损伤血脉　结石是有形的病理产物，大多质地坚硬，边有棱角，停留体内，一方面阻滞气机，影响气血津液运行。如局部胀痛、水液停聚等。另一方面，可直接损伤血脉而致出血，如尿血等。

第七节　其他病因

在病因中，将外感病因（六淫、疠气）、内伤病因（七情内伤、饮食失宜、劳逸失度）、病理产物性病因（痰饮、瘀血、结石）之外的致病因素，统称为其他病因，主要有毒邪、外伤、虫积、药邪、医过、先天因素等。

一、毒邪

（一）毒邪的概念

毒邪，又称毒，泛指一切强烈、严重损害机体结构和功能的致病因素。《说文解字》："毒，厚也，害人之草。"厚，指"多""重""剧"等含义。《素问·五常政大论》说："夫毒者，皆五行标盛暴烈之气所为

也。"清·尤怡《金匮要略心典·百合狐惑阴阳毒病脉证治》说："毒，邪气蕴结不解之谓。"由此可见，邪气亢盛而剧烈，或蕴结日久皆可化为毒。

（二）毒邪的形成

1.外来之毒　是指由外侵入人体的毒邪。多由于天时不正之气感人、环境污染伤及人体，或因感染秽毒，或被虫兽所伤所致。侵入途径多从皮毛、口鼻等由外而入，与时令、气候、环境等有关。每当气候发生异常变化，如"至而不至""至而不及""至而太过"，就会产生与之相应的反常之气。若此时人体正气不足，正不胜邪，六气化为六淫，重者酿为毒。如寒毒、湿毒、热毒、清毒、燥毒等。疫毒是一类具有强烈传染性的致病因素，触人即病，毒性猛烈，变化多端。既可散在发生，也可形成瘟疫流行，具有一定的特异性和选择性。具有传染性的毒有疫毒、时气化毒、苛毒、风热时毒、瘟毒、瘴毒等。各种虫类、兽类动物所含的毒性物质，一般通过咬伤或侵入机体而致病。如蛊毒、蛇毒、虫兽毒等。随着经济社会的发展，气候变暖、环境污染、各种辐射波等均构成新的毒，称为环境毒。包括气毒、水毒、食毒、土毒、声毒、漆毒等。

2.体内之毒　是指七情内伤或五志过极化毒、饮食不节所致脾胃功能受损生毒、劳逸失度所致脏腑功能失常化毒、先天因素遗传或胎传之毒、代谢产物化毒等。长期的饮食不节，脾胃功能受损，运化失权，脾阳不升，浊阴不降，酿生痰浊、湿热、粪尿，不易及时化解、排出，产生食毒、湿毒、便毒等；长期的劳逸失度，气血津液运行失调，脏腑功能失常、使机体内的生理产物或病理

产物不能及时排出，产生气虚、气滞、火热、血瘀、痰浊等，蓄久积成瘀毒、火毒、尿毒、浊毒等；先天禀赋不足，久病失养或年老体衰，脏腑功能减退，气机壅滞，痰瘀内生，蕴积日久而化毒。如胎毒、痰毒、瘀毒等；代谢产物化毒是指那些本为人体正常所需生理物质，由于代谢障碍，转化为致病因素而形成毒，如糖毒、脂毒等。

（三）毒邪的致病特点

不同的毒邪，虽具有不同的性质，但也有共同的致病特点。

1. 发病急骤，病势凶险　毒邪致病，来势凶猛，发病急骤、重笃、善变，传变迅速。或直中脏腑，变化多端，易成险证危候。如毒气、蛇毒等。

2. 兼夹它邪，致病广泛　指毒邪极少单独致病、外来者常依附六淫；内生者常附着于痰浊、瘀血、积滞等病理产物。致病面广，发病部位不一，累及多部位，多脏腑，临床表现多样。如风寒湿毒、瘀毒等。

3. 毒邪深伏，败坏脏腑　指毒邪内伏，营卫失和，气血亏损，败坏脏腑，损其形质，影响功能，变化多端，导致复杂病症。如瘀毒、痰毒、热毒等。

4. 易于传染，广泛流行　指毒邪可在动物之间，人与动物之间，人与人之间相互传染。在气候变化异常或恶劣的环境条件下，还会造成疾病流行。如疫毒等。

综上所述，毒邪致病，多复杂而广泛、顽固而难治，早期多留于肌肤，晚期多伤及脏腑，不仅耗损正气，还易损伤形体。归纳临床表现常见疼痛、烦闷、肿痛、生疮、下利、发热、出血、斑疹、吐哕、痉厥、溃疡、腹满痞大、麻痹、呼吸不利等诸多症状。毒邪致病尽管临床表现各异，但由于毒邪致病有其共同的病理基础，所以临床症状多有类似。如邪气入侵脏腑、反应剧烈时，可见脏腑功能失常或神志异常之症；当邪气侵入皮肤肌肉或黏膜时，可见局部红、肿、热、痛、斑、疹、溃烂、脓腐等症状。

二、外伤

（一）外伤的概念

外伤，主要指跌扑、利器等外力击撞、虫兽咬伤、烫伤、烧伤、冻伤等意外因素导致皮肤、肌肉、筋骨和内脏等形体组织的创伤。外伤致病，多有明确的外伤史。常见的外伤有外力损伤、烧烫伤、冻伤、虫兽所伤等。

（二）外伤的形成与致病特点

1. 外力损伤　是指机械暴力所引起的创伤。包括金刃、跌仆、坠落、撞击、压轧、负重、枪弹等所伤。这种损伤，轻者可为皮肉损伤，出现青紫、肿痛、出血等；亦可导致筋肉撕裂、关节脱臼、骨折；重则大出血、虚脱，甚至危及生命。

2. 烧烫伤　主要是水火烫伤，包括火焰、沸水、热油、蒸汽、雷、电等灼伤形体。轻者灼伤皮肤而见局部灼热、红肿、疼痛或水泡；重者焦炙肌肉筋骨而见患部如皮革样，或呈蜡白、焦黄，甚至炭化样改变。若大面积烧烫伤，可致神识昏迷，或大量伤津耗液而致亡阴、亡阳。

3. 冻伤　是指低温所造成的全身、局部的损伤。冻伤的程度与温度、受冻时间、部位等密切相关。温度越低，受冻时间越长，则冻伤程度越重。局部冻伤，多发生在手、足、耳、鼻及面颊等裸露和末端部位。

初起,局部可见肌肤苍白、冷麻、作痛;继而青紫肿胀、痒痛,甚至溃烂,日久组织坏死而难愈。全身性冻伤,多为外界阴寒太甚,御寒不当,致使阳气严重受损,失其温煦而出现寒战、体温骤降、面色苍白、唇舌爪甲青紫、肢体麻木、反应迟钝、甚则呼吸衰微,脉微欲绝,如不及时救治,可危及生命。

4. 虫兽伤 虫兽伤是指因猛兽、毒蛇、疯犬及其他家畜动物咬伤、或蜂蝎螫伤等。猛兽所伤,轻者局部皮肉受损、出血、红肿痛;重者可伤及内脏,或出血过多、毒邪内陷而致死亡。疯犬咬伤,除局部皮肉损伤、出血、肿痛外,经过一段时间潜伏后,可发为"狂犬病",进而出现烦躁、惊慌、恐水、恐风、抽搐等症,甚至死亡。蜂、蝎、蚂蚁螫伤或蜈蚣、毒蛇咬伤,多致局部肿痛,有时出现头晕、心悸、恶心呕吐、甚则昏迷等全身中毒症状。

三、诸虫

(一)诸虫的概念

诸虫是指导致人体寄生虫病的各种虫体。寄生虫感染是通过进食,或接触寄生虫及虫卵所污染的水、土、食物等,而引起寄生虫病的发生,又称为"虫积"。

(二)诸虫的形成与致病特点

人体常见的寄生虫有蛔虫、蛲虫、绦虫、钩虫、血吸虫、疟原虫等。这类寄生虫寄居于人体内,不仅消耗人体的营养物质,还可以造成各种损害,导致疾病发生。

肠道寄生虫病包括蛔虫、蛲虫、绦虫、钩虫等。蛔虫致病较为普遍,尤其多见于儿童。多由饮食不洁,摄入被蛔虫卵污染的食物而感染。当脾胃功能失调时,易在肠中作祟而致病。临床表现有厌食或多食易饥,恶心呕吐,腹泻;腹部疼痛,尤以脐周疼痛为多,痛无定时,喜按;或夜间磨牙等。蛲虫,主要通过手指、食物污染而感染。致病可见肛门、会阴部奇痒,夜间尤甚,以致睡眠不安。病久亦常伤人脾胃出现食欲不振、腹痛、腹泻。绦虫多由食用生的或未熟的猪、牛肉而得,致病多见腹部隐痛、腹胀或腹泻、食欲亢进、面黄体瘦,有时在大便中可见白色带状成虫节片。钩虫,常由手足皮肤黏膜接触到被钩虫蚴污染的粪土而发病,初起见局部皮肤痒痛、红肿等。钩虫在肠道吸血,可致患者长期慢性失血。

血吸虫,古代文献称"蛊"或"水蛊",多因皮肤接触了有血吸虫幼虫的疫水而感染。血吸虫病急性期多表现为发热、咳嗽、肝肿大和肝区疼痛;慢性期可见腹泻、肝脾肿大;脑型血吸虫病可见症状性癫痫等,晚期有肝硬化,若儿童患此病严重影响生长发育,出现身材矮小等。

四、药害

(一)药害的概念

药害,是指因用药不当而引起疾病发生的一类致病因素。药物本是治疗疾病所用,但若炮制不当,或医生不熟悉药物的性味、用量、配伍禁忌而使用不当,或病人不遵医嘱而擅自服用某些药物,此时药物不仅不能治好疾病,反而会导致其他疾病的发生。

(二)药害的形成与致病特点

当药物用量过大、炮制不当、配伍不当、用法不当时都会导致疾病的发生。如生川乌、生草乌、马钱子、细辛、巴豆等均含有毒成分，用量过大，则易于引起中毒；中药的"十八反""十九畏"等，配伍不当也可引起中毒；有的药物应先煎以减低毒性，有的药物妇女妊娠期间禁忌使用，若使用不当或违反有关禁忌，也可致中毒或变生他疾。

误服或过量服用有毒药物，临床上多表现为中毒症状，且其中毒程度与药物的成分、用量有关。轻者常表现为头晕、心悸、恶心呕吐、腹痛腹泻、舌麻等症状。重者可出现烦躁、全身肌肉颤动、发绀、出血、昏迷乃至死亡。药物使用不当，不仅会加重原有的病情，还可引起新的病变发生。如妇女妊娠期间可因用药不当而引起流产、畸胎、死胎等。

五、医过

（一）医过的概念

医过，亦称"医源性致病因素"，是指由于医生的过失而导致病情加重或变生他疾的一类致病因素。

（二）医过的形成与致病特点

医过的形成，如医生言语不当，或语言粗鲁，或态度生硬，则会对病人产生不良影响；或本应对病人保密的病情，若无保留地告知患者，也会给患者造成更大的痛苦，甚至引起严重后果。医生诊治时漫不经心，处方用字生僻或书写中药僻名，字迹潦草等，亦可产生不良影响。轻则患者在疑惑不信任状态下服用，不利于治疗效果或处方药味难辨而耽误时间；重则可贻误治疗，甚至错发药物而致不测等。医生诊察有失或辨证失准，或治疗手法操作不当，以致用药失误，是重要的医源性致病因素。如用药时虚实不辨、寒热不辨，补泻误投；针刺时刺伤重要脏器，导致气胸，或折针体内，以及推拿时用力过大或不当，引起筋脉损伤，甚或骨折等。

医过的致病特点，如医生言行不当或诊治有误，极易引起患者的不满，甚至情志异常波动，或拒绝治疗。医生言行不当，处方难辨或有误，或是诊治失误，均可延误治疗，加重病情，甚至变生他病。

六、先天因素

先天因素，是指胎儿在发育过程中，由于父母的疾病或体质因素，或母体受情志、饮食和治疗药物因素等影响，使胎儿在发育过程中形成各种疾病的病因。主要包括胎弱与胎毒、遗传性疾病及其他先天性疾病等。

（一）胎弱

胎弱，是指胎儿禀受父母的精气不足，以致先天禀赋薄弱，日后发育障碍，出现畸形或不良。胎弱的表现是多方面的，可见皮肤脆薄，毛发不生，面黄肌瘦，形寒肢冷，筋骨不利，齿生不齐，项软头倾，手足痿软等。

胎弱为病，一是表现为各类遗传性疾病，如先天性畸形等。二是表现为先天禀赋虚弱，如小儿五迟（立迟、行迟、发迟、齿迟、语迟）之证。

（二）胎毒

胎毒，指婴儿在母腹时，受母体的毒邪，因而出生后发生疮疹和遗毒等病变。又如梅毒可由其父母传染而得。或是在妊娠早期，其母感受邪气或误用药物、误食伤胎之物，导致遗毒于胎，出生后渐见某些疾病。如小儿出生之后，易患疮疖、痘疹等，多与胎传火毒有关。

此外，如近亲婚配，或怀孕时遭受重大精神刺激，以及分娩时的种种意外等，也可成为先天性病因，使初生儿或出生后表现出多种异常。如先天性心脏病、多指（趾）、唇腭裂、色盲、癫痫等。

【文献辑要】

1. 元·朱震亨《丹溪心法·六郁》："气血冲和，万病不生，一有怫郁，诸病生焉。故人身诸病，多生于郁。"

2. 明·吴有性《温疫论·原病》："疫者，感天地之疠气，在岁有多寡；在方隅有浓薄；在四时有盛衰。此气之来，无论老少强弱，触之者即病。"

3. 清·唐宗海《血证论·男女异同论》："瘀血不行，则新血断无生理……盖瘀血去则新血易生，新血生而瘀血自去。"

4. 清·叶桂《临证指南医案·卷五》："盖六气之中，惟风能全兼五气，如兼寒则曰风寒，兼暑则曰暑风，兼湿曰风湿，兼燥曰风燥，兼火曰风火。盖因风能鼓荡此五气而伤人，故曰百病之长。"

5. 清·李用粹《证治汇补·湿症》："湿证之发，必夹寒夹热。大概尿赤口渴为湿热，多患黑瘦膏粱之人；尿清不渴为寒湿，多患肥白淡薄之躯。"

【思维训练】

1. 中医学与西医学在认识病因方面有何差异？

2. 如何判断感受湿邪？湿邪致病后有何典型临床症状？

3. 瘀血是怎样形成的？临床如何辨识瘀血？

4. 七情致病常见于哪些人群？

5. 痰饮常见于哪些系统疾病？怎样辨识无形之痰？

【参考文献】

1. 孟庆云. 痰病原道说解 [J]. 中医杂志，1996，37（4）：200-2012.

2. 乔明琦，韩秀琴，等. 情志概念与可能的定义 [J]. 山东中医药大学学报，1997，21（4）：258-262.

3. 郑洪新. 中医病因新说—环境毒邪 [J]. 辽宁中医杂志，2002，29（2）：63-64.

4. 周宝宽，李德新. 饮食劳倦与脾胃损伤理论探析 [J]. 辽宁中医杂志，2003，30（3）：178-179.

5. 于斌，邓力，张丽等. 湿邪致病机理现代研究进展 [J]. 广州中医药大学学报，2015，32（1）：174-177.

第七章

发病与病机
——疾病发生、发展、变化的机理

【学习引导】

　　发病即疾病的发生，是机体处于邪气的损害和正气抗损害之间的矛盾斗争过程。发病学说是研究疾病发生的途径、类型、规律以及影响因素的基础理论。病机是疾病发生、发展和变化的机理。传变，指疾病在机体脏腑、经络、形体、官窍之间的传移和变化。疾病传变理论旨在阐明疾病过程中各种病理变化的演变、发展规律。本章要求掌握发病的基本原理与疾病的基本病机，熟悉内生五邪与疾病传变的基本理论，了解影响发病与传变的主要因素，对于全面理解和深入体会不同层次、不同阶段、不同部位的病理变化，正确把握病变本质，有效指导临床实践，具有重要作用。

【名词术语】

　　发病　传变　正气　邪气　感而即发　伏而后发　徐发　继发　复发　食复　劳复　药复　情志致复　病机　邪正盛衰　实　虚　虚实夹杂　实中夹虚　虚中夹实　虚实真假　真实假虚　真虚假实　虚实转化　由实转虚　因虚致实　正胜邪退　邪去正虚　邪盛正衰　正虚邪恋　阴阳失调　阴阳偏盛　阳盛　阴盛　阴阳偏衰　阳虚　阴虚　阴阳互损　阳损及阴　阴损及阳　阴阳转化　由阳转阴　由阴转阳　阴阳格拒　阳盛格阴　阴盛格阳　阴阳亡失　亡阳　亡阴　精亏　精瘀　气虚　气机失调　气滞　气逆　气陷　气闭　气脱　血虚　血运失常　血瘀　出血　血寒　血热　津液不足　伤津　脱液　精气亏损　精血两虚　气滞血瘀　气虚血瘀　气血两虚　气不摄血　气随血脱　津停气阻　气随津脱　津枯血燥　津亏血瘀　血瘀津停　内生五邪　内风热　热极生风　肝阳化风　阴虚风动　血虚生风　内寒　内湿　内燥　内火（热）　阳盛化火　少火　壮火　邪郁化火　五志化火　阴虚火旺

第一节　发　病

　　发病即疾病的发生，是机体处于邪气的损害和正气抗损害之间的矛盾斗争过程。发病学说是研究疾病发生的途径、类型、规律以及影响因素的基础理论。疾病与健康对待而言，中医学将健康人称为"平人"，其标志为"阴阳平衡"，如《素问·调经论》说："阴阳均平……命曰平人。"发病过程主要涉及两大要素，即正气与邪气，邪正盛衰，是决定发病与否的关键因素。《灵枢·根结》将发病机理概括为"真（正）邪相搏"。疾病是邪气与机体正气相互斗争，导致机体阴阳失调，从而出现临床症状与体征的异常生命过程。

邪正交争的不同态势，如正气之强弱、感邪之轻重、邪留的部位等，决定不同的发病类型及病证特点。《医经溯洄集·四气所伤论》说："且夫伤于四气，有当时发病者，有过时发病者，有久而后发病者，有过时久自消散而不成病者，何哉？盖由邪气之传变聚散不常，及正之虚实不等故也。"

疾病是一个发生、发展、变化的异常生命过程，邪气不同，体质差异，环境条件不一，医护措施当否，都能影响到疾病的发展和演变趋向，从而使疾病过程呈现出复杂性。

一、发病原理

邪正相搏是疾病发生、发展的基本原理。邪气具有损伤机体形质与功能等作用，正气具有防御、祛除邪气以及修复、调节机体损伤等作用。邪气侵袭人体，正气必然与之抗争，若邪气得到有效抵御或及时消除，正能胜邪，"阴平阳秘"的生理状态得以维持，则不发病。反之，邪气未能得到有效抵御或及时消除，邪胜正负，"阴平阳秘"的生理状态遭到破坏则发病。

（一）发病的基本原理

发病是邪正相搏的结果。正气是决定发病的内在因素，邪气是发病的重要条件。

1.正气不足是发病的内在因素

（1）正气的基本概念　正气，简称"正"，与邪气相对而言，指人体内具有抗病、祛邪、调节、修复及适应自然、社会环境等作用的能力。正气的抗病、祛邪等作用，是机体脏腑经络、精气血津液神生理功能的综合体现，正气强弱取决于脏腑经络、精气血津液神的生理功能状态。脏腑经络功能正常，精气血津液充足，则正气强盛；反之，则正气虚弱。

正气概念源于《黄帝内经》，作为一身之气抵御、祛除邪气时的称谓。《素问遗篇·刺法论》说："正气存内，邪不可干。"正气在古代医籍又称"精气""真气"，如《素问·玉机真藏论》说："故邪气胜者，精气衰也。"元·李杲将"谷气"作为正气。实际上，真气、谷气只是一身之气的重要组成部分，以之代正气，即为重视先、后天之本思想的反映。正气概念不断发展的结果，最终是将整个机体，包括脏腑经络、精气血津液神的生理作用所表现的抗邪、祛病、调节、修复等能力，概称为正气的作用。

（2）正气的功能　正气的防御功能主要表现在抵御外邪侵袭、祛邪外出与调节、修复等方面。

①抵御外邪：邪气侵袭机体，正气必然与之抗争。若正气强盛，抗邪有力，邪气难以侵入，即便邪已侵入，也能及时祛除，故不发病。

②祛除病邪：邪气侵入后，正气强盛，则可祛除病邪。同时，邪气也难以深入，病情轻浅，预后良好。

③调节功能：正气分布于脏腑经络，则为脏腑经络之气，调节着脏腑经络的阴阳平衡，维持着脏腑的正常生理功能。

④修复机体：正气的修复作用，体现在外伤修复、内在脏腑功能修复、经络气血修复等方面，从而促使疾病向愈。

⑤适应环境：正气充沛，身心健康，对于适应外界自然环境、社会环境的变化发挥重要作用。

（3）正气在发病中的作用 正气是决定发病与否的内在、根本、关键因素，正气强弱对于疾病的发生、发展及其转归起着主导作用。外邪侵袭导致发病的前提在于正气不足，包括绝对不足与相对不足，故说"邪之所凑，其气必虚。"（《素问·评热病论》）

①正虚感邪而发病：正气不足，抗邪无力，外邪乘虚而入，疾病因之发生。如《灵枢·百病始生》说："卒然逢疾风暴雨而不病者，盖无虚，故邪不能独伤人。此必因虚邪之风，与其身形，两虚相得，乃客其形。"正气不足，对情志刺激的适应与调节能力减退，则易于发生情志病。

②正虚生邪而发病：正气不足，脏腑经络功能减退，精气血津液生成、输布等失常，可因"内生五邪"而发病；或因病理产物积聚导致新的病变。如《灵枢·口问》说："故邪之所在，皆为不足。"

③正气强弱可决定发病的证候性质：邪气侵入，若正气强盛，邪正相搏剧烈，多见实证；正气不足，抗邪无力，多见虚证或虚实夹杂证。邪气侵入，若正气强盛，邪难深入，病多轻浅；正气不足，邪易深入，病多深重。因此，正气强弱不仅决定发病与否，还与病证的性质、部位深浅、病情轻重有关。

2. 邪气侵袭是发病的重要条件

（1）邪气的基本概念 邪气，简称"邪"，与正气相对而言，泛指各种致病因素。包括存在于自然界、社会环境或由人体内产生的各种具有致病作用的因素。如六淫、疠气、外伤、虫兽伤、寄生虫、七情内伤、饮食失宜、痰饮、瘀血、结石等。

（2）邪气的侵害作用 邪气的侵害作用主要表现为导致功能失常、形质损伤、体质改变等方面。

①导致生理功能失常：邪气侵入发病，可导致机体阴阳失调，脏腑经络功能紊乱，气血精津液运行、输布等功能失常。如湿邪侵袭，困阻脾胃，运化功能失司，可见食少、呕吐、腹胀、泄泻等症状。

②导致脏腑形体官窍形质损害：邪气侵入发病，可导致脏腑形体官窍形质损伤，或导致气血精津液等物质的亏耗、运行输布障碍等。

③改变体质类型：邪气侵入发病，可改变个体的体质特征，进而影响其对疾病的易感倾向。如寒湿阴邪致病，阳气损伤，日久可使体质由原型转变为阳虚体质，从而易感阴寒之邪；火热等阳邪致病，阴气损伤，日久可使体质转化为阴虚体质，从而易感阳热之邪。

（3）邪气在发病中的作用 中医发病原理强调正气的主导作用，同时，又认为邪气是发病的重要条件。故历代医家无不强调"避邪"，如《素问·上古天真论》说："虚邪贼风，避之有时。"

①形成发病原因：邪气是发病的重要条件。若就具有强烈致病性的邪气而言，它不仅是发病的一个重要条件，甚至还主导着发病。如疠气、高温、高压、电流、枪弹伤、虫兽伤等，即使正气强盛，也常不免于发病。如《温疫论·原病》说："疫者感天气之戾气……此气之来，无论老少强弱，触之者则病。"

②影响发病的特点与证候类型：邪气不同常表现出不同的发病特点、证候类型。如六淫发病，起病急，病程短，初期多见卫表

证候。七情内伤发病，起病多缓慢，病程较长，多直接伤及内脏，而见气机紊乱、气血失调等病证。饮食所伤，常损伤脾胃，而见运化失常、气血不足等病证。

③影响病情和病位：感邪轻者，临床症状较轻；感邪重者，临床症状较重。邪气所中部位表浅者多形成表证；邪气所中部位较深者多形成里证；表里部位同时受邪，称为"两感"，症状重且易于传变。邪气性质与病位有关。如风邪轻扬，易袭阳位，病位多在肺卫；湿邪易阻遏气机，病位多在于脾。

3. 邪正相搏的胜负决定发病与否　邪正相互斗争的结果，决定着发病与否。

（1）正胜邪退不发病　正气强盛，或抵御外邪侵袭，或祛邪外出，或防止内生病邪的产生，机体不受邪气侵害，不出现临床症状和体征，故不发病。

（2）邪胜正负则发病　邪气亢盛，致病性强，超出正气的抗邪能力而侵入人体，或内生病邪致阴阳失调，出现临床症状和体征，故发病。

（二）影响发病的主要因素

除正气与邪气外，发病还受到其他因素的影响，尤其是环境因素、体质因素和精神状态，不可忽视。

1. 外在因素　外在因素即环境因素，主要包括气候因素、地域因素、生活工作环境等。

（1）气候因素　四时气候的异常变化是导致疾病发生的条件，易于形成季节性多发病与流行病。季节性多发病如春易伤风、夏易中暑、秋易伤燥、冬易感寒等。季节性流行病如麻疹、水痘、烂喉丹痧（猩红热）等。

（2）地域因素　地域不同，其气候特点、水土性质、生活习俗各有所不同，易于导致地域性多发病和常见病。如西北方地势高峻，气候干燥寒凉，多寒病；东南方地势低洼，气候温热潮湿，多热病或湿热病。某些山区，人群中易患瘿瘤等。此外，某些人易地而居，或异域旅游，可出现"水土不服"的不适症状，严重者则可因正气不足、阴阳失调而发病。

（3）生活工作环境　生活和工作环境为影响发病的因素之一。如工作环境中的废气、废液、废渣、噪声，可导致矽肺、肿瘤，或急慢性中毒。生活环境如阴暗潮湿、空气秽浊、蚊蝇孳生等，也是导致疾病发生和流行的条件。

（4）社会环境　人是具有生物与社会双重属性的有机体，社会政治地位、经济状况、文化程度、家庭情况、境遇和人际关系等的变迁，均可通过对情志活动的影响而导致发病，或成为某些疾病的诱发因素。

2. 内在因素　内在因素主要与正气有关，而正气的强弱又取决于体质与精神状态。

（1）体质与发病　体质是正气的强弱的体现，不同体质又进一步对发病产生影响。

①决定发病倾向：体质强弱决定着发病的倾向性。一般而言，体质盛则正气强，抵御邪气的能力亦强，故不易发病；若体质衰而正气弱，则易受外邪侵袭或易于内生邪气而发病。《灵枢·五变》说："肉不坚，腠理疏，则善风病。""五脏柔弱者，善病消瘅。"说明不同的体质类型，其发病具有不同的倾向性。

②决定对邪气的易感性：体质不同，气

血阴阳偏颇有别，对邪气具有不同的易感性。阳虚体质，易感寒邪；阴虚体质，易感热邪。小儿脏腑娇嫩，形气未充，易感外邪，且感邪后易化热生风，易伤饮食，易患生长发育障碍之疾。年高之人，脏气亏虚，精血不足，易感外邪，且易内生邪气而发病。女性以血为本，具有经、带、胎、产的生理特点，易病肝郁、血虚、血瘀；男子以精气为本，易患肾精肾气亏虚之疾。肥人或痰湿内盛之体，易感寒湿之邪，易患眩晕、中风之疾；瘦人或阴虚体质，易感燥热之邪，易患肺痨、咳嗽诸疾。

③决定发病的证候类型：感受相同的病邪，因体质不同，可表现出不同的证候类型。如同感风寒之邪，卫气盛者，易形成表实证；卫气虚者，易为表虚证或虚实夹杂证。同感湿邪，阳盛之体易热化形成湿热证；偏阴质者又易寒化为寒湿证。反之，体质相同，虽感受不同邪气，也可表现出相类的证候。如阳热体质无论感受热邪或寒邪，都可能表现出热证。

（2）精神状态与发病　精神状态通过影响内环境的协调平衡而影响发病。精神状态好，情志舒畅，气机通畅，气血调和，脏腑功能旺盛，则正气强盛，故不发病。《素问·上古天真论》说："恬惔虚无，真气从之，精神内守，病安从来？是以志闲而少欲，心安而不惧，形劳而不倦，气从以顺。"若情志不舒，气血不调，气机逆乱，脏腑功能失常，则易发病。

二、发病类型

发病类型即发病形式的分类，它是邪正相争结果的反映。由于正气强弱不同，邪气种类、性质、入侵途径、所中部位、毒力轻重不一，故发病形式不同。主要有感而即发、伏而后发、徐发、继发、复发等类型。

（一）感而即发

感而即发，又称为卒发、顿发，即感受邪气后立即发病。由于邪气亢盛，正气不虚，二者斗争激烈，迅速导致人体阴阳失调，并表现出明显的临床症状和体征。感而即发多见于以下情形：

一是感邪较甚。六淫之邪侵袭，若邪气较盛，正气不虚，邪正斗争常表现为感邪即发，为外感热病中最常见的发病类型。

二是情志遽变。突然强烈的情志变化，如暴怒、过度悲伤等均可导致气机逆乱，气血失调，脏腑功能障碍而骤然发病，出现突然昏仆，不省人事，胸痹心痛等危急重证。

三是感受疠气。疠气具有强烈致病性，来势凶猛，病情危笃，发病急暴，常相"染易"，以致迅速扩散、流行。

四是毒物所伤。误服有毒食品、药物中毒、接触或吸入毒气、秽浊之气，可因中毒而迅速发病，甚至出现死亡。

五是急性外伤。无论何种外伤，伤人后立即发病，称为急性外伤。外伤可直接损伤人体的皮肉、筋骨、内脏，甚可致人立即死亡。

（二）伏而后发

伏而后发，指邪气侵入人体后在体内潜伏一段时间，或在诱因作用下，过时而发病。《素问·生气通天论》说："夏伤于暑，秋为痎疟""冬伤于寒，春必温病"。这一发病形式多见于外感病和某些外伤。如感受温热邪气所形成的"伏气温病""伏暑"等。外伤所致的肌肤破损，经过一段时间后发为破伤风、狂犬病，亦属伏而后发。伏而后发的机理多因感邪较轻，或外邪所中部位表浅，正气没有受到扰动，正邪之间未能出现交争，邪气得以伏藏。伏邪致病，一般较重且多变。

（三）徐发

徐发，又称缓发，指感邪后缓慢发病。徐发多见于内伤邪气致病，如思虑过度、房事不节、忧愁不解、嗜酒成癖等，其渐进性的病理改变使得临床症状出现缓慢、过程漫长。年老体虚，虽感外邪，由于正气抗邪无力，机体反应性降低，亦常徐缓发病。六淫外邪之湿邪，因其性黏滞，发病也多缓慢。

（四）继发

继发，指在原发疾病未愈的基础上继而发生新的疾病。继发病必以原发病为前提，二者的病理联系密切。如眩晕所致的中风，小儿食积所致的疳积，胁痛日久继发的"癥积""鼓胀"，久疟继发的"疟母"等。

（五）复发

复发，指疾病初愈或疾病的缓解阶段，在诱因作用下，引起疾病再度发作或反复发作的一种发病形式。复发的机理是余邪未尽，正虚未复，以及诱因的参与。诱因的作用在于使余邪复盛，正气更虚，从而导致疾病复发。由复发引起的疾病，称为"复病"。

1. 复发的基本特点

（1）临床表现类似初病，但又不完全是原有病理过程的再现，比初病的病理损害更为复杂、更为广泛，病情也更重。

（2）复发的次数愈多，静止期的恢复也就越不完全，预后越差，易留下后遗症。

（3）大多有诱因。

2. 复发的主要类型　复发的类型大致分为少愈即复、休止与复发交替、急性发作与慢性缓解交替等三种类型。

一是疾病少愈即复发。该类型多见于较重的外感性疾病的恢复期。因余邪未尽，正气已虚，在复感外邪、饮食不慎、劳累过度等诱因作用下，余邪复盛，正气更虚，从而导致复发。如湿温、温热、湿毒等疾病，恢复期调养不当，常易导致复发。

二是休止与复发交替。该类型多因初病虽经有效治疗，但体内仍留有"宿根"，在诱因作用下导致复发。"宿根"的形成，一是由于正气不足，无力祛除病邪；二是病邪性质胶黏，难以清除。如休息痢、癫痫、结石病证，休止期如常人，但在诱因作用下常致复发。

三是急性发作与慢性缓解交替。该类型，以临床症状轻重交替为特点。急性发作时症状较重，慢性缓解时症状较轻。如哮喘、鼓胀、胸痹心痛等病证，在慢性缓解期症状表现较轻，若因情志刺激，饮食不当，或重感外邪，或劳累过度等因素激发，则可呈急性发作状态，症状随之加重。

治疗疾病时应注意扶助正气、祛邪务尽、消除宿根、避免诱因，以减少疾病的复发。

3. 复发的诱因　任何诱因，皆可助邪损正，导致机体正邪暂时相安的局面被打破，病理变化再度活跃，从而导致旧病复发。诱发因素主要有：

一是重感致复。重感致复，指疾病初愈，因重感外邪致疾病复发。疾病初愈，邪气未尽，正气未复，重新感邪，易致疾病复发。其机理为新感之邪助长余邪，或引动旧病病机，干扰或损害正气，使病理变化再度活跃。外感病、内伤病均可因重感邪气而复发，尤多见于热病新瘥之际。

二是食复。食复，指疾病初愈，因饮食失宜而致疾病复发。不同疾病和不同体质饮食各有所宜，脾胃疾患或过敏性体质常因饮食失宜而致疾病复发。如鱼虾海鲜可致瘾疹和哮喘复发，过度饮酒或过食辛辣炙煿之品可诱发痔疮、淋证等。

三是劳复。劳复，指疾病初愈，因过劳而导致疾病复发。多见于内伤病，如慢性水肿、哮喘、疝气、子宫脱垂、中风、胸痹心痛等疾患都可因形神过劳，或房劳引动旧病复发。

四是药复。药复，指疾病初愈，滥施补剂，或药物调理失当，而致疾病复发。药物可以治疗疾病，纠正机体阴阳失调的病理状态，但若急于求成，滥投补剂，反致虚不受补，或壅正助邪，从而导致疾病复发，或变生它疾。

五是情志致复。情志致复，指疾病初愈，因情志失调而引起疾病复发。情志刺激，能直接损伤脏腑，导致气机紊乱，气血运行失常，致疾病复发。临床中常见的失眠、癔症、惊痫、瘿瘤、梅核气、癫狂等疾病，易于因情志刺激而复发。

六是环境变化致复。环境变化致复，指因自然环境、社会环境变化而导致疾病复发。由于气候、地域、社会地位等的变化，机体未能与之适应，则可诱发旧病的发作。如哮喘、肺胀、面瘫，多在季节交替或冷热温差较大时复发。初到异地，可因"水土不服"而引发皮疹、腹痛、腹泻等。

第二节　病机

病机是疾病发生、发展和变化的机理，揭示疾病发生、发展和变化过程中的本质特点和基本规律。《素问·至真要大论》说："审察病机，无失气宜。""谨守病机，各司其属。"因此，临床对于病机的辨析，是认识病变本质、把握病变规律的关键，也是正确诊断和有效治疗的依据。

病机理论包括基本病机、系统病机、症状病机等，涉及整体与局部病变的各个层次，内容极其丰富。基本病机属于病机的共性规律，如邪正盛衰、阴阳失调、精气血津液失常等。而内生五邪则是从脏腑失调、气血津液失常等方面来研究病变机理。脏腑经络功能紊乱属于系统病机。解析症状发生的机理属于症状病机。系统病机和症状病机将在中医诊断学中详细论述。

疾病的种类繁多，临床表现千差万别，病理变化更是非常复杂。虽然不同的疾病有着不同的发生、发展和变化特点，但是在其发生、发展和变化过程中存在着某些共同的病变规律，体现着疾病的本质。

一、基本病机
（一）邪正盛衰

邪正盛衰指在疾病的全过程中，机体正气与邪气之间相互作用所发生的盛衰变化。邪正斗争的盛衰变化，不仅关系着疾病的发生、发展和转归，而且决定着证候的虚实变化。

1.邪正盛衰与虚实变化　在疾病的发生、发展和变化过程中，正气和邪气不断地进行斗争，必然会存在双方的盛衰变化。《素问·通评虚实论》说："邪气盛则实，精气夺则虚。"实，即邪气盛的主要病机；虚，即正气虚的主要病机。随着邪正双方的盛衰变化，相应地出现或实或虚的证候。在某些疾病过程中，随着邪正双方的消长变化，亦可出现虚实夹杂、虚实真假、虚实转化的病理变化。

（1）虚实病机

①实：实，指以邪气亢盛为矛盾主要方面的病理变化。

实，以邪气亢盛而正气未衰为病机特点。邪正双方势均力敌，正气能积极与邪气抗争，正邪相搏，斗争剧烈，病理反应明显。临床表现为亢奋、有余、不通等实证的特点，如烦躁不安，或壮热发狂，或疼痛拒按，或声高气粗，或二便不通，脉实有力等。实证在外感病中常见于六淫为病的初期或中期，在内伤杂病中可见于正气未虚而痰饮、食积、瘀血等有形病理产物积聚体内的病证。

②虚：虚，指以正气虚损为矛盾主要方面的病理变化。

虚，以正气不足而邪气未盛为病机特点。精、气、血、津液亏少或功能不足，脏腑、经络功能减退，抗邪无力，难以出现较剧烈的病理反应。临床表现为虚弱、衰退、不足等虚证的特点，如形瘦神疲，倦怠乏力，声低息微，自汗盗汗，五心烦热，畏寒肢冷，脉虚无力等。虚证常见于素体虚弱，或内伤杂病，多为慢性病证，病情缠绵难愈。

（2）虚实夹杂　随着邪正双方的消长盛衰，在疾病过程中还可形成复杂的病理变

化，即邪实与正虚同时存在。根据虚实的主次分为实中夹虚和虚中夹实两类。

①实中夹虚：实中夹虚指以邪气亢盛为主，兼有正气不足的病理变化。

实中夹虚的形成，多因邪气亢盛，损伤正气所致。如外感热病，由于热邪炽盛，消灼津液，形成实热兼津伤之证，临床表现既有高热、舌红、苔黄等实热炽盛之症，又见口干舌燥、口渴引饮等津液不足之症。

②虚中夹实：虚中夹实指以正气虚损为主，兼有实邪结滞于内的病理变化。

虚中夹实的形成，多因正气亏虚，无力抗邪，邪气乘虚而入；或因脏腑功能低下，导致宿食不化、水湿泛滥、瘀血内阻等所致。如脾阳不振，运化无权，水湿停聚，泛滥肌肤，形成脾虚水肿之证，临床表现既有纳少腹胀、面色萎黄、身疲肢倦等脾气虚弱之症，又有肌肤肿胀、肢体重着等水湿滞留之症。

由于病邪所在的部位、层次以及正气亏损的程度不同，虚实夹杂证又可表现为表虚里实、表实里虚、上实下虚、上虚下实等不同类型。

（3）虚实真假　一般而言，疾病的临床表现与病理变化的本质比较一致。但是，复杂的疾病，又可见临床表现与病变的本质不相符的特殊情况，存在"虚实真假"的病机，故有"大实有羸状"和"至虚有盛候"之说。

①真实假虚：真实假虚指病机的本质为"实"，却表现出"虚"的症状假象，即"大实有羸状"。

真实假虚，多由于实邪结聚，阻滞经络，气血不能外达而致。如热结肠胃的里实

热证，临床表现常见大便秘结、脘腹胀痛拒按、壮热、谵语等症。由于热邪炽盛，结聚于内，导致阳气闭郁而不能四布，反见面色苍白，四肢逆冷，精神萎顿等类似虚象之症状。但仔细鉴别，则肢冷而胸腹灼手，神疲而手足躁动，又与虚证不同。

②真虚假实：真虚假实指病机的本质为"虚"，却表现出"实"的症状假象，即"至虚有盛候"。

真虚假实，多由于正气虚弱，脏腑功能减退，无力运行气血所致。如脾气虚弱证，临床表现常见乏力、纳呆、舌淡胖苔白润、脉虚细等症。由于脾气不足，失于健运，反见腹胀、腹痛等类似实象之症状。但仔细鉴别，则腹胀时轻时重，腹痛而喜按，又与实证不同。

（4）虚实转化　在疾病的发展变化过程中，随着邪正双方的斗争，邪盛与正衰所处的主次地位有所改变，病变性质也常常随之先后发生由实转虚或因虚致实的转化。

①由实转虚：由实转虚指以邪气亢盛为矛盾主要方面的实性病理，演变为以正气不足为矛盾主要方面的虚性病理。

由实转虚的机理，是在疾病过程中，由于邪气过于强盛，正不敌邪，邪气未尽而正气大伤；或由于失治、误治，邪气久留，致使病程迁延，虽邪气渐去，但正气已伤。此时，病机发生了变化，从邪盛为主要方面转化为以正虚为主要方面。

②因虚致实：因虚致实指以正气不足为矛盾主要方面的虚性病理，演变为瘀血、痰饮、食积等实邪结聚的病理。

因虚致实的机理，多由于脏腑功能衰弱，气机失调，以致血行迟缓、津液代谢障碍、水谷不化，而出现瘀血、痰饮、食积等实邪结聚。在原来正虚的基础上，又产生新的邪实，并非意味着正气来复，病情有向愈之机，而是由正衰为主的虚证转变为以邪实为矛盾主要方面的实性病变，病情更为复杂。

通常病理性质的转化是有一定条件的，如失治、误治，或邪气积聚，或正气严重亏损等，均可成为虚实转化的重要因素。

2. 邪正盛衰与疾病转归　在疾病的发生、发展和变化过程中，邪正斗争所产生的盛衰变化，对疾病的转归起着决定性的作用。一般情况下，正胜邪退，则疾病趋于好转或痊愈；邪盛正衰，则疾病趋于恶化，甚至导致患者死亡。邪正盛衰与疾病转归的关系主要有四种：

（1）正胜邪退　正胜邪退指在疾病的发展变化过程中，正气日趋强盛或战胜邪气，邪气衰减或被驱除，病情好转或痊愈的疾病转归。一般情况下，这是疾病最常见的转归。多见于患者正气充盛，抗邪有力，能较快地驱除病邪；或治疗及时，邪气难以进一步损伤正气，逐渐被消除。正胜邪退则脏腑、经络的病理损伤及气、血、津液、精等精微物质的耗伤得以修复，在新的基础上阴阳又获得了相对平衡，机体痊愈。

（2）邪去正虚　邪去正虚指在疾病的发展变化过程中，邪气虽被消除，但正气已经耗伤，有待恢复的疾病转归。多见于急性病或危重病的后期，由于邪气亢盛，邪正斗争剧烈，正气损伤较重；或因治疗方药过于峻猛，病邪虽除而正气亦伤；或因素体虚弱，病后正气虚甚等所致。若经过适当调养，正气逐渐充盛，病理性损伤得到修复，疾病可以痊愈；若调养不当，重感病邪，可导致疾病复发。

（3）邪盛正衰　邪盛正衰指在疾病的发展变化过程中，邪气亢盛，正气虚衰，机体抗邪无力。邪盛正衰则使病情趋向恶化，甚至导致患者死亡的疾病转归。由于邪气过于强盛，严重损伤正气，或正气衰弱，或失治、误治，导致机体抗御病邪的能力日趋低下，不能制止邪气的侵害作用，邪气逐渐深入。邪盛正衰则机体的病理性损害日益加重，病势呈现由表及里、由阳入阴、由浅至深、由轻而重的传变，甚者五脏亏虚，正气衰竭。若邪气独盛，阴阳离决，则机体生命活动终止。

（4）正虚邪恋　正虚邪恋指在疾病的发展变化过程中，正气大虚，而余邪未尽，由于正气无力驱邪外出，邪气留恋不去，致使疾病处于缠绵难愈的疾病转归。多见于疾病后期，是多种疾病由急性转为慢性，或慢性疾病经久不愈，或遗留某些后遗症的主要病机。邪正斗争至正虚邪恋阶段，一般有两种发展趋势：一是治疗调养得当，正气增强，邪气渐祛，疾病趋于好转或痊愈；二是治疗调养不当，正气无力驱除余邪，或病邪缠绵难祛而致正气难复，邪气留恋，则疾病转为慢性，或迁延不愈，或留下后遗症。

（二）阴阳失调

阴阳失调指在疾病的发生、发展和变化过程中，由于各种病邪的影响，导致机体的阴阳双方失去相对平衡而出现的病理变化。阴阳既对立制约，又互根互用，维持着动态平衡，机体的生命活动才能正常进行。在中医病机学说中，邪正盛衰是虚实病性的机理，阴阳失调是寒热病性的机理，二者均高度概括了各种复杂疾患的病理机制，在阐释疾病的发生、发展及转归时，往往相辅相成，相互为用。阴阳失调主要包括阴阳偏盛或偏衰和由此而引起的阴阳互损、转化、格拒、亡失等病理变化。

1. 阴阳偏胜　阴阳偏胜，又称"阴阳偏盛"，指阴邪或阳邪侵袭机体，形成以邪气亢盛为主的病理变化，属于"邪气盛则实"的实性病机。《素问·阴阳应象大论》说："阳胜则热，阴胜则寒。"明确地指出了阳偏胜和阴偏胜病机的临床证候特点。外感阳热病邪或某些因素导致脏腑阳气亢盛而形成阳偏胜的病理状态，即"阳胜则热"；外感阴寒病邪或体内阴寒性病理产物积聚而形成阴偏胜的病理状态，即"阴胜则寒"。阴阳是对立制约的，也是消长变化的，一方偏胜对另一方的制约必然增强，而使之虚衰。阳偏胜伤阴可引起实热兼阴虚的病理变化，阴偏胜伤阳可导致实寒兼阳虚的病理变化。故《素问·阴阳应象大论》说："阳胜则阴病，阴胜则阳病。"从而指出了阳偏胜和阴偏胜的病机发展趋势。

（1）阳偏胜　阳偏胜，即阳盛，指机体在疾病过程中，属阳的一方病理性偏盛，功能亢奋，反应性增强的病理变化。

阳偏胜的病机特点为阳邪偏盛而阴未虚，其证候特点为实热证。形成阳偏胜的主要原因包括：感受阳热邪气；或感受阴邪，从阳化热；或五志过极，化火生热；或瘀血、痰湿、食积等郁而化热。机体属阳的一方具有温煦、推动、兴奋等作用，若病理性阳亢，则疾病的临床表现以热、动、燥为特点，可见壮热烦渴，面红目赤，尿黄便干，苔黄脉数等实热症状，即"阳胜则热"。

阳偏胜的病机发展趋势：阳偏胜的病变可以导致不同程度的阴液耗损，出现口舌干燥、小便短少、大便燥结等热盛伤阴的症状，即"阳胜则阴病"。

（2）阴偏胜　阴偏胜，即阴盛，指机体在疾病过程中，属阴的一方病理性偏盛，功能障碍或减退的病理变化。

阴偏胜的病机特点为阴邪偏盛而阳未虚，其证候特点为实寒证。形成阴偏胜的主要原因包括：感受阴寒邪气；或过食生冷之品；或阴寒性病理产物积聚，寒邪中阻，阳不制阴，阴寒内盛。机体属阴的一方具有滋润、凝聚、抑制等作用，若病理性阴盛，则疾病的临床表现以寒、静、湿为特点，可见形寒肢冷，肌肤水肿，身体蜷缩等实寒症状，即"阴胜则寒"。

阴偏胜的病机发展趋势：阴偏胜的病变可以导致不同程度的阳气受损，出现面色苍白，小便清长，大便稀溏等寒盛伤阳的症状，即"阴胜则阳病"。

2. 阴阳偏衰　阴阳偏衰指机体的阴或阳任何一方亏虚的病理变化，属于"精气夺则虚"的虚性病机。正常情况下，阴阳双方存在着对立制约的关系，在消长变化中维持着相对平衡的状态。在疾病过程中，由于某种原因，出现阴或阳的某一方减少，不能制约另一方，可引起对方的相对亢盛，形成"阴虚则阳亢""阴虚则热"的虚热证，或"阳虚则阴盛""阳虚则寒"的虚寒证。

（1）阳偏衰　阳偏衰，即阳虚，指机体阳气虚损，功能减退的病理变化。

阳偏衰的病机特点为阳气不足、阳不制阴、阴寒相对偏盛，其证候特点为虚寒证。形成阳偏衰的主要原因包括：先天不足，或后天失养，或劳倦内伤，或久病损伤阳气。阳气不足以心、脾、肾三脏阳虚为多见，其中肾阳虚衰最为重要。肾阳为机体诸阳之本，"五脏之阳气，非此不能发"，所以肾阳虚衰在阳偏衰的病机中占有极其重要的地位。阳气虚衰，则温煦、推动和兴奋功能减退，脏腑、经络的某些功能活动障碍，血、津液等运行迟缓，可以导致血液凝滞、水湿痰饮停蓄等病理变化。临床多见畏寒喜暖，四肢不温，精神萎靡，喜静蜷卧，面色㿠白，小便清长，下利清谷，舌淡脉迟等症。

"阳虚则寒"与"阴胜则寒"不仅在病机上有别，而且在临床表现方面也不同。前者是虚而有寒，后者是以寒为主而虚象并不明显。

（2）阴偏衰　阴偏衰，即阴虚，指机体精、血、津液等物质不足，阴不制阳，阳气相对偏盛，功能虚性亢奋的病理变化。

阴偏衰的病机特点为阴液不足、阴不制阳、阳气相对偏盛，其证候特点为虚热证。形成阴偏衰的主要原因包括：阳邪伤阴；或五志过极，化火伤阴；或过服温燥之品，耗伤阴液；或久病损伤阴液。阴液不足多见于心、肺、肝、肾四脏，其中以肾阴亏虚为主。肾阴为机体诸阴之本，"五脏之阴气，非此不能滋"，所以肾阴不足在阴偏衰的病机中占有极其重要的地位。阴液不足，则滋润、抑制与宁静功能减退，脏腑经络、形体官窍失于濡养，阴不制阳，阳气相对亢盛，从而形成虚热之象。临床多见五心烦热，骨蒸潮热，颧红，盗汗，形体消瘦，咽干口燥，小便短赤，大便干结，舌红少苔，脉细数等症。

"阴虚则热"与"阳胜则热"的病机不

同,其临床表现也有所区别。前者是虚而有热,后者是以热为主而虚象并不明显。

3. 阴阳互损 阴阳互损指在阴或阳任何一方虚损的前提下,病变发展影响及相对一方,从而形成阴阳两虚的病理变化。阴阳双方既相互依存、互为根本,又相互资生、相互促进。机体阴阳的互根互用关系是阴阳互损的生理基础,阴或阳任何一方亏损,不能资助或促进另一方的化生,必然导致另一方的虚衰。在阳虚的基础上出现阴虚,称阳损及阴;在阴虚的基础上出现阳虚,称阴损及阳。阴阳互损的结果是形成以阳虚或阴虚为主的阴阳两虚证。

(1)阳损及阴 阳损及阴指阳气虚损,无阳则阴无以生,阴精生化不足或失于固摄而耗散,在阳虚的基础上出现阴虚,形成以阳虚为主的阴阳两虚的病理变化。如肾阳亏虚、水湿泛滥之水肿,始则阳气不足,气化失司,津液代谢障碍,水湿内生,溢于肌肤;继而阳损及阴,肾阴化生无源而日渐亏虚,随着病变的发展,并见消瘦,烦躁,甚则抽搐等肾阴不足、虚风内动之象。

(2)阴损及阳 阴损及阳指阴精亏损,无阴则阳无以化,阳气生化不足或无所依附而耗散,在阴虚的基础上出现阳虚,形成以阴虚为主的阴阳两虚的病理变化。如肝阳上亢证,始则肾阴亏虚,水不涵木,肝阴不足,阴不制阳;随着病情的发展,进一步影响肾阳化生,并见畏寒肢冷,面色㿠白,脉沉细等肾阳虚衰之象。

阳损及阴或阴损及阳,都是阳偏衰或阴偏衰发展到较为严重阶段出现的病理变化,由于肾藏精,内寓真阴真阳,为全身阴阳的根本。因此,阳偏衰或阴偏衰通常在累及肾阳或肾阴,导致肾之阴阳失调的情况下,发生阳损及阴或阴损及阳的病理变化。

4. 阴阳转化 阴阳转化指阴或阳偏盛至极,病变性质向其相反方向转化,或由阳转化为阴,或由阴转化为阳。

(1)由阳转阴 由阳转阴指阳偏盛至极,病机性质由阳(热)转化为阴(寒)。如急性热病,初起表现为壮热,烦渴,面红,目赤,苔黄,脉数等邪热亢盛之象;由于热毒过盛,不仅伤津,而且耗气,正不敌邪,可突然出现体温下降,大汗淋漓,四肢厥冷等阴寒的危重症状。正如《素问·阴阳应象大论》所说:"重阳必阴""热极生寒"。

(2)由阴转阳 由阴转阳指阴偏盛至极,病机性质由阴(寒)转化为阳(热)。如外感寒邪,初起见恶寒,无汗,头身疼痛等阴寒亢盛之象;若素体阳盛,或失治、误治,或寒邪留滞日久等,均可从阳化热,出现高热,口渴,舌红,苔黄,脉数等阳热症状。正如《素问·阴阳应象大论》所说:"重阴必阳""寒极生热"。

5. 阴阳格拒 阴阳格拒指阴阳双方盛衰悬殊,盛者壅遏于内,将另一方排斥于外,阴阳不相维系的病理变化。阴阳格拒见于疾病发展变化的极期,是病变本质与外在表现不一致的复杂病机,病情较重。阳盛格阴,表现为真热假寒证;阴盛格阳,表现为真寒假热证。

(1)阳盛格阴 阳盛格阴指邪热极盛,深伏于里,阳气郁闭于内,不得外达肢体,属阴的一方被排斥于外,阴阳不相维系的病理变化。阳盛格阴病机,表现为真热假寒证。阳盛格阴的本质为阳热炽盛,壅遏于内,故见壮热,面赤,气粗,烦躁,舌红,脉洪数等症；因邪热盛极，格阴于外，则并见四肢厥冷，脉象沉伏等与其病变本质不一致的假寒症状，此为内真热外假寒。里热愈盛，四肢厥冷愈重，即所谓"热深厥亦深"。如《医宗金鉴·伤寒心法要诀》所说："阳气太盛，阴气不得相营也。不相营者，不相入也。既不相入，则格阴于外，故曰阳盛格阴也。"

（2）阴盛格阳　阴盛格阳指阴寒偏盛至极，壅遏于内，迫使阳气浮越于外，阴阳不相维系的病理变化。阴盛格阳病机，表现为真寒假热证。阴盛格阳的本质为阴寒内盛，故可见畏寒蜷卧，四肢逆冷，下利清谷，小便清长，面色㿠白等症；因阴寒壅盛于内，格阳于外，故可出现面色嫩红、多言语、烦热口渴、脉大无根等假热之象，此为内真寒外假热。如《医宗金鉴·伤寒心法要诀》说："阴气太盛，阳气不得相营也。不相营者，不相入也。既不相入，则格阳于外，故曰阴盛格阳也。"

6. 阴阳亡失　阴阳亡失指阴液或阳气突然大量亡失，机体功能活动严重衰竭，生命垂危的病理变化，包括亡阳和亡阴两类。

（1）亡阳　亡阳指机体的阳气突然大量脱失，功能活动严重衰竭的病理变化。多因邪气太盛，正不胜邪，阳气突然脱失；或素体阳虚，劳累过度，阳气消耗过多；或过用汗法、吐、利无度，气随津泄，阳气外脱；或慢性疾病长期大量耗散阳气，终致阳气亏损殆尽。阳气亡脱则机体功能衰竭，尤以温煦、推动、兴奋、卫外等功能衰竭为著，出现大汗淋漓，肌肤手足逆冷，面色苍白，精神萎靡，畏寒嗜卧，舌淡，脉微欲绝等垂危之象。

（2）亡阴　亡阴指机体的阴液突然大量耗损，功能活动严重衰竭的病理变化。多因热邪炽盛，或邪热久留，严重伤阴；或大吐、大汗、大泻等，直接消耗大量阴液；或慢性疾病长期消耗阴液，日久阴液亏损殆尽。阴液亡失则机体功能衰竭，尤以宁静、滋润、内守等功能衰竭为著，出现手足虽温而大汗不止，烦躁不安，面红或紫，舌红而干，脉数疾躁动等危重之象。

由于机体的阳气和阴液存在互根互用的关系，所以阳亡则阴无以化生而耗竭，阴亡则阳无以生化或依附而散越。亡阳可以迅速导致亡阴，亡阴也可继而出现亡阳，导致"阴阳离决，精气乃绝"，生命活动终止。

综上所述，阴阳失调是根据阴阳属性以及阴阳之间对立制约、消长平衡、互根互用和相互转化的理论，以阐释疾病过程中邪正斗争所致的寒热虚实变化的机理。阴阳失调的各种病理变化之间存在着密切的联系，并且各种类型的病机不是一成不变的，而是随着邪正盛衰变化而不断发展的。

（三）精气血津液失常

精、气、血、津液失常指在疾病过程中，由于邪正斗争，脏腑经络功能紊乱，导致精、气、血、津液等生命物质虚损、运行失常、功能紊乱，或相互关系失调等的病理变化。精、气、血、津液等基本物质与脏腑经络等密切联系，相互为用。精、气、血、津液依赖脏腑经络功能活动的正常而不断化生和协调运行，而精、气、血、津液的充足和运行协调又是脏腑经络进行生理活动的基础。因此，脏腑经络的病变可以影响精、气、血、津液的化生和运行，导致精、气、血、津液失常；而精、气、血、津液的失常也会影响脏腑经络的功能活动，出现各种复杂的病理变化。精、气、血、津液失常与邪正盛衰及阴阳失调都是分析疾病的基本病机。

1. 精的失常　精的失常主要包括精亏和精瘀两种病理变化。

（1）精亏　精亏指肾精亏损，导致生长发育迟缓，或生殖功能减退，或未老先衰，或年高精虚的病理变化。

精，主要指肾精，禀受于父母，充实于水谷，应闭藏于内，不宜耗泄于外。若先天禀赋不足；或后天脾胃虚弱，水谷不充；或房劳过度，耗损肾精；或病久体虚，劳伤心脾，暗耗精血；或温燥太过，灼伤阴精，累及于肾，均可致肾精失于充养，而出现精亏病变。精宜固藏而忌妄泄，肾气的封藏与肝气的疏泄协调平衡，则精之藏泄有度。若肾气虚衰，封藏失职，精泄过度；或心神驰越，相火妄动，内扰精室；或肝气疏泄太过，精关不固，精失秘藏，均可致精亏。肾精亏虚，则小儿生长发育迟缓，可见立迟、行迟、发迟、齿迟、语迟，囟门迟闭，骨骼肌肉软弱等症；成人生殖功能减退以及未老先衰，可见智力减退，肢体痿弱，耳鸣耳聋，发脱齿摇，健忘迟钝，腰膝酸软，男子滑泄、阳痿、精少不育，女子经闭不孕等症。肾中精气失充，抗邪无力，邪气乘虚而入，变生他疾。精关不固，精失秘藏，日久可出现精气枯竭、精室亏虚之重证。

（2）精瘀　精瘀指男子精滞精道，排精障碍的病理变化。

《素问·上古天真论》说："丈夫……二八，肾气盛，天癸至，精气溢泻，阴阳和，故能有子。"生理状态下，男子肾中精气充盛到一定程度，则适时施泄。若情志内伤，肝失疏泄，气机郁滞；或久病入络，或外力损伤，或劳伤筋脉，瘀血、败精阻滞；或感受秽毒，或湿浊内侵，流注于下，蕴积精窍；或恣食肥甘厚味，酗酒无度，湿热内生；或忍精不泄，积久成浊，伤扰精室等，均可致精泄不畅而瘀滞。精瘀的主要表现是排精不畅，伴精道疼痛，睾丸胀痛，小腹坠胀等。若精瘀日久，可变生他疾，如精少不育、小便不利等。

2. 气的失常　气的失常主要包括两个方面：一是气的生化不足或耗散太过，功能减退，形成气虚的病理变化；二是气的运动失常，出现气滞、气逆、气陷、气闭或气脱等气机失调的病理变化。

（1）气虚　指一身之气不足，脏腑经络功能减退，抗邪能力下降的病理变化。

气虚的主要原因，多由于先天不足，或后天失养，或肺、脾、肾的功能失调，而致气的生成不足；也可因劳倦内伤，或久病不复，以致气的消耗过多。气虚，则推动无力、固摄失职、气化失司，脏腑经络功能障碍，表现为精神萎顿，倦怠乏力，眩晕，自汗，易感冒，面白，舌淡，脉虚等症。

元气由先天之精所化，是机体最根本、最重要的气，为生命活动的原动力，故元气亏虚可引起一身之气不足。若仅为某一脏或某一腑之气不足，则表现为该脏或该腑功能减退。如心气不足，推动血液运行的功能减弱；脾气虚弱，运化功能减退；肾气虚，生长发育迟缓，生殖功能低下；卫气虚，可见防御外邪的能力下降等。

随着气虚病变的进一步发展，还可出现血和津液的生成不足、运行迟缓或流失等。

（2）气机失调 气机失调指气的运行受阻，或升降出入失于协调平衡，包括气滞、气逆、气陷、气闭、气脱等病理变化。气通过升降出入运动，推动和调节脏腑、经络的功能活动以及精、气、血、津液的生成和运行，维持着生命活动的正常进行。气的运行受阻或升降出入失于协调平衡，则脏腑经络及精、气、血、津液等皆受影响。气机失调主要可概括为气滞、气逆、气陷、气闭、气脱五种情况。

①气滞：气滞指气的运行不畅，甚则郁滞不通的病理变化。

气滞主要由于情志不畅，或痰湿、食积、瘀血等阻滞，或外邪侵犯，或脏腑功能障碍等，形成局部或全身的气机不畅或郁滞不通，导致某些脏腑、经络的功能障碍。由于肝升肺降、脾升胃降，肺肝脾胃在调节全身气机中起着极其重要的作用，故脏腑气滞以上述四脏为多见。如肺气壅滞，见胸闷咳喘；肝郁气滞，见情志抑郁，胁肋或少腹胀痛；脾胃气滞，见脘腹胀痛，大便秘结等。不同部位气滞的症状虽然有所差异，但闷、胀、疼痛又是其共同临床特点。

由于气能推动血和津液的运行，所以气滞则血行不利，津液输布不畅，可形成瘀血、痰饮等病理产物。气滞日久，亦可郁而化火生热。

②气逆：气逆指气的上升太过或下降不及的病理变化。

气逆多由情志所伤，或饮食不当，或外邪侵犯，或痰浊壅阻所致；亦有因虚而气逆于上者。气逆病变最常见于肺、胃、肝等脏腑，其具体的病机和临床表现各有特点。肺失肃降，肺气上逆，则咳嗽喘息；胃失和降，胃气上逆，则嗳气呃逆，恶心呕吐；肝气上逆，则头痛头胀，急躁易怒；若血随气逆，又可见面红目赤，或咯血，或吐血等症，甚则可致昏厥。如《素问·生气通天论》说："大怒则形气绝，而血菀于上，使人薄厥。"

气逆多属实性病机，但是也有因虚而气逆者，如肺虚失于肃降或肾虚不能纳气，均可导致肺气上逆；胃虚无力通降亦可导致胃气上逆。

③气陷：气陷指气的上升不及、应升反降的病理变化。

气陷多由气虚发展而来。脾为气血生化之源，脾气主升，脾气上升，脾运则健。脾气虚，当升不升，气陷于下，即脾气下陷，亦称"中气下陷"。多由于素体虚弱，或久病耗伤，或劳累过度，致脾气虚损，升举无力，气机下陷，不能维系内脏位置的相对恒定，而致某些内脏脱垂，如胃下垂、肾下垂、子宫下垂、脱肛等，常表现出腰腹坠胀，便意频频之症。同时常伴有面色无华，气短乏力，语声低微，脉弱无力等症。

④气闭：气闭指脏腑、经络之气闭塞不通的病理变化。

气闭多由情志刺激，或外邪、痰浊等阻滞气机，使气不得外达，而郁闭在内。气闭导致的病变有多种类型，如触冒秽浊之气所致的闭厥，突然情志刺激所致的气厥，剧烈疼痛所致的痛厥，痰闭气道所致的痰厥等。由于气的外达突然严重受阻，而致清窍闭塞，故临床多表现出突然昏厥，不省人事等症。若肺气闭塞，还可见呼吸困难，面唇青紫等症。随气闭原因的不同，还会伴有相应的症状。

⑤气脱：气脱指气不内守而脱失，以致全身功能突然衰竭的病理变化。

气脱多由于正不敌邪，或慢性疾病过程中长期消耗正气，以致气不内守而外脱；或因大出血、大汗等气随血脱或气随津泄而致脱失。由于机体之气大量脱失，功能活动突然衰竭，故表现为面色苍白，汗出不止，目闭口开，全身瘫软，手撒，二便失禁，脉微欲绝或虚大无根等危重征象。

3. 血的失常　血的失常主要包括两个方面：一是血液生成不足或失血、耗损太过，血的濡养功能减弱，引起血虚的病理变化；二是血液运行失常，出现血瘀、出血等病理变化。

（1）血虚　血虚指血液不足或血的濡养功能减退的病理变化。

血虚的原因主要有三个方面：一是丢失过多，如大出血，而新血未能及时补充；二是耗损太过，如久病耗伤、思虑过度等，而致营血暗耗；三是生成不足，如脾胃虚弱，化源不足；或肾精亏损，精不化血等。由于脾胃为气血生化之源；肾藏精，精能化血，故血虚的成因与脾胃、肝肾的功能失调密切相关。全身的脏腑、经络都依赖于血的濡养而维持其正常的生理功能，故血虚所致濡养功能减退，多出现全身或局部的失养及功能活动障碍的表现。

心主血而肝藏血，故血虚时心、肝两脏功能失常的症状比较多见。如心血不足，常见惊悸怔忡，面白，舌淡，脉细等症；若神失其养，又见失眠多梦，健忘等症；肝血亏虚，常见两目干涩，视物昏花，手足麻木，关节屈伸不利，女性经少，月经后期，闭经等症。

（2）血运失常　血运失常指血液运行迟缓，甚则停滞或不循常道，逸出脉外的病理变化，即血瘀和出血。

①血瘀：血瘀指血液运行迟缓，流行不畅，甚则停滞的病理变化。

血瘀的形成有以下几方面：气滞血行不畅而瘀阻；或气虚血行无力而迟缓；或寒邪入血，血寒而凝滞不行；或邪热入血，煎灼津液，血液粘稠而不行；或痰浊阻于脉道，气血瘀阻，以及久病入络，影响血液正常运行而瘀滞。血瘀与瘀血不同，前者指血液运行不畅甚则停滞的病理变化，后者指血行失常形成的病理产物。血瘀可使脏腑经络气机阻滞，不通则痛，故见疼痛，且痛有定处，或伴有癥积；若全身血行不畅，可见唇舌紫暗，舌有瘀点或瘀斑，皮肤红缕或青紫，肌肤甲错，脉象细涩结代等症。

②出血：出血指血液不循常道，逸出脉外的病理变化。

出血多由外伤损及脉络；或气虚固摄无力，血溢脉外；或血分有热，迫血妄行；或瘀血阻络，血不归经而溢出脉外等。出血的类型有吐血、咳血、便血、尿血、崩漏、鼻衄、齿衄、肌衄等。由于导致出血的原因不同，故出血的情况亦各不相同，若突然大量出血，可致气随血脱而全身功能衰竭，甚则死亡。

此外，血的失常尚有血寒、血热等病理变化。血寒者，除见阴寒内盛症状外，常见局部疼痛以及手足、爪甲、皮肤、舌色等部位青紫等临床表现。血热者，除见阳热炽盛症状外，还有血行加速，脉络扩张，或迫血妄行以及血热内扰心神的病理变化。

4. 津液代谢失常　津液代谢失常指津液

的生成、输布或排泄发生紊乱或障碍的病理变化。作为一个复杂的生理过程，津液代谢需要依赖诸多脏腑的生理功能协同完成，如肺的通调水道，脾的运化水液，肾的主水与膀胱的开阖，三焦的运行水液，以及肝的疏泄气机等，其中以肺、脾、肾三脏的作用尤为重要。若肺、脾、肾等脏腑功能异常，气机失调，气化失常，均能导致津液生成、输布或排泄异常，形成津液不足或水液蓄积、痰饮内生等病理变化。

（1）津液不足 津液不足指津液亏少，内则脏腑，外而孔窍、皮毛，失其濡养、滋润的病理变化。

津液不足的形成，多由外感阳热之邪，或五志化火，消灼津液；或多汗、剧烈吐泻、多尿、失血及大面积烧伤，或过用辛燥之品，或患慢性疾病等耗伤津液。由于津和液在性状、分布部位、生理功能等方面均有所不同，因而津亏和液少的病机及表现也存在着差异。相对而言，津的质地稀薄，流动性较大，既可充盈血脉，濡养脏腑，又能润泽皮毛和孔窍，易于耗散，也易于补充。伤津的病机，主要是水分丢失，临床表现以干燥失润的症状为主。如炎夏季节汗出过多，或高热而口渴引饮，或气候干燥而口、鼻、皮肤干燥等。液的质地稠厚，流动性较小，可濡润脏腑，充养骨髓、脑髓、脊髓和滑利关节，不易耗损，一旦亏损则较难迅速补充。脱液的病机，是水分与精微物质共同丢失，临床表现不仅有阴液枯涸的症状，如热病后期，或久病伤阴，症见形瘦肉脱、舌红无苔；还可出现虚风内动、虚热内生之象，如肌肉眴动，手足震颤等。

津与液本为一体，生理上密切相关，病理上相互影响。伤津未必脱液，脱液必兼伤津，故津伤乃液脱之渐，液脱乃津伤之甚。

（2）津液输布和排泄障碍 津液的输布和排泄障碍主要与脾、肺、肾、膀胱、三焦、肝的功能失常有关。

①津液输布障碍：津液输布障碍指津液不能正常转输和布散，在体内流行迟缓，或滞留局部，而蕴湿生痰成饮的病理变化。津液输布障碍与参与津液代谢的脏腑功能失常有关，如脾失健运，则津液运行迟缓；肺失宣降，则水道失于通调；肾阳不足，气化失职，则清者不升，浊者不降；三焦气化不利，则水道不畅；膀胱开阖失司，则浊液不降；肝失疏泄，气机不畅，气滞则水停等。

②津液排泄障碍：津液排泄障碍指机体气化不利，津液化为汗、尿的功能减退，而致水液贮留的病理变化。津液主要依赖肺气宣发而化为汗液，而津液化为尿液并排出体外，主要是通过肾和膀胱的气化作用来实现的。因此肺、肾的生理功能衰退，不仅影响到津液的输布，而且影响着津液的排泄，其中肾阳的气化功能贯穿于津液代谢的全过程。若肺气失于宣发，腠理闭塞，汗液排泄障碍，可致水液贮留，溢于肌肤，发为水肿。若肾阳的气化功能减退，尿液的生成和排泄障碍，亦致水湿内生，酿痰成饮。

津液的输布和排泄障碍相互影响，互为因果，可导致湿浊困阻、痰饮凝聚、水液贮留等病变。

5. 精气血津液关系失常 精、气、血、津液相互依存、相互为用，任何一方的异常都可能对其他三者产生影响，导致其他三者的失常及四者关系失调。临床常见精气亏损、精血两虚、气滞血瘀、气虚血瘀、气血两虚、气不摄血、气随血脱、津停气阻、气随津脱、津枯血燥、津亏血瘀、血瘀津停等病理变化。

（1）精气亏损 精气亏损指因精亏伤气或气伤损精而致精气两亏的病理变化。

精和气相互转化，精可化气，气能生精。肾主藏精，元气发源于肾。久病或年老体弱，肾精亏损，可致气之生化无源；气虚日久，亦可致肾精亏损，而形成精气两虚，表现为生长发育迟缓，生殖功能障碍，以及少气，乏力等症。

（2）精血两虚 精血两虚指精亏与血虚同时存在的病理变化。

精和血同源互化，肾藏精，肝藏血，若久病伤及肝肾，可致精血两亏的病变，表现为眩晕耳鸣，神倦健忘，头发稀疏脱落，腰膝酸软，或男子不育，或女子月经失调，不孕等症。

（3）气滞血瘀 气滞血瘀指气滞和血瘀同时存在的病理变化。

气滞血瘀多由气滞而致血瘀，血瘀又加重气滞；或闪挫外伤，伤及气血，而致气滞血瘀同时发生。由于肝主疏泄而藏血，肝之调畅气机关系到全身气血的运行，因而气滞血瘀多与肝的功能失常密切相关。又因心主血脉，肺主气、朝百脉，所以心肺两脏的功能失调，也可形成气滞血瘀的病理变化。

（4）气虚血瘀 气虚血瘀指气虚无力推动血行而致血瘀的病理变化。

气虚血瘀多由气虚无力行血而致血瘀，病机以气虚为主，兼有血瘀，如心前区疼痛，胸闷气短，肢体痿软不用，或半身不遂等。

（5）气血两虚 气血两虚指气虚与血虚同时存在的病理变化。

气血两虚多因久病消耗，渐致气血两伤；或出血之后，血虚不能养气；或气虚日久，血液生化无源等。气血两虚临床表现是气虚和血虚的症状同时并见。常见面色淡白或萎黄，气短乏力，形体消瘦，肌肤干燥，肢体麻木等症。

（6）气不摄血 气不摄血指因气的不足，固摄血液的功能减弱，血不循经，逸出脉外的病理变化。

由于脾主统血，为气血生化之源，所以气不摄血多由于久病伤脾，脾气虚损而不能统血所致。由于脾气主升，且脾在体合肉，所以脾虚不摄而出血者，多见于尿血、便血、月经过多等下部出血以及肌衄等，且出血色淡，质地清稀，并有形体消瘦，神疲食少，面色不华，倦怠乏力，舌淡脉虚等症。气不摄血的病变，往往因出血而气亦随之耗伤，气愈虚而血亦虚，病情发展可形成气血两虚。气不摄血亦有因肝气不足，收摄无力所致者。

（7）气随血脱 气随血脱指在大量出血的同时，气也随着血液的流失而脱失的病理变化。

气随血脱的前提是大量出血，如外伤出血、崩漏、产后大失血等。血能载气，大量出血，则气无所依附随之耗散而亡失。气随血脱的病变，轻则可致气血两虚，重则气血并脱。临床除大出血之外，还可见冷汗淋漓，面色苍白，四肢厥冷，甚至晕厥等气脱的表现。

（8）津停气阻 津停气阻指水液停蓄与气机阻滞同时存在的病理变化。

津停气阻主要是由于津液代谢障碍，水

湿痰饮内停，阻滞气机；或因气的升降出入运动失常，气不能行，影响津液代谢而水停。其临床表现因津停气阻的部位不同而异，如痰饮阻肺，肺气壅滞，宣降不利，可见胸满、咳嗽、痰多、喘促，甚则不能平卧等症；水湿停留中焦，阻遏脾胃之气，导致清气不升，浊气不降，可见脘腹胀满、纳呆、嗳气等症；水饮泛溢四肢，阻滞经脉气机，可见肢体沉重、肿胀、疼痛等症。

（9）气随津脱　气随津脱指因津液大量丢失，气无所附，随津液外泄而耗伤，乃至亡失的病理变化。

气随津脱多由高热伤津，或大汗出，或严重吐泻、多尿等所致。由于津能载气，所以大量失津的同时，必然导致不同程度的气随津泄。轻者津气两虚，如暑邪致病，其性升散，迫津外泄而大汗出，不仅有口渴喜饮，小便短赤，大便干结等津伤症状，而且常伴有疲乏无力，少气懒言等气耗的表现；重者则可致津气两脱，如剧烈腹泻，在大量损耗津液的同时，出现面白肢冷，气息微弱，脉微欲绝等气脱之症。《金匮要略心典·痰饮咳嗽病脉证治第十二》说："吐下之余，定无完气。"

（10）津枯血燥　津枯血燥指津液亏乏失润，导致血燥生风的病理变化。

津血同源，津液是血液的组成部分，津伤可致血亏。如高热耗伤津液，或烧伤损耗津液，或阴虚内热而暗耗津液等，均可导致血液亏少，润养功能减退，临床表现有心烦、鼻咽干燥、肌肤甲错、皮肤瘙痒、手足蠕动等症。

（11）津亏血瘀　津亏血瘀指因津液亏损而致血液瘀滞的病理变化。

津液是血液的重要组成部分，津液充足则血行滑利。如高热、大面积烧烫伤，或严重吐泻、大汗出等，引起津液大量耗伤，则可致血液减少，运行涩滞，发生血瘀的病变。临床表现除津液不足之症外，还可有面唇紫黯，皮肤紫斑，舌质紫黯或有瘀点、瘀斑等。《读医随笔·卷三证治类》说："夫血犹舟也，津液水也。医者于此，当知增水行舟之意。"

（12）血瘀津停　血瘀津停指血液瘀滞与津液停蓄同时并见的病理变化。

由于气、血、津液三者密切相关，因此，不仅有气滞血瘀、津停气阻等病理变化，而且血行失常与津液输布排泄障碍亦相互影响。如血瘀日久，气机不行，可致津液输布排泄障碍，水液停蓄；若津液输布排泄障碍，痰饮停滞，则气机不畅，亦可影响血液运行而致血瘀。无论是血瘀导致津停，还是津停导致血瘀，大都同时存在气滞的病理变化。

二、内生五邪

内生五邪，指在疾病过程中，由于脏腑失调、精气血津液失常，病由内生，导致内风、内寒、内湿、内燥、内火（热）的病理变化。内生五邪与风、寒、湿、燥、火（热）五种外邪的致病特征有类似之处，但非外感病邪，应明确区分与鉴别。内生五邪不属于病因范畴，而是脏腑、经络及精、气、血、津液失常所产生的综合性病机。

（一）内风

内风指体内阳气亢逆变动所形成的病理变化。《临证指南医案·肝风》说："内风乃身中阳气之变动。"肝主筋，开窍于目，且肝为刚脏，其气主升主动。内风与肝的病变关系密切，故又称"肝风内动"或"肝风"。内风的主要临床表现为动摇、震颤、抽搐、眩晕等症。《素问·至真要大论》说："诸暴强直，皆属于风""诸风掉眩，皆属于肝"。内风病机主要包括热极生风、肝阳化风、阴虚风动及血虚生风等。

1. 热极生风 热极生风指邪热炽盛，燔灼肝经，筋脉失常，而致风气内动的病理变化。多见于热性病的极期，其临床表现为高热伴有四肢抽搐，目睛上吊，角弓反张等。热极生风属于实风，病势急，症状反应剧烈。

2. 肝阳化风 肝阳化风指肝肾阴亏，水不涵木，肝阳上亢，久则阴不制阳，肝之阳气升动无制，浮阳不潜，亢而化风的病理变化。多由情志所伤，或操劳过度，耗伤肝肾之阴所致。轻则筋惕肉瞤，眩晕欲仆，肢麻震颤，或为口眼歪斜，或为半身不遂；重者血随气逆，卒然昏倒，不省人事，或发为闭厥，或发为脱厥等。肝阳化风属于本虚标实，病情有轻有重，病势或急或缓。

3. 阴虚风动 阴虚风动指机体阴液枯竭，无以濡养筋脉，筋脉失养而致风气内动的病理变化。多见于热病后期，阴精亏损；或久病耗伤，阴液大亏。表现为筋挛肉瞤，手足蠕动等症。阴虚风动属于虚风，病势多缓，病程较长，兼有低热起伏，潮热盗汗，舌红脉细等阴虚表现。

4. 血虚生风 血虚生风指血液亏虚，筋脉失养，或血不荣络而致风气内动的病理变化。多由失血过多，或生血不足，或久病耗伤精血，或年老精血亏少，以致肝血不足。多表现为肢体麻木，筋肉瞤动，或时有手足

拘挛等症。血虚生风属于虚风，病势多缓，病程较长，兼有面色无华，头目眩晕，爪甲淡白，舌淡苔白，脉虚等血虚表现。

（二）内寒

内寒指机体阳气虚衰，温煦气化功能减退，虚寒内生，阴寒性有形之邪积聚的病理变化。临床可见畏寒肢冷，面色苍白，蜷卧喜暖，筋脉拘挛，四肢屈伸不利等症。多见心、脾、肾阳虚，尤其是肾阳不足是形成内寒的关键，故《素问·至真要大论》说："诸寒收引，皆属于肾。"阳气虚衰，气化失司，阳不化阴，可致阴寒性病理产物积聚，多见痰涎涕唾清稀，尿频清长，泄泻，水肿等症。故《素问·至真要大论》说："诸病水液，澄澈清冷，皆属于寒。"

外寒与内寒既有区别，又密切相关。内寒是脏腑阳气虚衰，寒从中生，形成虚寒证，以虚为主，兼有寒象，主要表现为畏寒肢冷，覆被加衣，自能缓解，常伴有面色苍白，舌淡胖苔滑，脉沉迟无力等症；外寒是感受寒邪，或过食生冷，阴胜则寒，形成实寒证，主要表现为恶寒，覆被加衣也不能缓解；或脘腹冷痛，多伴有舌淡苔白，脉沉紧或浮紧等症。内寒与外寒又常"内外合邪"致病，外寒侵犯机体，久之必然会损伤阳气，最终导致阳虚，形成内寒；而阳气素虚，失于温煦，卫外功能不足，又易外感寒邪。

（三）内湿

内湿指由于脾的运化功能障碍，引起湿浊蓄积的病理变化。脾主运化水液，喜燥而恶湿，若素体肥胖，痰湿过盛；或素体阳虚；或恣食生冷、肥甘，均可导致脾的运化失职，津液输布障碍，从而湿浊内生。故

《素问·至真要大论》说:"诸湿肿满,皆属于脾。"湿为有形之邪,易阻气机,湿浊停留不同部位,可有不同的临床表现,如湿阻头部,清阳不升,则见头重如裹;湿邪留滞经脉,则肢体重着或屈伸不利;湿犯上焦,则胸闷咳嗽;湿阻中焦,则脘腹胀满,纳呆,口腻或口甜,苔白腻;湿滞下焦,则腹胀,便溏,小便不利;水湿溢于肌腠,则见水肿等。

外湿与内湿既有区别,又密切相关。内湿是脾虚生湿;外湿是感受湿邪。脾主运化水液而恶湿,湿邪外袭每易困脾伤阳,致脾失健运而滋生内湿;脾虚失运,内湿素盛者,又易致外湿入侵。

（四）内燥

内燥指津液不足,机体失其濡润的病理变化。内燥的形成多由久病耗伤阴津,或汗、吐、下伤津,或亡血失精,或热病伤阴等所致。由于津液亏少,不能灌溉脏腑及润泽肌肤、孔窍,则出现一系列干燥失润的症状,如皮肤干燥脱屑,口鼻咽喉干燥,大便燥结,小便短赤等。故《素问玄机原病式·六气为病》说:"诸涩枯涸,干劲皴揭,皆属于燥。"内燥病变可发生于各脏腑,但以肺、胃、大肠最为多见。肺喜柔润而恶燥,为娇脏,若肺燥则宣降失职,常见干咳,或痰少而粘,或嘶哑,或咯血等症;胃主腐熟水谷而喜润恶燥,若胃燥则失于通降,常见食少,舌光红无苔等症;大肠传化糟粕,若肠燥则传导失职,常见大便燥结等症。

此外,体内津液亏少,可导致阴虚内热,而见五心烦热,舌干红少苔等症;津液亏少又可致血液不足或血行瘀滞,肌肤失润失养,日久见形体消瘦,皮肤干燥或肌肤甲错,瘙痒脱屑等症。

（五）内火（热）

内火（热）指由于阳盛有余,或阴虚阳亢,或五志过极,或病邪郁结而产生的火热内扰,功能亢奋的病理状态。内火（热）病机主要有阳盛化火、邪郁化火、五志化火、阴虚火旺等方面。

1.阳盛化火　机体的阳气称为"少火",有养神柔筋,温煦脏腑经络的作用。若脏腑阳气亢盛,可使功能活动亢奋,这种病理性的阳亢,称为"壮火",即"气有余便是火"。阳盛化火属于实火,以壮热、面赤、口渴、汗出等为主要症状,常见于心火炽盛、肝火炽盛、肺热（火）炽盛等。

2.邪郁化火　邪郁化火包括两个方面:一是外感六淫中的风、寒、湿、燥等病邪,郁久而化热化火,如寒邪化热、湿郁化火等;二是体内的病理性产物,如痰湿、瘀血、食积等,郁久而化火。邪郁化火主要是由于邪气阻滞气机,郁久而从阳化火生热。邪郁化火多属实火,常见于痰火、食火、瘀热等。

3.五志化火　五志化火指由于情志刺激,影响脏腑气血阴阳,导致脏腑阳盛,或气机郁结,气郁日久而从阳化火。五志化火多属实火,常见于心肝火旺。

4.阴虚火旺　阴虚火旺指阴液大伤,阴不制阳,阴虚阳亢,虚热内生的病理变化。多由于津液亏虚,阴气大伤,阴虚阳亢所致。阴虚火旺属于虚火,可见全身性的虚热征象,如五心烦热,骨蒸潮热,消瘦盗汗,舌红少苔,脉细数无力等;亦可由于虚火上炎,而集中表现为某一部位的火热征象,如牙痛，咽痛，齿衄，颧红等。

第三节　疾病传变

传变，指疾病在机体脏腑、经络、形体、官窍之间的传移和变化。疾病传变理论旨在阐明疾病过程中各种病理变化的演变、发展规律。疾病传变，实际上即是疾病发展过程中不同时间、空间上，机体脏腑、形体、官窍以及精、气、血、津液等各种病理变化之间的复杂联系与变化。

一、疾病传变的形式

疾病传变的形式有三：一是表里出入，二是外感病传变，三是内伤病传变。

（一）表里出入

表与里，是一个相对的概念，所指病变部位并非固定。表里是区别病位内外和病势深浅的纲领。病在表，多见皮毛、肌腠、经络的病理变化和相应临床表现；病在里，多见脏腑、精气血津液的病理变化和相应的临床表现。

疾病在表里之间的传变，意味着病邪在表里之间的出入变化，故称之为表里出入。

1. 表病入里　表病入里，又称表邪入里，指外邪侵袭，首先停留于机体的肌肤卫表，而后内传入里，病及脏腑的病理传变过程。常见于外感病的初期或中期，是疾病向纵深发展的反映。多因正气损伤，抗邪能力减退，未能祛除邪气，邪气向里发展，或因邪气过盛，或因失治、误治等，致表邪不解，传变入里。

表病入里有着一定的次序与规律，《素问·阴阳应象大论》说："邪风之至，疾如风雨，故善治者治皮毛，其次治肌肤，其次治筋脉，其次治六腑，其次治五脏。治五脏者半死半生也。"临床上判断表里传变应以证候变化的观察分析为依据，不可拘泥于一定的时间和程序。《素问·阴阳应象大论》所描写的只是一般的由表入里传变的形式，若正气不足，抗邪无力，邪气又可长驱直入，从而表现出"直中"的传变形式。病邪依次内传，转化入里，多由正气渐损，正不胜邪所致。而病邪"直中"入里，多由于邪气过盛，暴伤正气，正不敌邪而成，或为内外病邪相引所致。表病入里，主要取决于正邪相搏的盛衰变化，并与治疗、护理是否恰当相关。

2. 里病出表　里病出表，指病邪从在里的脏腑，透达于外的病理传变过程。多见于疾病的恢复期，是病势好转或向愈的反映。多因正气强盛，或因为治疗得当，正气来复，邪气渐衰，正能胜邪，驱邪外出，故病由里出表。反之，若正气内溃，病邪内陷深入，里病则难有外达之机。临床上判断里病出表同样应以对证候变化的观察分析为依据。

（二）外感病传变

外感病发于表，发展变化过程是自表入里、由浅而深的传变。故外感病基本是表里传变，但内传入里后，亦见脏腑间的传变。不同的外感病，其病位传变的形式又有所区别，主要有六经传变、卫气营血传变和三焦传变。

1. 六经传变　六经指三阴经、三阳经，这里主要指外感热病的六个不同病理阶段。六经传变是指疾病的病位在六个不同病理阶段（六经）之间的相对传移变化。

2. 三焦传变 三焦传变，指病变部位循上、中、下三焦而发生转移变化。三焦传变是温病的主要传变形式。

3. 卫气营血传变 卫气营血传变，指温热病过程中，病变部位在卫、气、营、血四个阶段的传移变化。

（三）内伤病传变

内伤病是内脏遭到某些病因损伤所导致的一类疾病。因此，内伤病的基本病位在脏腑。其基本传变形式是脏腑传变。

1. 脏与脏传变 病位传变发生于五脏之间，是内伤病最主要的病位传变形式。如肺病及心、心病及肾等。

2. 脏与腑传变 病位传变发生与脏与腑之间，或脏病及腑，或腑病及脏。多见于脏腑之间表里关系的传变。如肝病及胆、胃病及脾等。

3. 腑与腑传变 病变部位在六腑之间发生传移变化。如胃病及胆、小肠病及大肠等。

4. 形脏内外传变 病邪通过形体而内传相关之脏腑，或脏腑病变影响形体。如"筋病不已，内传于肝"，"脾病四肢不用"等。

二、影响疾病传变的因素

疾病传变与否以及传变的方向与速度等，主要取决于正气、邪气以及两者之间的盛衰消长变化，其中，正气尤为重要。如《难经·七十七难》说："见肝之病，则知肝当传之于脾，故先实其脾气。"倘若脾气不虚，则不可实脾，故《金匮要略·脏腑经络先后病脉证》说："四季脾旺不受邪，即勿补之。"决定正气强弱的主要因素是体质和精神状态，地域因素，气候因素以及治疗因素则影响着正邪两个方面。

（一）体质因素

体质与正气之强弱有关，从而影响传变与否及迟速。体质盛壮者，感邪后较少传变，病程较短；体质虚弱者，感邪后多传变，病程绵长。此外，精神状态也通过对正气发生作用而影响疾病的传变进程。愉悦开朗的心境，利于疾病好转康复。相反，恶劣的心境，则使疾病发展传变。

（二）病邪因素

病邪是影响疾病传变的重要因素，疾病传变的迟速与邪气的性质直接相关。如外感六淫病邪，一般阳邪传变较快，特别是火（热）邪、风邪、暑邪；阴邪传变较慢，特别是湿邪黏滞而较少传变。疠气则传变急速。湿、痰、水饮及瘀血内生，传变一般迟于外邪。另外，邪盛则传变较快，邪微则传变缓慢。

邪气不同，侵袭途径不同，病位传变的路径亦有较大的差异。外感病因以表里传变为主，伤寒多六经传变，而温病多卫气营血、三焦传变。内伤病因主要是脏腑传变，亦可表里相及。疠气致病力强，则各有相对特殊的传变途径。

（三）地域因素

地域因素共同作用于正气与邪气，从而对疾病的传变发生影响。一般来说，地域因素的长期作用，形成不同地理环境人群的体质特点和疾病谱的差异，同时亦影响疾病的传变。比如居处高燥地域的人群，感邪后较易化热、化燥，伤阴耗津，病位多在肝肾肺胃；而居处卑湿之地者，病变较易化湿，病位多在中焦脾胃。

（四）气候因素

气候因素对于体质特点的形成以及邪气的影响显著，进而对疾病传变的发生作用。如冬春寒冷季节，寒哮一证容易出现外寒入里引动内饮而发病，发生表里的传变；而阳盛之躯，则可因寒邪外束腠理，阳气不得发越而暴亢，乃至化火生风，发生厥仆之变，此又属脏腑经络的传变。

（五）治疗因素

正确的治疗、护理，则可及时阻断、中止疾病的发展和传变，或使疾病转危为安，以至痊愈。反之，若用药不当，或失治、误治，护理不当则可损伤人体正气，并助长邪气，以至变证迭起，坏证丛生，甚至预后不良。

【文献辑要】

1.《素问·阴阳应象大论》："邪风之至，疾如风雨，故善治者治皮毛，其次治肌肤，其次治筋脉，其次治六腑，其次治五脏。治五脏者半死半生也。"

2.《素问·至真要大论》："诸风掉眩，皆属于肝。诸寒收引，皆属于肾。诸气膹郁，皆属于肺。诸湿肿满，皆属于脾。诸热瞀瘛，皆属于火。诸痛痒疮，皆属于心。诸厥固泄，皆属于下。诸痿喘呕，皆属于上。诸禁鼓慄，如丧神守，皆属于火。诸痉项强，皆属于湿。诸逆冲上，皆属于火。诸胀腹大，皆属于热。诸躁狂越，皆属于火。诸暴强直，皆属于风。诸病有声，鼓之如鼓，皆属于热。诸病胕肿，疼酸惊骇，皆属于火。诸转反戾，水液浑浊，皆属于热。诸病水液，澄澈清冷，皆属于寒。诸呕吐酸，暴注下迫，皆属于热。"

3.《灵枢·百病始生》："风雨寒热，不得虚，邪不能独伤人。卒然逢疾风暴雨而不病者，盖无虚，故邪不能独伤人。此必因虚邪之风，与其身形，两虚相得，乃客其形；两实相逢，众人肉坚"。

4.明·王履《医经溯洄集·四气所伤论》："且夫伤于四气，有当时发病者，有过时发病者，有久而后发病者，有过时久自消散而不成病者，何哉？盖由邪气之传变聚散不常，及正气之虚实不等故也。"

5.明·张介宾《类经·论治类·气味方制治法逆从》："至若假寒者，阳证似阴，火极似水也，外虽寒而内则热，脉数而有力，或沉而鼓击，或身寒恶衣，或便热秘结，或烦渴引饮，或肠垢臭秽，此则恶寒非寒，明是热证，所谓热极反兼寒化，亦曰阳盛格阴也。假热者，阴证似阳，水极似火也，外虽热而内则寒，脉微而弱，或数而虚，或浮大无根，或弦芤断续，身虽炽热而神则静，语虽谵妄而声则微，或虚狂起倒而禁之即止，或蚊迹假斑而浅红细碎，或喜冷水而所用不多，或舌苔面赤而衣被不撤，或小水多利，或大便不结，此则恶热非热，明是寒证，所谓寒极反兼热化，亦曰阴盛格阳也。"

6.清·叶桂《临证指南医案·中风》："肝为风脏，因精血衰耗，水不涵木，木少滋荣，故肝阳偏亢，内风时起，治以滋液息风。"

【思维训练】

1.基于中医发病理论探讨正气与邪气的关系及其在发病中的作用。

2.查阅资料，梳理中医病机学的历史源流，把握病机学的研究进展。

3. 怎样认识邪正盛衰？请思考邪正盛衰与病性虚实的关系。

4. 如何理解阴阳失调？试述阴阳失调与证候寒热的相关性。

5. 联系气血关系理论深入解析气血失调的生理基础及其病机特点。

【参考文献】

1. 吴敦序 . 中医病因病机学 [M]. 上海：上海中医学院出版社，1987.

2. 胡冬裴 . 中医病因病机学 [M]. 北京：中国协和医科大学出版社，2004.

3. 王磊 . 中医病因学史论 [M]. 哈尔滨：黑龙江科学技术出版社，2010.

4. 郑洪新 . 证候病机学的研究思路 [J]. 辽宁中医杂志，2004，31（4）：275–276.

5. 吴勉华 . 传承名老中医学术思想，重视开展病机学创新性研究 [J]. 南京中医药大学学报，2009，25（5）：327–329.

6. 王键 . 中医病因病机研究的思路与方法 [J]. 中国中医基础医学杂志，2012，18（6）：581–583.

7. 冯兴中，王永炎 . 论 "百病生于气也" [J]. 北京中医药大学学报，2014，37（1）：5–8，14.

第八章

养生与防治原则
——维护健康与防治疾病的策略

【学习引导】

"养""防""治"是维持健康的三要素。"养"即养生,"防"即预防,包括"防病""防变""防复"。养生、预防充分体现中医"治未病"思想,乃"上工"之所为。"治",为治疗,即病后治疗。"治病求本"乃中医学治疗疾病的指导思想,在此思想指导下中医派生出正治反治、治标治本、扶正祛邪、调理阴阳、调理气血、三因制宜等重要治则。通过本章的学习,要求掌握中医学养生、预防和治疗原则的基本内涵,理解中医防治观的特色,从而为中医临床课的学习奠定基础。

【名词术语】

养生 预防 治未病 未病先防 既病防变 病后防复 治则 治法 治病求本 急则治标 缓则治本 标本兼治 扶正祛邪 正治 反治 热因热用 寒因寒用 塞因塞用 通因通用 阴中求阳 阳中求阴 阴病治阳 阳病治阴 因时制宜 因地制宜 因人制宜 用寒远寒 用热远热

养生,即保养生命,是通过各种调摄保养方法,增强体质,提高正气,以增强对外界环境的适应能力和抗御病邪的能力,减少或避免疾病的发生,从而延缓衰老过程。

防治原则,是预防疾病发生和治疗疾病以阻断其发展并使之好转或痊愈所遵循的基本原则,是在整体观念和辨证论治思想指导下,制定的反映中医预防和治疗学规律和特色的理论知识,是中医学理论体系的重要组成部分。其中的预防与养生在理论上相互交融,在维护健康的实践中相互为用,是中医预防医学的两大基石。

第一节 养 生

养生,又名摄生、道生、保生。即保养生命,即根据生命发展的规律,采取能够保养身体,减少疾病,增进健康,延年益寿的手段所进行的中国传统保健活动。中医养生学是研究中国传统保健理论、方法和应用的中医学科,是中医学理论体系的重要组成部分。

一、养生的基本原则

中医养生学历史悠久,内容丰富。上古时期,人类即在自然活动中积累了大量养生防病知识,如"往古人居禽兽之间,动作以避寒,阴居以避暑"(《素问·移精变气论》),只是尚未形成完整的理论体系。随着中医理论体系的形成,《黄帝内经》的成书问世,中医养生学得到不断的发展和完善。

此外，中国传统文化，尤其是道家思想是中医养生学的重要渊源。道家极为重视养生，把养生和修道、得道视为一体。道家的"自然无为"、"人法自然"、"上善若水"的思想是中医学倡导的"恬淡虚无"、"顺应天时"、"德全不危"的理论渊源；道家的"炼养精气神"与中医"形神兼养"一脉相承；道家的"冲气以为和"是中医养生各法"以平为期"理论的基础。在此基础上，中医学形成了以顺应自然、形神兼养、保精护肾、调养脾胃为主的四大养生基本原则。《素问·上古天真论》所说的"上古之人，其知道者，法于阴阳，和于术数，食饮有节，起居有常，不妄作劳，故能形与神俱，而尽终其天年，度百岁乃去"，即是对养生基本原则的精辟论述。

（一）顺应自然

人与天地相应，人体的生理活动与自然界的变化规律是相适应的。《道德经》主张"人法自然"思想在中医学养生中得到充分体现。中医学主张要掌握自然变化规律，主动地采取各种养生措施以适应其变化，从而避免疾病的发生，延缓衰老。《素问·四气调神大论》指出："春夏养阳，秋冬养阴"，告诉我们要遵循四时的变化规律，顺时养生。顺应自然规律并非是被动的适应，而是要采取积极主动的态度，掌握自然变化的规律，防御外邪的侵袭，比如根据四季的变化，合理衣着饮食调配，有规律地安排起居作息等等。

（二）形神兼养

形神兼养，是指不仅要注意形体的保养，还要注重精神的调摄，使形体强健，精力充沛，身体和精神达到和谐状态。形神合

一——这一中医学的生命观与道教生命学说有密切关系。道家认为人禀气含灵，气组成形体，灵则为精神，因此养生就要神与形并养。形为神之宅，神为形之主；无形则神无以生，无神则形无以统。两者相辅相成，不可分离。与这一思想相联系，道家提出了生命由精、气、神构成的思想，因此，道家十分重视炼养精气神。如道教内丹以内修、内养、内炼为内证，通过修炼精气神以得内药，延缓衰老；道教的服气、行气等炼气之法作为气功修炼的基本要领，可用于治疗诸多慢性疾病；道教的守一、吐纳、行气、导引、服食、存思、房中、内丹等养生术，可通过内炼外炼、静功动功，达到养神强体保精之目的。中医养生学汲取道教养生思想，主张动以养形，静以养神。通过劳动、舞蹈、散步、导引、按摩等方法运动形体，调和气血，疏通经络，防病健身；通过清静养神、四气调神、积精全神、修性怡神、气功炼神等方法，保持神气的清静。如此动静结合，以达到调神和强身的统一。

（三）保精护肾

保精护肾，是指利用各种手段和方法来调养肾精，使精气充足，体健神旺，从而达到延年益寿的目的。精气神是人身"三宝"，其中，精是基础，精化气，气生神，神御精，因此保精为健康长寿的根本。精禀于先天，养于后天，藏于五脏。五脏之中，肾为先天，主藏精，故保精重在保养肾精。保养肾精应注意节欲保精，节制房事。恣情纵欲会使肾精枯竭，真气耗散而未老先衰。此外，还可以通过运动保健、导引补肾、按摩益肾、食疗补肾、药物调养、针推保健等方法保养肾精。如道教炼气法，就是通过动静

结合以养真元之气为主的养生之法。

（四）调养脾胃

脾胃为后天之本，气血生化之源，脾胃功能的强弱与机体的盛衰、生命的寿夭关系甚为密切。脾胃健运，精微物质源源不断地化生、输送到全身，滋养五脏六腑、四肢百骸。若脾胃运化功能失常，精微物质不能化生和输布，脏腑失养则会导致疾病。因此，古人十分重视脾胃在养生中的重要作用。如道教辟谷修行时，常采取食用人参、蜂蜜、茯苓、大枣等补脾药食来代替谷食。调养脾胃的关键是调摄饮食，要做到饮食适时适量、清洁卫生、不可偏嗜。此外，运动保健、情志调摄、药物调养、针推保健等均有助于调养脾胃。

二、养生的方法

（一）精神养生

精神养生是在"天人相应"整体观念的指导下，通过怡养心神、调摄情志、调济生活等方法，使形神高度统一，提高健康水平。当今社会，由于生活节奏加快，工作压力加大，由精神因素引起的心身疾患愈来愈多，对精神养生必须引起重视。精神养生主要可概括为调神养生法、调摄情绪法两方面。

1. 调神养生法　历代养生家把调养精神作为养生长寿之本法，防病治病之良药。早在《道德经》即提出了"自然无为"的"少欲"观念，《黄帝内经》沿袭了道家"自然无为"的哲理，认为养生贵在"治神"。如《素问·上古天真论》曰："恬淡虚无，真气从之；精神内守，病安从来？"调神可有以下方面：

首先要清静养神。要求人们少私寡欲、养心敛思。减少私心杂念，降低对名利和物质的嗜欲，保养心神，志向专一，驱逐烦恼；还要开朗乐观，使营卫流通，气血通畅，身心健康。同时要心理平衡。培养正确的竞争意识和健康的心理素质，提高心理承受能力，防止心理疾病的发生。

此外，应该立志养德。包括坚定信念和道德修养两方面。道家崇尚"上善若水"，在养生上要求人们重视道德品质的修养，这是养生长寿重要的前提条件。拥有正确的人生观，远大的理想和高尚的道德情操，能使神志安定，气血调和，德全不危，有益于健康长寿。

2. 调摄情绪法　具体方法多种多样，归纳起来可分为节制法、疏泄法、转移法和情志制约法。

节制法：要做到遇事戒怒和宠辱不惊，调和节制情感，防止七情过极，达到心理平衡。

疏泄法：通过直接发泄法或者借助别人疏导的疏导宣散法，把抑郁在心中的不良情绪发泄出去，以尽快恢复心理平衡。

转移法：通过一定的方法和措施改变人的注意力，或改变其周围环境，使其从负性情绪中解脱出来。如可通过听音乐、运动等转移注意力，避免不良情绪的干扰。古代祝由疗法即是转移法，通过转移患者的精神，达到调整气机，精神内守的作用。《素问·移情变气论》曰："古之治病，惟其移精变气，可祝由而已"。

情志制约法：又称以情胜情法。是根据情志及五脏间存在的阴阳五行生克原理，用互相克制的情志，来转移和干扰原有对机体有害的情志，从而协调情志。《素问·阴阳应象大论》指出："怒伤肝，悲胜怒"；"喜伤心，恐胜喜"；"思伤脾，怒胜思"；"忧伤肺，喜胜忧"；"恐伤肾，思胜恐"。这种"以情胜情"的独特方法，充分体现了精神因素与形体内脏、情志之间的关联性。

（二）起居养生

起居养生是指对日常生活中各个方面进行科学安排，采取一系列健身措施，以达到祛病强身、益寿延年的目的。起居养生内容很多，择要介绍如下：

1. 起居有常 人生活在自然界中，人类的起居只有与自然界阴阳消长的变化规律相适应，才有益于健康。例如，一日之内平旦阳气始生，日中阳气最盛，黄昏阳气渐虚而阴气渐长，深夜阴气最盛。人们应在白昼从事日常活动，夜晚安卧休息，也就是古人所说的"日出而作，日入而息"。同理，一年四季具有春温、夏热、秋凉、冬寒的特点，人体也应顺应四季气候的变化而适当调节起居规律，在春夏晚卧早起；秋季早卧早起；冬季早卧晚起，使人与自然阴阳保持平衡协调，有利于长寿。

2. 劳逸适度 劳和逸都是人体的生理需要。生活中必须有劳有逸，但不能过劳、过逸，劳伤过度可内伤脏腑，过度安逸则气机郁滞。因此，主张劳逸结合，相互协调，劳中有逸，逸中有劳。只有劳逸适度才有利于健康长寿。

3. 节欲保精 "欲不可纵"是中医养生学的基本要点之一。节欲保精是抗衰防老的重要一环。养生家主张房事有度，使精盈充盛。若纵情泄欲，则肾精匮乏，五脏虚衰，多病早夭。中年之后，肾精渐衰，因此，节欲保精对于中老年人尤为重要。此外，节欲保精还是优生优育的保证。

（三）饮食养生

饮食养生是按照中医理论，调整饮食，注意饮食宜忌，合理地摄取食物，以增进健康，益寿延年的养生方法。饮食养生的作用主要有强身防病和益寿防衰两方面。如大蒜能预防腹泻；绿豆汤能预防中暑；葱白生姜能预防感冒；芝麻、桑椹、枸杞子、龙眼肉、胡桃、蜂王浆、山药、人乳、牛奶、甲鱼等能补精益气，益寿防衰。

饮食养生必须遵循一定的原则和法度，一要合理配膳，全面营养，不可偏食。早在《黄帝内经》，人们就已认识到了以谷类为主食品，以肉类为副食品，以蔬菜来充实，以水果为辅助的饮食配膳原则。饮食调配得当，则五味和谐，脏腑、筋骨、气血得养，有利于健康长寿。二要节制饮食，进食定量、定时，不可过饱过饥。三要注意饮食卫生，防止病从口入。四要因时因人而宜，配膳营养。如春季阳气升发，应适当食用麦、枣、花生、葱、香菜等辛温升散食品，而少食生冷粘杂之物。再如体胖之人多痰湿，饮食宜清淡，不宜多食肥甘油腻；体瘦之人多阴虚内热，宜吃甘润生津的食物，不宜多食辛辣燥烈之品。

（四）运动养生

运动养生又称传统健身术，是运用传统的体育运动方式进行锻炼，以活动筋骨，调节气息，静心宁神来畅达经络，疏通气血，和调脏腑，达到增强体质，益寿延年目的的养生方法。传统健身术包括太极拳、五禽戏、八段锦、易筋经、各种气功和武术等，传统运动养生以中医的阴阳、脏腑、气血、经络等理论为基础，融导引、气功、武术、医理为一体，注重意守、调息和动形的协调统一。意守指意念专注；调息指呼吸调节；动形指形体运动。运动养生要掌握要领，强调适度，不宜过量，持之以恒。

（五）环境养生

养生环境是指空气、水源、阳光、土壤、植被、住宅、社会人文等因素综合起来，所形成的有利于人类生活、工作、学习的外部条件，包括自然环境、居住环境和室内环境。人与自然是有机的整体，适宜的生活环境可保证工作学习的正常进行，有利于人类的健康长寿和民族的繁衍兴旺。反之，不良的生活环境不仅损害人类健康，还会产生远期的潜在危害，威胁子孙后代。因此，要慎重选择适宜生活的环境，并采取有效的预防措施，尽量避免环境中的有害因素对人体的不良影响。

（六）针药养生

1.针灸推拿养生　针灸推拿养生是以经络俞穴理论为基础，运用不同的方法调整经络气血，通达营卫，协调脏腑，达到增强体质，防病治病目的的养生方法。针刺养生是用针刺激机体相应的穴位，运用迎、随、补、泻的手法以激发经气，使人体新陈代谢机能旺盛起来。灸法是用艾绒或其他药物放置在体表的腧穴上烧灼、温熨等，借助于药物的温热刺激温通气血，以达到调整机体的作用。推拿是用手指、掌或辅助按摩器械对人体的经络、俞穴、肢体、关节等处，施以按、点、揉、搓、推、拿、抓、打、压等手法，舒筋活血，调和机体。养生保健多以自我按摩为主，简便易行，行之有效。

2.药物养生　药物养生是用具有抗衰防老作用的药物来达到强健身体，延缓衰老目的的养生方法。人体健康长寿很重要的条件是先天禀赋强盛，后天营养充足，养生方药多立足于固护先天、后天，即以护脾肾为重点，辅以行气、活血、清热、利湿等，补虚泻实。药物养生的对象多为体质偏差较大或体弱多病者，前者则应根据患者机体脏腑阴阳气血的偏颇选用针对性的药物；后者则以补益脾胃、肝肾为主，进补时切不可过偏，否则会再致阴阳失衡，使机体遭受又一次损伤，服用补药还要根据四季阴阳盛衰消长的变化，采取不同的方法。

上述养生基本原则和方法是相互关联、融为一体的，应按照个体特性综合运用，以获得有效的养生效应。

第二节　预　防

预防，就是采取一定的措施，防止疾病的发生与发展。中医学历来注重预防，称之"治未病"。《素问·四气调神大论》说："圣人不治已病治未病，不治已乱治未乱……夫病已成而后药之，乱已成而后治之，譬犹渴而穿井，斗而铸锥，不亦晚乎。"生动地指出了"治未病"的重要意义。中医学的预防思想，包括未病先防、既病防变和病后防复等方面内容。

一、未病先防

未病先防，就是在疾病发生之前，采取措施防止疾病的发生。疾病的发生，关系到邪正两个方面，邪正盛衰变化决定疾病发生、发展和变化的全过程。因此，必须从增强人体正气和避免病邪侵害两方面入手，阻止疾病的发生。

（一）增强正气

正气不足是疾病发生的内在因素。《素问·刺法论》指出："正气存内，邪不可干"。由此可见，提高正气抗邪能力是预防疾病发生的关键。提高正气抗邪能力主要通过养生保健，具体方法有：

1. 精神调摄 中医学认为精神情志活动与机体的脏腑气血等功能密切相关。精神愉快，则气机调畅，气血和平，脏腑功能旺盛，抗病能力增强。如果情志波动过于剧烈或反复、持久，超越了常度，可使人体气机逆乱，气血阴阳失调而发病。如过喜伤心，暴怒伤肝等。因此，生活中要通过调身养性、调摄情志、调节生活的方法，保持乐观的态度、豁达的胸怀及和睦的人际关系，提高健康水平。

2. 形体锻炼 生命在于运动，人体通过长期、适度的形体锻炼，可使气血通畅，筋骨肌肉壮实，体质得到增强，从而减少或防止疾病的发生，即所谓"流水不腐，户枢不蠹"。传统的健身方法除了汉代医家华佗模仿虎、鹿、熊、猿、鸟的动作创制的"五禽戏"之外，还有太极拳、太极剑、八段锦、易筋经、武术等。

3. 起居有常 生活作息要有一定规律。中医主张顺应四时气候和昼夜变化，合理安排睡眠、起床、用餐、工作学习、锻炼等作息时间。要注意劳逸适度，体力劳动轻重相宜，体力劳动与脑力活动动静结合，还要注意房室有节，节欲保精。房劳过度必致肾精肾气亏损而使人易于衰老或患病。

4. 药食调养

（1）饮食调摄：一是提倡饮食定时定量，不可过饥过饱；二是注意饮食卫生，不吃不洁、腐败变质的食物；三是不可偏嗜某味，以防某脏之精气偏盛；四是食性寒温要与体质相宜，体质偏热者宜食寒凉而忌温热之品，反之亦然；某些易使旧病复发或加重的"发物"亦不宜食。（2）药物调养：注重药膳调养，即将中药与某些具有药用价值的食物配伍的膳食兼有药、食之长，药膳常用平和中药如人参、枸杞子、黄芪、黄精、何首乌、桑椹子、莲子、百合、薏米、芡实、菊花等，辨证施膳可防病治病、保健强身。

5. 针推保健 即运用针刺、灸法、推拿等保健方法，以调整经络、刺激俞穴为基本手段，使人身气血阴阳恢复平衡。常用的养生保健穴位有足三里、三阴交、关元、气海、涌泉等；传统的保健按摩法有熨目、摩耳、按双眉、摩腹、捶背、摩涌泉等。针刺、灸法、推拿三种方法各有特长，针刺有补有泻；灸法长于温补、温通；按摩侧重于筋骨关节，三者可配合使用，增强人体正气。

（二）避免邪气侵害

虽然提高正气的抗邪能力是未病先防的上乘之策，但是预防病邪的侵害也是阻止疾病发生不可缺少的手段。邪气是疾病发生的重要条件，在某些特殊情况下，邪气发挥着主导作用。预防病邪的侵害主要从避其邪气和药物预防两方面入手。

1. 避其邪气 病邪是导致疾病发生的重要条件，故未病先防除了养生以增强正气，提高抗邪能力外，还要注意避免病邪的侵害。《素问·上古天真论》说："虚邪贼风，避之有时。"告诉我们应谨慎躲避外邪的侵害，其中包括顺四时，防六淫之邪的侵害；

避疫毒，防外伤与虫兽伤；讲卫生，防止环境、水源和食物的污染等。

2. 药物预防　事先服用某些药物，提高人体抗邪能力，预防疾病的发生，是未病先防的一项重要措施，尤其在预防疫病流行方面更有意义。古今医家对此积累了许多行之有效的方法。如《素问·刺法论》有"小金丹……服十粒，无疫干也"的记载，说明我国很早就开始了药物预防的工作。十六世纪又发明了用于预防天花的人痘接种法，堪称"人工免疫法"的先驱，为后世的预防接种免疫学的发展做出极大贡献。此外，以苍术、雄黄等烟熏以消毒防病，贯众、板蓝根或大青叶预防流感，茵陈、栀子等预防肝炎，马齿苋等预防菌痢，都是简便易行、行之有效的药物预防方法。中草药在近年来发生的传染性非典型肺炎、人感染禽流感等疫病的防治方面仍起着不可低估的作用，今后对中草药在疫情防控方面的作用与优势还需继续深入探究。

二、既病防变

既病防变，是指疾病发生后，采取一定措施，争取早期诊断，早期治疗，以防止疾病的发展与传变的原则。包括早期诊治、防止传变、病后防复三个方面。

（一）早期诊治

在疾病过程中，邪正盛衰的变化，可出现病位由浅入深、病情由轻到重、由单纯到复杂的发展变化过程。早期诊治的优势在于疾病初期，邪气尚未深入，正气未衰，病情多轻，传变较少，病较易治。如不及时诊治，邪势渐盛，正气渐衰，病邪就可能由浅入深，使病情愈来愈复杂、深重，治疗也就

愈加困难。《素问·阴阳应象大论》指出："故邪风之至，疾如风雨，故善治者治皮毛，其次治肌肤，其次治筋脉，其次治六腑，其次治五脏。治五脏者，半死半生也。"

早期诊治的关键在于掌握不同疾病的发生、发展变化过程及其传变规律，病初即作出正确诊断，从而有效地治疗，防止其传变。随着现代医技水平的不断提高，还应结合现代医学的检测手段，为处于疾病初起阶段的患者提供早期诊治的良好时机。

（二）防止传变

防止传变，是在掌握疾病的发生发展规律及其传变途径的基础上，采取积极地措施，以防止疾病的发展或恶化。防止传变包括阻截病传途径与先安未受邪之地两个方面。

1. 阻截病传途径　疾病的传变是有一定的规律和途径的。外感热病的传变多遵循六经传变、卫气营血传变和三焦传变等，内伤杂病的传变多遵循五脏相生相克规律传变、表里和经络传变等。根据不同疾病的传变规律，及时采取适当的防治措施，截断其传变途径，是阻止病情深化与恶化发展的有效方法。例如，伤寒病的六经传变，病初多在体表的太阳经，因此在太阳病阶段就要进行治疗，以防止伤寒病病势发展；又如温病多始于卫分证，因此卫分证阶段就是温病早期诊治的关键。

2. 先安未受邪之地　即根据具体疾病的传变规律，对尚未受邪而可能即将被影响的脏腑经络等处，事先予以充实以安抚之，从而阻止病变传至该处。"先安未受邪之地"一词是清代温病学家叶桂提出的，当外感温热病伤及胃阴时，叶桂根据温热病传变规

律，认为温热病下一步将会耗及肾阴，主张在甘寒养胃阴的方药中，加入咸寒滋肾阴的药物，以防止肾阴的耗损。不仅是外感病，对于脏腑病也要按五行生克乘侮、经络相传等传变规律，实施防范性治疗，控制其病理传变。如《金匮要略·脏腑经络先后病脉证》说："见肝之病，知肝传脾，当先实脾。"临床上治疗肝病时，常配以调理脾胃的药物，使脾气旺盛而不受邪。这些都是既病防变原则的有效应用。

（三）病后防复

病后防复，是指在疾病将愈或愈后，防止其加重或复发。疾病初愈，患者正气仍较虚弱，此时如不注意调养，可导致疾病复发、加重，或重感新邪而续发它病。病后防复主要包括防止感邪复病、防止情志致复、防止食复、防止劳复、防止药复等方面：

1. 防止感邪复病 气候因素、地域因素等也可成为复发的因素。要注重气候变化、地域因素等对疾病的影响，防止环境变化致复。预防措施同样秉承"内养外防"的基本原则，一方面要扶助正气以提高抗邪能力，另一方面要慎避外邪，防寒保暖，这些对于防止重感致复有重要的临床意义。

2. 防止情志致复 情志过激亦能引起病后复发与加重，唐宗海在《血证论》中也有"十剂之功，败于一怒"的感慨。因此，疾病初愈之际，须慎戒情志过激，保持心情舒畅，防止疾病复发。

3. 防止食复 病后初愈，胃气薄弱，邪气尚存，饮食宜清淡易消化，少食多餐，尤其是热病稍愈时，多食或恣食肥甘不仅影响脾胃运化，且能加重内热，滋生湿浊，易使疾病复发。病后应注重护养胃气。可选用补

益胃气的食物帮助胃气恢复，同时避免食用苦寒败胃、滋腻碍胃之品。饮食还宜"忌口"。如热体热病忌辛辣煎炸，寒体寒病忌生冷瓜果等。

4. 防止劳复 凡病初愈，病邪方除，正气尚未康复，生活起居必须慎为调摄，切忌操劳。要劳逸适度，保证充分睡眠；病后初愈以安养为主，同时可根据个人情况，适量运动，随着元气日益恢复，逐渐增加运动量。此外，病后尤应慎戒房劳以防戕害真元，使疾病复发。

5. 防止药复 病后药物调理运用失当或滥施补剂可发生药复，因此疾病愈后调补必须辨证用药。扶正宜平补而勿助邪，祛邪宜缓而勿伤正。疾病初愈勿滥投补剂，若急于求成，过早迭进大补，反会致虚不受补，或壅正助邪而引起疾病的复发。

第三节　治疗原则

治则，即治疗疾病的法则。它是在整体观念和辨证论治精神指导下制定的，对临床治疗立法、处方、用药，具有普遍指导意义。

治则与治法不同。治法，是治疗疾病的方法。包括治疗大法、治疗方法及治疗措施。治疗大法是针对一类相同病机的病证而确立的，如汗、吐、下、和、清、温、补、消法，其适应范围相对较广，是治法中的较高层次。治疗方法是在治疗大法限定范围之内，针对各具体病证所确立的具体治疗方法，如辛温解表、镇肝息风、健脾利湿等。治疗措施是在治法指导下对病证进行治疗的具体技术、方式与途径，包括药治、针灸、

按摩、导引、熏洗等。

治则与治法二者既有区别，又有联系，治则是治疗疾病时指导治法的总原则，适用于各种病证治疗的指导；治法则是从属于一定治则的具体治疗大法、治疗方法及治疗措施，其针对性及可操作性较强，较为具体而灵活。如各种疾病都离不开邪正的斗争，病机不外乎是邪正盛衰，因而扶正祛邪适用于各种病证治疗的指导，属于治疗的基本原则。在此治则指导下的益气、养血、滋阴、补阳就是扶正的治疗大法；发汗、涌吐、攻下就是祛邪的治疗大法。而具体病证还有具体的治疗方法，如感冒的治疗大法是发汗，但风寒表证用辛温解表法，风热表证用辛凉解表法，这两种是具体的治疗方法，至于采用何种治疗措施，如药治、针灸、熏洗等，则可以根据疾病、病人、医生的具体情况而灵活选用。

治病求本是中医治疗的主导思想。治病求本是指在治疗疾病时，必须辨析出疾病的病因病机，抓住疾病的本质，并针对疾病的本质进行治疗。疾病的本质就是疾病的病因病机，是以证候来体现的。证候能反映疾病发展变化过程中某一阶段的本质，是病因、病位、病性、邪正关系的总体概括，而病因病机是证的病理基础。因而病因病机能够反映疾病的本质。以头痛为例，外感性头痛可因感受风寒、风热、风湿、风燥、暑湿等六淫邪气所致，内伤性头痛则由机体自身代谢失调所产生的气虚、血虚、瘀血、痰湿、肝阳肝火等病理变化引起，必须辨明病机，才能确立证候而施治。因此，"求本"实际上就是辨清病因病机，确立证候。这是整体观念与辨证论治在治疗观中的体现。治病求本

高度概括了中医治疗的精髓，是任何疾病治疗都必须遵循的最高原则。

中医治则主要包括正治反治、治标治本、扶正祛邪、调整阴阳、调和气血、三因制宜等。这些治则都要遵循治病求本的思想指导。

病有本质与临床现象一致者，有本质与临床现象不一致者，如何透过复杂多变的现象寻求病变的本质，处理好正治与反治？标本有轻重缓急，如何进行治标治本，体现治病求本的原则性和灵活性？邪正斗争产生虚实变化，怎样扶正祛邪，补虚泻实？阴阳有偏盛偏衰、气血也有虚实变化，怎样调理阴阳、调和气血？这些都是治病求本的具体化问题。治病求本的同时，如何做到因时、因地、因人制宜，处理好时间因素、地域因素和个体因素对疾病的影响？上述都是需要研究的治则问题。

一、正治反治

正治与反治，是在治病求本思想指导下，针对证候的性质和有无假象而制定的两种治疗原则。

（一）正治

正治，又称"逆治"，是指逆证候性质及其临床现象而治的一种治疗原则，即采用与证候性质相反的方药进行治疗。适用于现象与本质完全一致的病证。多数疾病的临床现象与本质是一致的，如热证见热象，寒证见寒象等，所以正治是临床最常用的一种治疗原则。主要包括：

1. 寒者热之　寒证表现出寒象，用温热性质的方药治疗，即以热药治寒证。寒证分清表里虚实及脏腑所在，应予以不同的温热

方药。如用辛温解表方药治疗表寒证，用辛热温里方药治疗里寒证。

2. 热者寒之 热证表现出热象，用寒凉性质的方药治疗，即以寒药治热证。需注意的是，这里的热是热证，不是发热，不能凭体温的高低用药。热证分清表里虚实及脏腑所在，应予以不同的寒凉方药；如用辛凉解表方药治疗表热证，用苦寒清里方药治疗里热证。

3. 虚则补之 虚证表现出虚象，用补益方药治疗，即以补益药治虚证。虚证应分气血阴阳，予以不同的补益方药。如用补气方药治疗气虚证，用滋阴方药治疗阴虚证。

4. 实则泻之 实证表现出实象，用攻逐泻实的方药治疗，即以攻邪泻实药治实证。泻

字含义甚广，不仅仅指的是泻下，根据邪气的性质而定，如血瘀证当活血化瘀，食滞证当消食导滞。

（二）反治

反治，又称"从治"，是指顺从病证的外在假象而治的一种治疗原则。即采用的方药性质与病证中的假象性质相同，适用于现象与本质不完全一致的病证。从表面来看，反治顺从的是证候的假象，然就其实质而言，仍然是逆证候的性质而治，故与正治在本质上是一致的，都是"治病求本"的体现。临床上出现假象的病证较少，反治的运用机会也相对较少，但这些假象也正是最容易误诊的地方。反治包括：

1. 热因热用 即以热治热，指用热性方药治疗具有假热现象的病证的治法。适用于真寒假热证。由于病本是阴寒内盛，病人有四肢厥冷、下利便溏、精神萎靡、小便清长等寒盛的表现。但阴寒内盛时会逼迫阳气浮越于外，病人又可见身热、面赤、口渴、脉大等热象，这种热象非阳盛所致，是为假热。因病本是里热盛极，当采用热药治疗，看似热药顺从的是假热现象，其本质仍是针对真寒之本而治。

2. 寒因寒用 即以寒治寒，指用寒性方药治疗具有假寒现象的病证的治法。适用于真热假寒证。由于病本是里热盛极，病人有身热、口渴、心烦、尿赤、便秘等热盛的表现。但里热盛极时，阳气会郁阻于内不能外达，格阴于外，病人又可见四肢厥冷、脉沉等寒象，这种寒象非阴盛阳虚所致，是为假寒。因病本是里热盛极，当采用寒药治疗，看似寒药顺从的是假寒现象，其本质仍是针对真热之本而治。

3. 塞因塞用 即以补开塞，指用补益方药治疗具有闭塞不通现象的虚证的治法。适用于正气虚弱、运化无力所致真虚假实证。例如，脾虚病人在乏力、纳少、便溏的同时，可见脘腹胀满、食后作胀等闭塞不通的壅实征象，但却无水湿、食积征象，因此这种闭塞不通的腹胀并不是因于邪气，而是因为脾气虚衰，无力运化所致的虚闭，是真虚假实之象。因病本是脾虚，当采用健脾益气方药治疗，脾气健运则腹胀自消，看似补药顺从的是闭塞不通的假实现象，其本质仍是针对真虚之本而治。

4. 通因通用 即以通治通，指用通利方药治疗具有通泄现象的实证的治法。适用于实邪阻滞、传化失司所致真实假虚证。例如，宿食阻滞引起的腹泻，虽表现为便次增多、大便稀溏，类似虚象，但大便臭秽，夹有不消化食物，脘腹饱闷，泻后觉舒，舌苔

厚腻，脉滑，提示腹泻为食积内停、脾胃失运所致，而不是脾气虚弱，无力固摄，所以这种腹泻是真实假虚之象。因病本是食滞，当采用消导泻下法治疗，看似通利方药顺从的是具有通泄的假虚现象，其本质仍是针对真实之本而治。

总之，正治与反治的本质都是治病求本，在临床具体应用时，若病变性质与其征象相符，采用正治治则；若病情较复杂，某些病证表现的症状与疾病的本质不相一致而出现假象时，则需透过假象，抓住本质，采用反治治则。

二、治标治本

标和本是具有相对性的概念，常用来说明疾病的本质和现象、病变的先后、主次等。标和本在不同的语境中具体所指不同。例如，就邪正关系而言，正气为本，邪气为标；就病因病机和症状而言，病因病机为本，症状为标；就发病先后而言，先病为本，后病为标；原发病为本，继发病为标；从疾病持续时间而言，慢性病为本，急性病为标等等。因此，在讨论标本的治疗时，我们需要明确在当前语境中孰是标孰是本，分清矛盾的主次关系，才能从复杂的病变中抓住关键，做到治病求本。

在区分标本缓急施治时，应掌握如下原则：

（一）急则治标

急则治标，是指当标症（或标病）急重时，或标病对本病有重要影响时，应当先对标症（或标病）进行治疗的治则。标急的情况多出现在疾病过程中的急重、甚或危重阶段。当某一症状特别急重，若不及时处理

就会危及患者生命，或使病人痛苦不堪，此时必须先控制标症。如在疾病过程中出现大出血、剧烈疼痛、剧烈呕吐或腹泻、二便不通、严重腹水或水肿、气息喘促等标症甚急的情况下，必须先紧急止血、止痛、止呕、止泻、通便、利尿、逐水、平喘等，就是"急则治标"的具体运用。

急则治标的"急"是一个相对概念，不全作危急看待。当标病对本病有重要影响，并妨碍本病的治疗，也应先治其标，为治本扫清障碍，再治其本病。如原有肝病，后有胃病，肝病在先为本病，胃病在后为标病，欲治肝病，无奈胃气不和，食药入胃即吐，则当先治胃病以治其标，使药食能受，再治肝病以治其本。

"急则治其标"只是标急时采取的权宜之计，待标症缓解后，当转而治本，才不违背"治病求本"原则。

（二）缓则治本

缓则治本，是指当标症（或标病）不急的情况下，针对病本进行治疗的治则。缓则治本多用于病势比较缓和或病程较长的情况，对慢性病或急性病恢复期有重要意义。

例如，大失血患者，根据"急则治其标"采用止血治疗后，待出血势缓或暂时血止，就应转而治其本，分析造成出血的病因、病机，或补气，或凉血，或活血，务必消除出血的内在因素。再如，外感风寒之邪，出现恶寒、头痛等症状，风寒之邪属病因为本，恶寒、头痛等症状为标，治宜辛温解表以祛风寒，风寒一除，恶寒、头痛等症状随之消失。

（三）标本兼治

标本兼治，是指同时兼顾治标和治本的

治则。适用于标本俱急，或者虽标本俱缓，但单纯治标或治本都不易收效的情况。

例如，热性病过程中，里热成实，耗伤阴液，症见腹满硬痛、大便燥结不通、口干渴、舌苔黄燥。里热成实，耗伤阴液属病因病机，是本；大便燥结症状是标，此时标本俱急，若单纯泻下治标，则津伤更甚，无水舟停，大便泻不去；若仅治本，而无泻下之品，大便亦泻不去，因此当标本兼顾，泻下与滋阴生津并用。再如，虚人感冒，气血不足为本，感受外邪为标，若单扶正易恋邪，复伤正气，若单驱邪又易伤正，因此，这种情况单纯治标或治本都不易收效，应扶正驱邪并用。

总之，病有轻重缓急、先后主次之不同，临床应用或治本，或先治标，或标本兼治，应视病情变化适当掌握，但最终目的在于抓住疾病的主要矛盾，做到治病求本。

三、扶正祛邪

扶正祛邪是治病求本思想的重要体现。在疾病过程中，邪正双方斗争及力量上的盛衰变化，决定着疾病的发展和转归。因而治疗疾病，就要扶助正气，祛除邪气，改变邪正双方的力量对比，使之有利于疾病向痊愈方向转化。

扶正祛邪的运用应遵循以下原则：一是扶正祛邪应用要合理，扶正用于虚证，祛邪用于实证；二是虚实错杂证，应根据虚实的主次与缓急，决定扶正与祛邪的主次和先后；三是要注意扶正不留邪，祛邪不伤正。扶正药物有留（助）邪之弊，如补气药易壅气，滋阴药易恋湿，治疗应少佐行气、化湿之品；祛邪药物在攻邪的同时，易损伤正气，治疗应"中病即止"。

扶正祛邪的具体运用有以下几方面：

（一）扶正

扶正，是指扶助正气，增强体质，提高机体的抗邪和康复能力的治则。根据正气不足类型之不同，可采用益气、养血、滋阴、补阳、填精等方法扶助正气。在具体治疗手段方面，除内服汤药外，还可有针灸、推拿、气功、食疗、形体锻炼、精神调摄等。

扶正适用于虚证或真虚假实证。扶正的运用，当分清虚证所在的脏腑经络等部位及其精气血津液阴阳中的何种虚衰，例如，气虚引起的病证，用补气方法治疗；血虚引起的病证，用养血方法治疗。扶正还应掌握用药的峻缓量度。虚证一般宜缓图，少用峻补，免成药害。

（二）祛邪

祛邪，是指祛除邪气，削弱或清除病邪的侵袭和损害，抑制亢奋有余的病理反应的治则。根据病邪种类、特性及邪侵部位之不同，可采用发汗、涌吐、攻下、消食、祛瘀、利湿、化痰、逐水等方法祛除邪气。

祛邪适用于实证或真实假虚证。祛邪的运用当辨清病邪性质、强弱、所在病位。例如，外邪袭表，表邪盛实，当治以汗法；里热燥屎结聚于内，当治以攻下法。祛邪还应注意中病则止，以免用药太过而伤正。

扶正与祛邪是相辅相成的。扶正使正气加强，有助于机体抗御和祛除病邪；祛邪能够排除病邪的侵害和干扰，使邪去正安，有利于正气的保存和恢复。

（三）先扶正后祛邪

即先补后攻。适用于正气虚衰较甚，不耐攻伐。此时虽有邪气，但不可贸然攻邪，以免更伤正气，出现"贼去城空"之虞。例如，某些虫积病人，因正气太虚弱，不能耐受杀虫攻积之药力，应先健脾扶正，待正气得到一定的恢复，然后再驱虫消积。

（四）先祛邪后扶正

即先攻后补。一般适用于两种情况：其一，邪气亢盛，虽有正虚，但耐受攻伐。例如，患者平素正气稍虚，感受风寒感冒，脉实有力，说明正虚不盛，耐受攻伐，可先辛温解表，邪去后再予以调补。其二，邪气较盛，若兼顾扶正，有留邪之患。例如，瘀血所致的崩漏证，固然有血虚，但瘀血不去，则崩漏难止，所以应先活血化瘀，再行补血。若急于加入补血之品，则有"闭门留寇"之弊。

（五）扶正与祛邪同时并用

临床上虚实夹杂较多，必须扶正与祛邪合并使用。具体运用时，还应分清主次。

扶正兼祛邪：即以扶正为主，兼以祛邪。适用于正虚为主，兼有邪实的虚中夹实证。例如，脾气虚弱，运化无力，食滞内停，治当益气健脾，兼以消导化滞。

祛邪兼扶正：即以祛邪为主，佐以扶正，适用于邪实为主，兼有正虚的实中夹虚证。例如，外感热病初中期，里热炽盛，津液受损，当治以清泄邪热为主，兼养阴生津。

四、调整阴阳

疾病的发生，离不开阴阳失调的病机变化。阴阳失调的基本病机为阴阳的偏盛偏衰。调整阴阳，即指纠正疾病过程中机体阴阳的偏盛偏衰，损其有余、补其不足，恢复人体阴阳的相对平衡。

（一）损其偏盛

对阴阳偏盛的实证，应采用削弱邪气的方法，使过于亢盛的阴或阳恢复正常。

1. 泻其阳盛　对阳偏盛的实热证，当"热者寒之"，用寒凉药泻其阳热。由于"阳胜则阴病"，阳偏盛的同时，每易导致阴气的亏减，此时不宜单纯地清其阳热，而须兼顾阴气的不足，即清热的同时，配以滋阴之品。例如，外感热病中阳明热盛，症见大热，大汗出，大烦渴，脉洪大，治疗以清泻阳明实热为主，兼以滋阴行津。

2. 损其阴盛　对阴偏盛的实寒证，当"寒者热之"，用温热药消散其阴寒。由于"阴胜则阳病"，阴偏盛的同时，每易导致阳气的不足，此时不宜单纯地温散其寒，还须兼顾阳气的不足，即在散寒的同时，配以扶阳之品。例如《金匮要略》所记载的寒疝，内外俱受寒邪，寒凝气滞，症见腹中痛，逆冷，手足不仁，身体疼痛，治宜温散内外寒邪，兼以扶阳。

（二）补其偏衰

对阴阳偏衰的病证，应采用补益正气的方法，使过于衰弱的阴或阳恢复正常。

1. 阴阳互制治法　根据阴阳对立制约的关系，针对阴虚所引起的虚热证，当"阳病治阴"。"阳病"指症见发热、病性属阳的一类病证，"治阴"即补阴，"阳病治阴"，即用滋阴的方法补益阴液，以抑制阳热偏亢，即唐·王冰所谓"壮水之主，以制阳光"；对阳虚所引起的虚寒证，当"阴病治阳"。"阴病"指病性属阴的一类病证，"治阳"即补阳，"阳病治阴"，即用温阳的方法温养阳气，抑制阴寒偏盛，即王冰所谓"益火之源，以消阴翳"。

2.阴阳互济治法 根据阴阳互根互用的关系，针对阴阳偏衰的证候还可以采用阴阳互济治法。对阴虚所引起的虚热证，治以"阳中求阴"，即以补阴药为主适当配合补阳药，以促进阴液的生成。例如，温肾阳的右归丸方中就有滋阴的熟地、山茱萸；对阳虚所引起的虚寒证，治以"阴中求阳"，即以补阳药为主适当配合补阴药，以促进阳气生化。例如，滋肾阴的左归丸方中就有补阳的鹿茸。如此，使阴阳互生互济，而增强疗效，并能限制纯补阳或纯补阴时药物的偏性和副作用。

对于阴阳两虚的病证，应当阴阳并补，并分清主次，阳损及阴者，以阳虚为主，宜在补阳的基础上辅以滋阴之品；阴损及阳者，以阴虚为主，宜在滋阴基础上辅以补阳之品。

对阴阳亡失者，重在固脱。亡阳宜回阳固脱，亡阴宜救阴固脱。由于亡阳、亡阴都伴有气的损耗，故二者在治疗时都应给予峻剂补气，如人参。亡阳、亡阴由均有大汗出的症状，还必须兼用敛汗之品。

此外，对于阴阳格拒的治疗，则以寒因寒用，热因热用之法治之。阳盛格阴所致的真热假寒证，其本质是实热证，治宜清泻阳热，即寒因寒用；阴盛格阳所致的真寒假热证，本质是寒盛阳虚，治宜温阳散寒，即热因热用。

五、调和气血

气血是人体的基本物质，也是脏腑组织进行功能活动的主要物质基础。生理上各有不同功用，彼此之间又相互为用，对维持生命活动至为关键。气血和调，才能保证各项生命活动正常进行。当气血出现虚衰、运动失常，或气血互用的关系失常时，就会出现各种气血失调病证。调理气血正是针对气血及其互用关系失调而设的治疗原则。

（一）调气

1.补气 补气是针对气虚病机的治法。由于气的生成来源于肾所藏的先天精气、脾胃化生的水谷精气和肺吸入的自然界清气。因此，补气时，应注意调理肺、脾胃和肾，其中脾胃为气血生化之源，要尤为重视。

2.调理气机 调理气机是针对气机失调病机的治法。气机失调有多种表现形式，治疗也各有不同，气滞者宜行气，气逆者宜降气，气陷者宜补气升气，气闭者宜开窍通闭，气脱者宜益气固脱。此外，在调理气机时，还要顺应脏腑气机的升降规律。如脾气主升，以升为健，故调理脾的气机重在遂其升发之性，肝气主升，主动，病理上易出现升之不及和太过的问题，故治疗上旨在使肝气升发有度，肝气不及者，促其升发调畅，肝气太过者，平肝降气；胃气主降，肺气肃降，故调理肺、胃气机重在顺其下降之性。

（二）调血

1.补血 补血是针对血虚病机的治法。血液源于水谷精微，其生成化赤与脾胃、肾精、心阳等密切相关，这些脏腑功能虚衰可使血的生成不足，出现血虚病变；又因人身之血包含心所主之血以及肝所藏之血，各种原因耗血过多，使心无所主，肝无所藏，亦可出现血虚病变。故补血时应注意调理脾胃、心、肝、肾等脏腑功能，尤重后天之本脾胃的调理。

2.调理血运 调理血运是针对血液运行失常病机的治疗原则。血液运行失常的病变主要有血瘀、出血等。血瘀者宜活血化瘀，因气虚、气滞、血寒、血热、痰浊皆可致瘀，故治疗血瘀还应根据其不同病机而施以补气、行气、散寒、清热、化痰等法。出血的病证总以止血为大法，因血热、气虚、外伤、血瘀皆可导致出血，故治疗出血又当根据不同的病因病机配合施以清热、补气、祛瘀等法。

（三）调理气血关系

气与血相互为用，气为血之帅，血为气之母。病理上气与血亦相互影响，气病及血，血病及气，终致气血同病。故治疗气血病证时，当调理二者的关系。调理气血关系的具体方法有以下几种：

1. 补气生血　气能生血，气虚生血不足，而致血虚者，治疗应以补气为主，兼顾补血，而不能单纯补血。

2. 调气行血　气能行血，气虚行血无力而致血瘀者，宜补气为主，辅以活血化瘀；气滞致血瘀者，行气为主，辅以活血化瘀；气机逆乱，血亦随之逆乱，如肝气上逆，则血随气逆，而致咯血，治当降气止血。

3. 补气摄血　气能摄血，气虚不能摄血者，治宜补气摄血。

4. 养血益气　血能养气，血虚不足以养气，而致气虚者，宜补血为主，辅以益气。

5. 益气固脱　血脱时，气随血脱，应以益气固脱为主。因"有形之血不能速生，无形之气所当急固"，故急宜补气固脱，待病势缓和后再进补血之品。

六、三因制宜

三因制宜，是因时、因地、因人制宜的统称，是指临床治病应根据时令、地理、个体等特点，制定适宜方药的治疗原则。疾病的发生和发展变化是受时令气候、地理环境，以及人的体质差异影响的，因此，在治疗疾病时，必须把这些方面的因素考虑进去，对具体情况作具体分析，以制定出适宜的治疗方法。

（一）因时制宜

因时制宜，是指根据时令气候特点、时间节律，制定适宜方药的治疗原则。"时"，一是指自然界的时令气候特点，二是指年、月、日的时间变化规律。人与自然相通应，自然界的季节变迁、昼夜更替、日月运行等都会对人产生影响，使其在生理病理上出现节律性变化。因此，治疗疾病时亦应考虑时间因素，注意在不同的天时气候及时间节律下的治疗宜忌。

以季节而言，春夏秋冬的时序变化，对人体的生理活动与病理变化带来一定的影响，治疗用药应根据四时气候特点加以调整。例如，春夏季节，气候由温渐热，阳气升发，人体腠理疏松开泄，即便患外感风寒，也不宜过用麻黄、桂枝等辛温发散药物，以免开泄太过，耗伤气阴；秋冬季节，人体阴盛而阳气内敛，腠理致密，同是感受风寒，则辛温发表之剂用之无碍；若患热证，则当慎用石膏、薄荷等寒凉之品，以防损伤阳气。正如《素问·六元正纪大论》所说："用寒远寒，用凉远凉，用温远温，用热远热，食宜同法。"用寒凉药食，应当避其气候之寒凉；用温热药食，应当避其气候之温热。

以月令而言，人体气血虚实随月亮的盈亏而发生节律变化。月牙始生时血气渐渐旺盛；月圆之时气血最盛；无月时则正气相对最弱，经络空虚。故治疗时应根据月相盈亏圆缺变化规律调整补泻，月满时侧重于泻，月牙始生时侧重于补，无月时人体气血也渐至低潮，不要治疗。按月节律进行施治，在妇科月经病治疗及针灸学中较为常用。

以昼夜而言，白昼阳长阴消，夜间阴长阳消，昼夜阴阳之气的变化影响着人体生理功能、病理变化，因而某些病证也具有日夜的时相特征，如阴虚的午后潮热，脾肾阳虚的五更泄泻等。治疗上也应考虑昼夜的阴阳消长的节律。针灸学中的"子午流注针法"就是择时治疗的最好体现。昼夜十二时辰中，每个时辰对应着一条经脉，该时辰即为该条经脉及所属脏腑功能最旺时。根据时辰与脏腑、经络的对应关系，可择时进行治疗。

（二）因地制宜

因地制宜，是指根据地理环境特点，制定适宜方药的治疗原则。不同的地域，地势、气候、物候、水土就不同，人们的饮食、生活习惯、环境也有别，造成其生理病理上有诸多差异，因而治疗疾病要结合地域因素，做到因地制宜。

同一种病，地域不同，治疗也不相同。以感冒为例，江南及两广一带，气候温暖潮湿，人们腠理疏松，易感外邪而致感冒，且多为风热，故常采用桑叶、菊花、薄荷之类辛凉解表，即使外感风寒，也应少用麻黄、桂枝，而多用荆芥、防风等温性较小的药物，且用量宜轻；而西北地区，天寒地燥，人们腠理闭塞，若感邪则以风寒为多，常以麻黄、桂枝、羌活之类辛温解表，且用量也较重。此外，某些疾病的发生与地域密切相关，如地方性甲状腺肿、大骨节病、克山病

等。因而，在治疗时必须针对疾病不同的本质实施适宜的方法和手段。

（三）因人制宜

因人制宜，是指根据病人年龄、性别和体质特点，制定适宜方药的治疗原则。

1. 年龄 人的年龄不同，生理状况和气血盈亏等情况也不同，因而病理变化的特点各不相同，治疗用药应有区别。一般来说，小儿生机蓬勃，发育迅速，但脏腑较嫩，形气未充。易虚易实，易寒易热，病情变化快。故治疗小儿病，忌用峻攻，少用补益，用药量宜轻，剂型及服药方法也应考虑小儿的特点，多采用冲剂、糖浆等方式。青壮年体质强健，正气旺盛，一旦患病以实为多，可侧重攻邪泻实，用量亦可稍重。老年生机减退，脏腑功能衰弱，精气血阴阳亏虚。故老年病以虚为多，或虚实夹杂。治疗时应注意扶正补虚，即使攻邪药量也宜轻，中病即止，以免损伤正气。

2. 性别 男女性别不同，生理病理有其特殊性，故治疗用药时，要结合男女的生理特点，注意治疗用药的宜忌。

女性有经带胎产等生理现象，易于发生经带胎产诸疾。在治疗女性病人时，应根据其所处时期做出相应调整。月经期、妊娠期用药时当慎用或禁用峻下、破血、重坠、开窍、滑利、走窜及有毒药物；带下以祛湿为主；产后诸疾则应考虑是否有恶露不尽或气血亏虚，从而采用适宜的治法；男性易患精室及性功能障碍等病症，宜在调肾基础上结合具体病机而治。

3. 体质 由于先天禀赋与后天调摄的影响，人群中的个体有体质的强弱以及寒热阴阳的不同。体质不同，患病之后，机体的反

应性不同，表现出的证候性质不同，治疗也不同。

一般而言，体质强者，病证多实，能耐受攻伐，故治疗宜攻，用药量宜重；体质弱者，病证多虚或虚实夹杂，治疗宜补，用攻则药量宜轻。偏于阳盛或阴虚体质者，病证多从体质而"热化"，故用药宜寒凉而慎用温热；偏于阴盛或阳虚体质者，病证多从体质而"寒化"，故用药宜温热而慎用寒凉。

三因制宜的原则，体现了中医治疗学上的整体观念以及辨证论治在应用中的原则性与灵活性。只有把疾病与天时气候、地域环境、患者个体等因素结合起来综合考虑，才能提高临床诊疗水平。

【文献辑要】

1.《素问·脏气法时论》："五谷为养，五果为助，五畜为益，五菜为充，气味合而服之，以补精益气。"

2.《素问·标本病传论》："治反为逆，治得为从。先病而后逆者治其本；先逆而后病者治其本。先寒而后生病者治其本；先病而后生寒者治其本。先热而后生病者治其本；先热而后生中满者治其标。先病而后泄者治其本；先泄而后生他病者治其本。必且调之，乃治其他病。先病而后生中满者治其标；先中满而后烦心者治其本。人有客气，有同气。小大不利治其标；小大利治其本。"

3.元·朱震亨《丹溪心法·不治已病治未病论》："与其救疗于有疾之后，不若摄养于无疾之先。盖疾成而后药者，徒劳而已。是故已病而后治，所以为医家之法；未病而先治，所以明摄生之理。夫如是则思患而预防者，何患之有哉？此圣人不治已病治未

病之意也。"

4.明·张介宾《景岳全书·卷之一入集·传忠录》："治法有逆从，以寒热有假真也，……如以热药治寒病而寒不去者，是无火也，当治命门，以参、熟、桂、附之类，此王太仆所谓益火之源以消阴翳，是亦正治之法也。又如热药治寒病而寒不退，反用寒凉而愈者，此正假寒之病，以寒从治之法也。又如以寒药治热病而热不除者，是无水也，治当在肾，以六味丸之类，此王太仆所谓壮水之主以镇阳光，是亦正治之法也。又有寒药治热病而热不愈，反用参、姜、桂、附八味丸之属而愈者，此即假热之病，以热从治之法也，亦所谓甘温除大热也。"

5.明·张介宾《景岳全书·新方八略》："此又阴阳相济之妙用也。故善补阳者必于阴中求阳，则阳得阴助而生化无穷；善补阴者必于阳中求阴，则阴得阳生而泉源不竭。"

【思维训练】

1.请根据养生的原则和方法，设计一份个性化自我养生方案。

2.以小组为单位，设计一份中医"治未病"的PPT，课堂汇报，适时在社区宣传。

3.查阅资料，理清治则治法的渊源和发展，讨论治则治法的研究方向及存在的问题。

4.联系生活实践，举例说明正治反治、治标治本、扶正祛邪、调整阴阳、三因制宜等治则的应用。

5.如何理解治病求本？

【参考文献】

1.王琦.中医治未病解读[M].北京：中

国中医药出版社，2007.

2. 周超凡 . 历代中医治则治法精粹 [M]. 北京：人民军医出版社，2008.

3. 张惜燕，田丙坤 . 中医治则治法理论体系层次新探 [J]. 山东中医学院学报，2014，37（1）：10–11.

4. 张登本，孙理军 . 治则治法理论研究的现状与思考 [J]. 中医药学刊，2005，23（1）：17–19.

5. 梅晓云，姜惟 . 标本治则解析 [J]. 南京中医药大学学报（自然科学版），2002，18（4）：202.

名词术语索引